Uschi Eichinger | Kyra Hoffmann

Die Anti-Stress-Ernährung

Die LOGI-Methode zur Stressbewältigung.

Mehr Power für die Körperzelle!

Inhalt

Vorwort

Vom Ess-Stress zum Anti-Stress-Essen

Mit dem Stress verhält es sich ähnlich wie mit dem Essen: sowohl zu viel als auch zu wenig davon ist schwer zu ertragen und macht früher oder später krank. Ein bisschen Stress ist gesund, hält uns wach und am Leben. Dauerhaft zu viel davon, belastet nicht nur die Seele, sondern auch den Körper. Ich muss gestehen, dass ich etwas verblüfft war, als ich das erste Mal davon hörte, dass Stress sogar bis in die Mitochondrien, jene winzigen Zellkraftwerke, die uns mit Energie versorgen, hineinwirkt. Doch bei näherem Hinsehen war dann klar: hier geschieht Entscheidendes. Denn nur reibungslos funktionierende Mitochondrien können kontinuierlich und ausreichend Energie für alle unsere Lebensvorgänge, fürs Gesund- und Fröhlichbleiben liefern.

Und dazu benötigen sie Nahrung: »Brennstoffe« für eigentliche Energiegewinnung und eine ganze Reihe von Vitaminen und Mineralien sowie gesunde Fette als Hilfsstoffe. Fehlt es an einem oder mehreren dieser Nährstoffe, kommt die Energiegewinnung ins Stocken. Zudem entstehen zu viele Abfälle in den Körperzellen, ihr Abtransport gerät ebenfalls ins Stocken. Kein Wunder, wenn man sich dann nicht mehr wohlfühlt und nicht leistungsfähig ist.

Mit einer guten, nährstoffreichen Ernährung bekommen auch die Mitochondrien alles, was sie benötigen, um genug »saubere« Energie zu liefern. Nur so können Hirn- und Nervenzellen, aber auch alle anderen Körperzellen von Kopf bis Fuß nicht nur ihren Job machen, sondern auch den vielen stressigen Situationen des Lebens gewachsen sein. Dummerweise neigen wir gerade bei Stress dazu, zu allererst unsere Ernährung zu vernachlässigen. Sei es, dass wir zu viel, zu wenig oder das Falsche essen und trinken. Damit behindern wir unseren Körper dabei, den Stress gesund zu bewältigen. Doch mal ganz ehrlich: Wenn die Zeit drängt, die Arbeit nervig ist und alle Welt etwas von einem will – wer will dann noch Tipps zur besseren Ernährung hören? Das ist ja noch mehr Stress!

So könnte man denken, bevor man Uschi Eichingers und Kyra Hoffmans »Anti-Stress-Ernährung« gelesen hat. Doch hier sind nicht nur zwei erfahrene Therapeutinnen am Werk, sondern zwei koch- und lebensmittelbegeisterte Frauen, die einen stressigen Alltag aus eigener Erfahrung gut kennen. Daher wissen sie auch, dass Anti-Stress-Ernährung schnell gehen und wirksam sein muss. Sie wissen, wie das zu bewerkstelligen ist, ohne erneut in Stress zu geraten. Und ihre Rezepte zeigen, wie gut das Stress-Wegessen schmecken kann.

Dipl. oec. troph. Ulrike Gonder, Hünstetten (Taunus)

Und was soll ich jetzt essen?

… hören wir regelmäßig in unseren Praxen. Und: »Ich habe keine Zeit für gesunde Ernährung!« oder »Was soll ich denn dann bloß kochen?« Dann folgen umfangreiche Erklärungen von uns, um Patienten zum Umdenken zu motivieren und mit verschiedenen Ideen den Ernährungsalltag einfacher zu gestalten.

Daraus entstand die Idee, dieses Buch zu schreiben. Als kompakten Ratgeber darüber, warum an gesunder Ernährung langfristig kein Weg vorbeiführt. Darüber, was denn nun tatsächlich gesund ist. Und wie Sie selbst auf einfache Weise mit Ihrer Ernährung dazu beitragen können, dass Ihr Organismus dem alltäglichen Stress besser gewachsen ist. Mit Rezepten aus unserem eigenen – durchaus »stressigen« – Alltag. Gesund. Schnell. Lecker.

Wenn Sie auch nach der Lektüre dazu auf dem Laufenden bleiben wollen, dann folgen Sie uns doch auf Facebook:

www.facebook.com/antistressernaehrung

Danksagung

Dieses Buch ist die Essenz unseres eigenen Weges zu gesunder Ernährung. Persönliche gesundheitliche Probleme brachten uns dazu, auf Ursachensuche zu gehen bis in kleinste Funktionseinheiten im Körper: die Zellen und die Mitochondrien. Gefunden haben wir ein tiefes Verständnis für Zusammenhänge und Lösungen, die sich leicht in den Alltag integrieren lassen. Entstanden ist dabei eine große Faszination für das Wunder Gesundheit. Und unsere eigene Ernährung hat sich auf diesem Weg sehr verändert.

Begleitet haben uns auf diesem Weg unzählige Lehrer, Kollegen, Patienten, gute Bücher und im Kochalltag auch Familie und Freunde. Wir danken jedem Einzelnen von ihnen.

Viele Kochinspirationen aus fremden Kulturen, aus dem Internet und von Freunden sind in den Rezeptteil eingeflossen. Ein Danke an Claudia für die Inspiration zum Grünkohl und an Sabine für Putenmedaillons und Spinatauflauf.

Wir danken unseren Familien und Freunden, die uns während der Arbeit am Buch unterstützt haben und mit Rat und Tat zur Seite standen. Und nicht zuletzt bedanken wir uns bei unseren Patienten und Seminarteilnehmern. Durch die Arbeit mit ihnen wurde es überhaupt erst möglich, dieses Buch zu schreiben.

Warum wir kochen

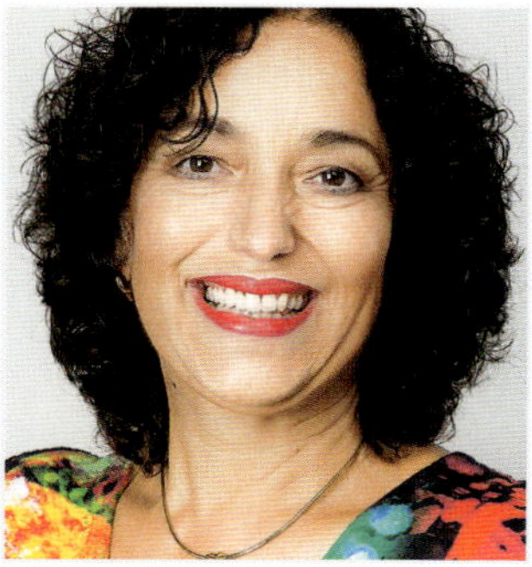

Uschi Eichinger

In unserer Familie haben die Kochgene eine Generation übersprungen. Meine Mutter hatte nicht viel Spaß daran, aber die Oma kochte täglich für die ganze Familie, abwechslungs- und nährstoffreiche deutsche Hausmannskost. Wir hatten einen riesigen Garten, ständig wurde etwas geerntet, was verarbeitet werden musste. Und sie machte alles selbst, sogar die Nudeln!

Ich habe immer gerne gekocht, fand die besagte deutsche Hausmannskost allerdings meist etwas umständlich. Da ich immer viel und lange gearbeitet habe, musste Kochen vor allem schnell gehen. In Extremzeiten artete das dann schon mal über längere Perioden in einer ziemlichen Monokultur auf dem Teller aus: einen riesigen Topf Weißkohleintopf gekocht und die ganze Woche davon gegessen. Oder wochenlang als Auswahl Spaghetti mit Tomatensauce und alternativ Tomatensauce mit Spaghetti. Es war praktisch und machte satt, aber der Knaller war es nicht. Das änderte sich schlagartig mit meinem ersten Thailand-Urlaub. Die bunte Vielfalt, die schnellen Zubereitungszeiten und der für mich unglaublich leckere Geschmack faszinierten mich auf der Stelle. Gleich vor Ort fing ich an, von einer thailändische Freundin diese Art zu kochen zu lernen. Aus diesem Urlaub kam ich mit einem kleinen Gaskocher und vielen kreativen Kochideen nach Hause. Einen weiteren Einfluss brachte mir die Küche meiner Wahlheimat Kreta, und inzwischen mixe ich fröhlich bunt und quer durch alle Kulturen.

Dass ich damit nicht nur etwas für Gaumen und Magen tue, sondern auch für meine Gesundheit, war am Anfang einfach nur angenehmer Nebeneffekt. Seit der Zellstoffwechsel in den Mittelpunkt meiner Arbeit gerückt ist, ist es jedoch viel mehr: nämlich die Garantie dafür, bei bestmöglicher körperlicher und geistiger Gesundheit ein hohes Alter zu erreichen. Damit ich auch mit 95 noch Tango tanzen kann.

Bei der Verteilung der Kochgene in unserer Familie hat mein Bruder wesentlich besser abgeschnitten als ich. Er arbeitet in einem renommierten 5-Sterne-Hotel in Venedig und lebt seine Fähigkeiten als Koch in vollen Zügen aus.

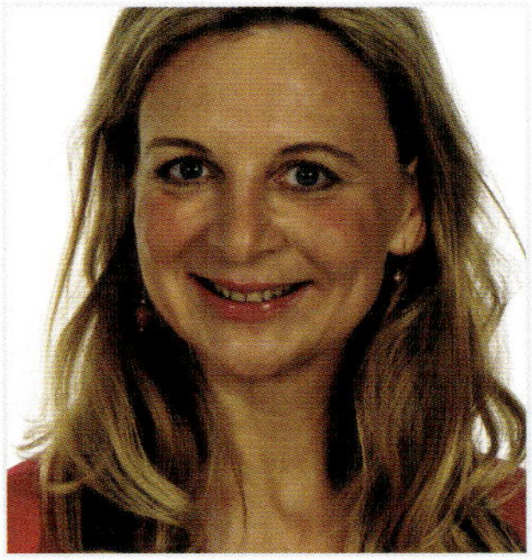

Kyra Hoffmann

Während mein Bruder das Zubereiten von Speisen und Verwöhnen des Gaumens seiner Gäste liebt, habe ich mich schon immer mehr für die Inhaltsstoffe von Nahrungsmitteln interessiert. Welche Vitalstoffe und Mengen in welchen Lebensmitteln vorhanden sind und welche Nahrungsmittel einen spürbaren Effekt auf Körper, Geist und Seele haben. So sieht meine Küche daher aus wie ein kleines Labor mit integriertem Kräutergarten auf dem Küchenfensterbrett, der sich im Sommer auf meinen Balkon verlagert. Frische Kräuter sind für mich ein wichtiger Bestandteil einer jeder Mahlzeit. Kräuter können einem alltäglichen Gericht eine ganz bestimmte Richtung geben. Ich habe mir die Kräuterküche bei meinen Aufenthalten im Nahen Osten abgeguckt und möchte sie nicht mehr missen. Vor dem Kochen stelle ich mir oft die Frage: »So, wie hätten wir's denn heute gern? Ein bisschen belebter? Beruhigender? Oder vielleicht sogar etwas Aphrodisierendes?«

Kochen soll ja vor allem Spaß machen und für mich als berufstätige Mutter darf es keinesfalls zu lange dauern. Genau so koche ich auch. Ich experimentiere und probiere vieles einfach aus. Manches gelingt nicht immer beim ersten Mal perfekt, aber essbar ist es auf jeden Fall. Für mich ist es vor allem wichtig, zu wissen, was ich meinen 70 Billionen Zellen (um die geht es ja im Endeffekt!) an Bau-, Hilfs- und Betriebsstoffen anbiete. In vielen Fertigessen weiß ich nicht, was alles drin steckt. Indem ich mein Essen selbst zubereite, kenne ich die Inhaltsstoffe genau. Das ist ein gutes Gefühl.

Keine Zeit zum Essen – keine Zeit zum Leben!

Wir leben heute in stressigen Zeiten. Während in der Welt unserer Großmütter noch durchschnittlich zweieinhalb Stunden täglich für die Zubereitung von Mahlzeiten aufgewendet wurden, sind es heute oft nicht mehr als 15 Minuten. Für viele Menschen haben Fertiggerichte, Sandwichshops und Firmenkantinen die Versorgung übernommen. Hunger ist kaum ein Thema in unserem Kulturkreis, viel häufiger leben wir im Überfluss. Glauben wir. Aber: Bekommt unser Körper bei dieser Form der Versorgung tatsächlich das, was er für ein reibungsloses Funktionieren benötigt? Ist er mit dieser Versorgung den Ansprüchen gewachsen, die unser heute oftmals extrem fordernder Alltag an ihn stellt?

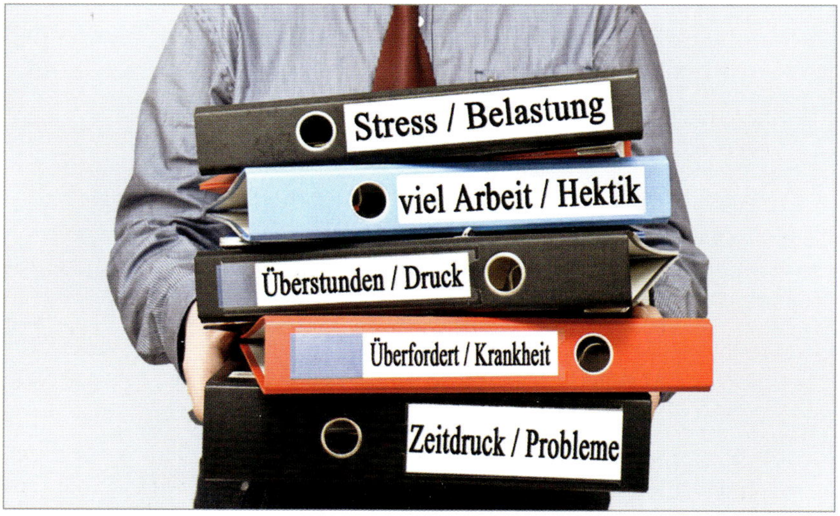

Nicht die Menge dessen, was wir essen, entscheidet darüber, wie gut unser Organismus mit den an ihn gerichteten Anforderungen zurechtkommt, sondern die Qualität. Ein voller Magen heißt gar nichts, und die aufgenommenen Kalorien sind kein Maß für eine gute Ernährung. Entscheidend ist stattdessen: Wie viele Nährstoffe enthält das, was wir essen? Und wie kann unser Körper sie für seine Zwecke nutzen?

Ein Organismus im »Hochleistungsmodus« – als den wir den täglichen Stress definieren können – braucht wie ein Auto bei Höchstgeschwindigkeit mehr an

»Sprit«. Mehr an Energie, für deren Herstellung bestimmte Voraussetzungen nötig sind. Bestimmte Stoffe werden gebraucht, damit alles reibungslos funktionieren kann. Bekommt der Körper diese Stoffe nicht, oder nicht in ausreichendem Maße, dann kommt die Energieproduktion ins Stocken, und auf lange Sicht werden wir dadurch krank. Dass das keine aus der Luft gegriffene Drohkulisse ist, lässt sich überall beobachten: Burnout, Erschöpfung und Depressionen, aber auch Stoffwechselstörungen und Herz-Kreislauf-Erkrankungen nehmen in einem epidemischen Ausmaß zu. Wir haben die alten Seuchen besiegt, dafür sind Zivilisationskrankheiten heute an der Tagesordnung. Und scheinbar gibt es so gar keine greifbaren Gründe dafür, außer dem ständig zunehmenden »Stress« in unserem Alltag.

Schaut man aber dorthin, wo unsere Energie im Organismus produziert wird, dann wird man sehr schnell fündig. Denn dort im komplexen Zusammenspiel der Moleküle zeigt sich, wie gut die Versorgung unserer Zellen tatsächlich ist. Auf der körperlichen Ebene lassen sich gleich mehrere Faktoren für den Zusammenhang zwischen Ernährung und Stress ausmachen:

- **Stimmt die Nährstoffzufuhr in Menge und Relation?**
- **Kommen über Fertignahrung oder Fast Food Störfaktoren in den Organismus?**
- **Funktioniert der Verarbeitungsapparat – unser Darm?**

Darüber hinaus ist eine Unmenge von Fehlinformation im Umlauf darüber, was wirklich gesund und von unserem Verdauungsapparat verarbeitbar ist. Zum Teil auch deshalb, weil Zusammenhänge über Jahrzehnte falsch dargestellt wurden. Vielleicht erinnern Sie sich noch an die Zeit, in der Margarine als supergesund propagiert wurde, oder daran, dass lange Jahre »Low-Fat« als der beste Weg zu einer guten Gesundheit galt. Wenn wir in unseren Praxen mit Patienten über gesunde Ernährung sprechen, werden wir immer wieder damit konfrontiert.

In zunehmendem Maße findet sich inzwischen Literatur, die mit den häufigsten Ernährungsirrtümern aufräumt. Das Angebot ist riesig – und für viele Menschen unübersichtlich und verwirrend. Wir haben für Sie die wichtigsten Themen zusammengefasst und basierend auf der neuesten Zellstoffwechselforschung die Essenz zusammengestellt. So manches, was Sie bisher für sicher hielten, werden wir infrage stellen, und das eine oder andere vielleicht sogar auf den Kopf. Gehen Sie mit uns auf eine Reise in Ihren Körper! Es geht um das Wichtigste, das Sie haben: Ihre Gesundheit.

Wo unsere Energie entsteht

In Ihrem Leben geht es stressig zu? Wahrscheinlich, denn sonst hätten Sie dieses Buch jetzt nicht in der Hand. Wie wirkt sich die alltägliche Hektik auf Ihre Ernährungsgewohnheiten aus? Was ist schon der Stoppuhr gewichen? Nur das Kochen? Oder auch schon das Essen an sich? Sind Kaffee und Süßigkeiten oder vielleicht noch ein schnelles Sandwich Ihre Hauptenergiequellen während des Arbeitstages? Und abends? Haben Sie noch Kraft und Energie, etwas Gesundes auf den Tisch zu bringen? Oder reicht es gerade noch für die Fertigpizza oder ein schnelles Brot?

Ein Auto mit leerem Tank fährt nicht. Ein Auto, in dessen leeren Tank anstelle von Benzin Wasser gefüllt wird, auch nicht. Wenn Sie Höchstleistung erbringen sollen, dann muss Ihr »Vehikel« Körper dafür auch ausgestattet sein. Nur auf dem Computer kann der Actionheld stunden- und tagelang Energie verbrauchen, ohne sie aufzufüllen. Wir leben aber nicht in einer virtuellen Welt, wir leben live und in 3D. Und unser Organismus ist kein Computerspiel. Er braucht Energie, um zu funktionieren, und diese Energie fällt nicht vom Himmel. Sie muss permanent aus den Nährstoffen freigesetzt werden, sonst sind wir nicht einmal in der Lage, einen Arm zu heben. Die Zufuhr der für die Energieproduktion in unseren Zellen notwendigen Nährstoffe muss kontinuierlich über die Nahrung erfolgen. Kommt da nichts oder aber nicht das Richtige, dann kann auch keine Energie produziert werden. Dann kann die Zelle ihre Zellleistung nicht erbringen, und das Organ, in dem sie sich befindet, wird in absehbarer Zeit erkranken.

Dass Ernährung und Gesundheit eng miteinander in Beziehung stehen, ist kein Geheimnis. Trotzdem bleibt es bei vielen Menschen bei dem Wissen, dass es so ist, ohne dass die Hintergründe dazu bekannt sind, und ohne dass sich dieses Wissen im Alltag niederschlägt. So, wie letztens eine Patientin sagte: »Ich weiß schon, meine Ernährung ist grottenschlecht, aber so ist es eben.« Tatsächlich ist es oft so, dass Menschen so lange nichts verändern, solange ihnen nichts weh tut. Wenn es aber erst weh tut, ist meistens schon so viel Gesundheit beschädigt, dass die Beseitigung der Schäden sehr aufwendig geworden ist.

Einer der Gründe, warum Menschen so wenig Bereitschaft zeigen, gerade im Bereich Ernährung viel konsequenter etwas für ihre Gesundheit zu tun, liegt unserer Meinung nach in der Unkenntnis darüber, warum genau das so wichtig ist. Unwissenheit schützt allerdings nicht vor den Folgen, und deshalb

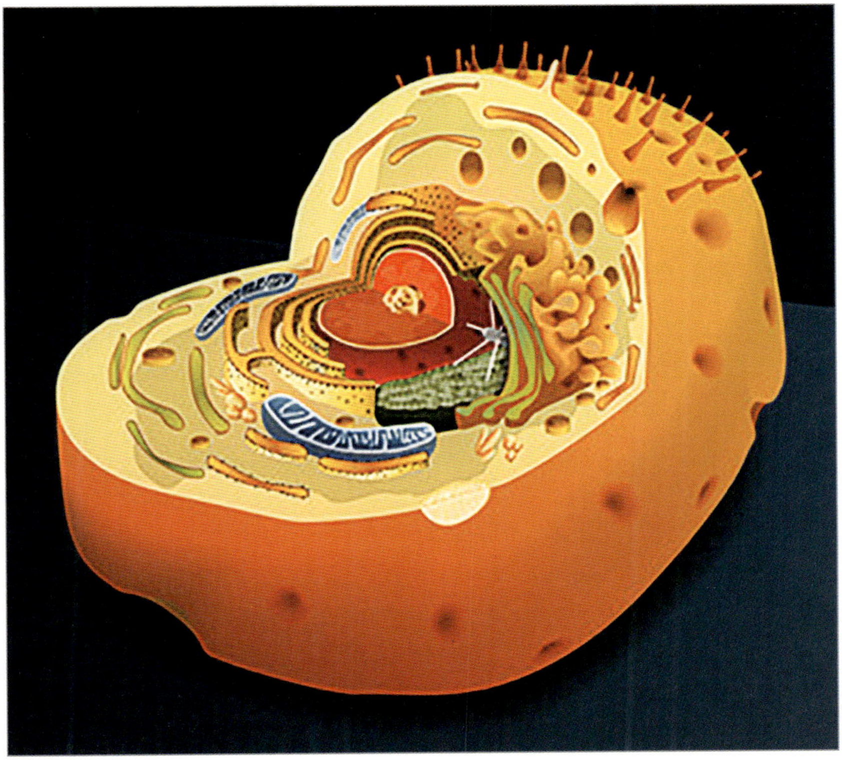

möchten wir Sie im ersten Schritt einladen in eine faszinierende Welt: die Welt Ihrer Körperzellen.

Wir bestehen aus ca. 70 Billionen Körperzellen – diese Zahl übersteigt in aller Regel unsere Vorstellungskraft. Logischerweise sind diese winzig klein. Trotzdem sind sie sehr komplexe funktionale Einheiten. Jede Zelle hat ganz spezifische Aufgaben und einen speziell darauf abgestimmten Zellstoffwechsel. Eine Lungenzelle ist zuständig für den Gasaustausch, eine Magenzelle für Verdauung, eine Leberzelle für Entgiftung und so weiter.

Damit die Zelle ihre Aufgaben korrekt erledigen kann, ist ein komplexes aufeinander abgestimmtes Geschehen erforderlich: der Zellstoffwechsel. Schauen wir einmal, wie viele unterschiedliche Vorgänge in solch einer Körperzelle denn in etwa pro Sekunde stattfinden. Was schätzen Sie? Wenn Sie sich überlegen, wie viele Aktivitäten Sie in einer Sekunde erledigen können? Wenn wir diese Frage in unseren Vorträgen stellen, herrscht im Allgemeinen große Ratlosigkeit, aber höher als 100 ist die genannte Zahl selten. Tatsächlich sind es ca. 1.000-mal so viel, nämlich ca. 100.000 Stoffwechselvorgänge, die in einer Sekunde in jeder

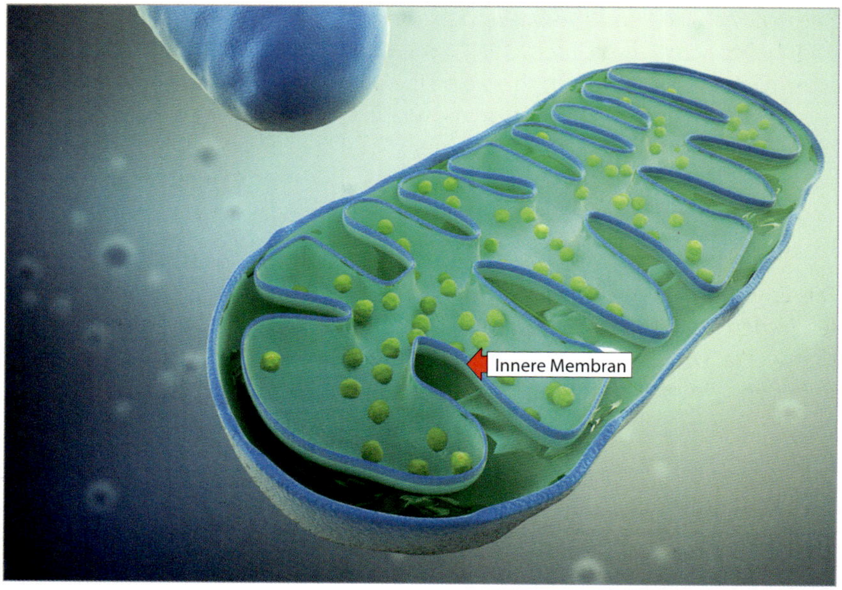

Abb.: Die eigentliche Produktionsstätte von Energie in der Körperzelle sind die Mitochondrien.

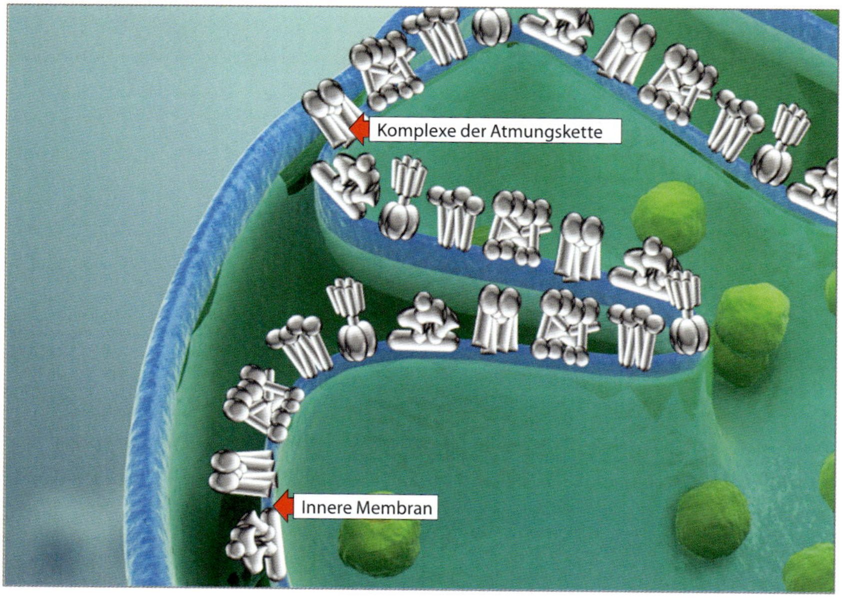

Abb.: Die Atmungsketten sind Orte der Energiegewinnung. Sie liegen in der inneren Membran der Mitochondrien.

Ihrer ca. 70 Billionen Körperzellen ablaufen. Der Zellstoffwechsel ist also ein ungeheuer komplexes Geschehen. Damit das reibungslos vor sich gehen kann, muss alles korrekt ablaufen, so wie in einem hervorragend organisierten Unternehmen. Alle erforderlichen Ausgangsstoffe müssen der Zelle zur Verfügung stehen, in genau abgestimmten Mengen. Abfallprodukte müssen recycelt oder ausgeschieden werden, die Informations- und Materialweitergabe zwischen den unterschiedlichen Zellen muss reibungslos funktionieren. Ein kleiner Fehler im System hat oft ungeahnte Auswirkungen an einer ganz anderen Stelle.

Die Energie, die Sie für Ihren Alltag brauchen, wird innerhalb der Körperzellen in den Mitochondrien gewonnen. Vorstellen kann man sie sich wie kleine Kraftwerke, von denen sich unterschiedlich viele in den einzelnen Körperzellen befinden – in Abhängigkeit davon, welche Aufgabe die einzelne Körperzelle hat und wie viel Energie dafür notwendig ist. Eine Leberzelle enthält zum Beispiel ca. 3.000 Mitochondrien, eine Muskelzelle nur ca. 1.500.

Die Aufgabe dieser Zellkraftwerke ist es, aus der Nahrung, die wir aufnehmen, Energie zu gewinnen. Auch das wiederum ist ein sehr komplexes Geschehen, das in sogenannten Atmungsketten vor sich geht. Wenn alles richtig funktioniert, dann entstehen dabei aus einem Molekül Brennstoff 38 Moleküle Energie.

Diese Art der Energiegewinnung läuft unter Verbrauch von Sauerstoff ab, und neben der Energie fallen hierbei auch noch sogenannte freie Radikale an. Freie Radikale sind sehr reaktionsfreudige Moleküle, denen ein Elektron fehlt. Dieses Elektron wird ihnen, wenn alles in Ordnung ist, von sogenannten Antioxidantien zur Verfügung gestellt. Sind davon jedoch nicht genügend vorhanden, dann entreißen die Radikale anderen Zellstrukturen Elektronen und beschädigen diese dadurch. Das bezeichnen wir als oxidativen Stress.

Das ist die Art der Energiegewinnung, die für die tägliche Arbeit der Zelle erforderlich ist.

Es gibt allerdings auch noch eine andere Form: Die sogenannte Glykolyse. Dabei wird die Energie durch Gärung im Zellbindegewebe gewonnen. Der Vorteil hiervon ist: Es fallen keine freien Radikale an. Diese Art der Energiegewinnung wird von der Körperzelle genutzt, während sie sich teilt. Das ist ein ganz natürlicher Vorgang, währenddessen sich auch der Zellkern teilt, der die empfindliche DNS enthält, die auf keinen Fall mit Sauerstoffradikalen in Kontakt kommen darf. Allerdings ist die Ausbeute bei dieser Art der Energiegewinnung recht gering: aus einem Molekül Brennstoff werden nur zwei Moleküle Energie. Das ist sozusagen eine »Sparschaltung«, die nur für die kurze Zeit der Zellteilung als vorübergehende Energiegewinnung genutzt werden soll. Ist die Zellteilung abgeschlossen, fährt die Zelle die Energiegewinnung in den Mitochondrien wieder in den Hochleistungsmodus.

Was hat das Ganze jetzt mit unserem Thema Ernährung zu tun? Die Energiegewinnung in den Mitochondrien ist ein extrem komplexes Geschehen. Damit in den fünf Schritten der Atmungskette aus Brennstoff wie durch Zauberei Energie entsteht, sind ununterbrochen die unterschiedlichsten Nähr- und Hilfsstoffe am Werk, um bestimmte Prozesse zu ermöglichen. Diese Stoffe sind Vitamine, Fettsäuren, Aminosäuren, Mineralien, Spurenelemente und Enzyme. Zum Beispiel Vitamin B_2, B_3, B_6, B_{12}, Zink, Eisen, Magnesium, Omega-3-Fettsäuren, L-Carnithin, Coenzym Q10, um nur einige zu nennen. Diese Nährstoffe sollten also in der richtigen Zusammensetzung und Menge in unserer Ernährung enthalten sein. Wie es damit konkret aussieht, werden wir später noch beleuchten.

Was passiert nun bei Stress in unserer Energieproduktion? Ändert sich überhaupt etwas?

Wie schon beschrieben, benötigt unser Organismus im Stress mehr Energie. Viel mehr. Logischerweise fallen bei der gesteigerten Energieproduktion auch mehr freie Radikale an. Sie erinnern sich – die reaktionsfreudigen Moleküle, die anderen Molekülen Elektronen entreißen, auch wenn sie sie dabei beschädigen. Ein bisschen kann man sich die freien Radikale vorstellen wie Singles, die unbedingt eine Beziehung haben möchten und völlig wahllos anderen Menschen den Partner entreißen. Was dann zur Folge hat, dass der so »verlassene« Mensch auch ziemlich radikal wird. Das ist also eine richtige Kettenreaktion. Verhindert werden kann dies nur, wenn ausreichend Stoffe vorhanden sind, die freiwillig Elektronen hergeben, um die Radikale zu neutralisieren. Diese sogenannten Antioxidantien sind zum Beispiel: essenzielle Mikronährstoffe wie Vitamin C, Selen, Vitamin E, Beta-Carotin, Zink, Coenzym Q10, Mangan, schwefelhaltige Aminosäuren. Jede Menge Polyphenole, das sind sekundäre Pflanzenstoffe. Und nicht zuletzt Glutathion – eine Eiweißverbindung aus unterschiedlichen Aminosäuren.

GLUTATHION – UNIVERSALWAFFE DER MITOCHONDRIEN

Unsere Energiekraftwerke sind in besonderem Maß den Angriffen freier Radikale ausgesetzt. Damit dadurch kein ernsthafter Schaden entsteht, ist »Spezialschutz« erforderlich. Normale Antioxidantien wie Vitamin C oder Selen etc. sind nicht in der Lage, die Mitochondrien ausreichend zu schützen.

Der »Schutzexperte« heißt Glutathion, ein winziges komplexes Eiweiß. Im Gegensatz zu anderen Antioxidantien-Kollegen ist es wenig bekannt und wirkt wie eine graue Eminenz im Hintergrund. Dabei ist es der wichtigste Schutzstoff unserer Mitochondrien. So wichtig, dass sie ihn selbst herstellen, um gegen die ständige Flut von Sauerstoffradikalen gewappnet zu sein. Die Baustoffzufuhr dafür hat also höchste Priorität: Die Aminosäuren Glycin, Glutaminsäure und Cystein und Cofaktoren wie Vitamin B_6, B_{12} und Folsäure werden ständig in allen unseren Zellen gebraucht. Fehlt auch nur einer der Faktoren, dann ist unser Kraftwerksschutz nicht mehr gewährleistet, die Zelle schaltet die Kraftwerke dann nach und nach ab.

Die Schutzstoffe für unsere Zellen kommen aus unserer Nahrung. Wenn sie denn von dort kommen. Denn um alle diese Stoffe zu liefern, muss unsere Nahrung entsprechend zusammengesetzt sein. Sie muss eine hohe Nährstoffdichte haben und sollte möglichst wenig verarbeitet sein. Das ist vor allem bei roher oder frisch zubereiteter Nahrung der Fall. Allerdings leidet bei zunehmendem Stress eben ganz häufig die Ernährung ganz erheblich. Zum Kochen kommen wir kaum noch, Zeit zum Essen wird weggespart, dann gibt's Kekse statt Kohlrabi und Kaffee oder Cola den ganzen Tag, um irgendwie wach zu bleiben. Kaffee und Kekse enthalten allerdings kaum Antioxidantien, sondern machen dem Organismus noch zusätzlichen Stress – wir werden später noch genauer darauf eingehen.

Jetzt beginnt ein Teufelskreis: Steigender Stress erzeugt steigenden Energiebedarf. Dieser erzeugt mehr freie Radikale. Diese brauchen mehr Antioxidantien. Die sind aber nicht da. Fehlanzeige – äh, Fehlernährung. Jetzt geht's der Zelle an den Kragen, die Radikale brauchen ihre Elektronen. Das kann wiederum die Zelle nicht zulassen, dabei würde sie ja beschädigt. Also benutzt die Zelle einen cleveren Trick, um sich vor der zunehmenden Radikalenbelastung zu schützen: Sie schaltet die Energiegewinnung in den Mitochondrien ab und verlagert die Energiegewinnung ins Zellplasma. Gerettet, hier entstehen keine freien Radikale! Allerdings … leider auch nicht ausreichend Energie. Sie erinnern sich: Bei Energiegewinnung im Zellplasma werden aus einem Molekül Brennstoff nur zwei Moleküle Energie, wo doch 38 gebraucht würden. Das Energieniveau reicht nicht mehr, dass die Zelle ihre Leistung erbringen kann. Macht das nur eine Zelle, fällt es nicht besonders ins Gewicht. Aber wenn der Stress zum Dauerstress wird, und wenn die Qualität der Ernährung dadurch nachhaltig leidet, dann ist das der sichere Weg in Erschöpfung und Burnout.

Und wie kommen wir aus diesem Kreislauf jetzt wieder heraus? Weniger arbeiten? Weniger Stressbelastung? Das liegt ganz oft nicht in unserem Einflussbereich. Also dann: den Körper unterstützen und mehr Antioxidantien herbeischaffen! Besser, qualitativ hochwertiger und gesünder essen! Das ist aus unserer Sicht zumindest **ein** Weg, um diesem Teufelskreis ein Stück weit zu entkommen. Wenn da nicht die Sache mit der Zeit wäre, die wir glauben nicht zu haben. Aber ganz oft ist es nicht eine Frage der Zeit, sondern eine Frage der Prioritäten. Was ist Ihnen wichtig genug, um dafür Zeit zu finden? Deshalb unser Vorschlag: Machen Sie gesunde Ernährung zu Ihrer ganz persönlichen Chefsache! Zumindest **das** ist Ihre Entscheidung!

Stress ist Zellstress – der Körper im Alarmzustand

Irgendwie klagt heute fast jeder über Stress. Dabei ist die spannende Frage: Was ist Stress eigentlich? Eine Modeerscheinung unserer heutigen Zeit? Oder gibt es dieses Phänomen schon viel länger?

Ganz neutral betrachtet ist Stress zunächst einmal weder gut noch schlecht, sondern nur die Reaktion eines Organismus auf einen an ihn gerichteten Reiz. Wikipedia sagt es recht lapidar: »Stress (engl.: für ‚Druck, Anspannung'; lat.: stringere ‚anspannen') bezeichnet zum einen durch spezifische äußere Reize (Stressoren) hervorgerufene psychische und physische Reaktionen bei Lebewesen, die zur Bewältigung besonderer Anforderungen befähigen, und zum anderen die dadurch entstehende körperliche und geistige Belastung.«

Um es ein wenig plastischer zu machen: Sie sitzen jetzt irgendwo und lesen gemütlich in diesem Buch. Um sie herum ist wahrscheinlich alles friedlich, Sie fühlen sich sicher. Nun stellen Sie sich bitte vor, zur Tür herein (oder falls Sie auf einem Balkon oder Terrasse sitzen, dann zur Tür heraus) käme ein sehr hungriger Säbelzahntiger auf Sie zu. Wie würden Sie in dieser Situation reagieren? Würden Sie sich nach dem Blick auf den Tiger entspannt wieder Ihrer Lektüre zuwenden? Oder würden Sie vielleicht panisch die Flucht ergreifen? Wahrscheinlich wäre Letzteres der Fall.

In Bruchteilen von Sekunden schätzt der Organismus eine Situation auf ihr Gefahrenpotenzial ein. Kann ich entspannt zur Tagesordnung übergehen, oder muss ich kämpfen oder fliehen? Wenn die Einschätzung »kämpfen oder fliehen« lautet, schaltet der Organismus blitzartig um, und in kürzester Zeit wird ein hochkomplexer Mechanismus in Gang gesetzt: die körperliche Stressreaktion. Alle Prozesse, die zum Kämpfen oder Fliehen benötigt werden, werden quasi »hochgefahren«, so, wie beim Computer ein Programm hochfährt. Andere Prozesse, die jetzt nicht benötigt werden, werden dafür herunterreguliert. Während der Flucht vor einer Bestie hat die Verdauung des Frühstücks zum Beispiel nicht die höchste Priorität, und auch die Sexualfunktionen werden jetzt nicht gebraucht – und werden sozusagen auf Standby geschaltet.

Dem Taktgeber auf der Spur

Gesteuert wird dieses komplexe Umschaltgeschehen vom autonomen Nervensystem. Autonom heißt es deshalb, weil es seine eigenen Vorstellungen davon hat, was jetzt ablaufen soll, ohne dass wir es durch unseren bewussten Willen steuern können. Kleiner Test gefällig? Versuchen Sie mal, fünf Stockwerke eines Treppenhauses schnell hoch zu laufen und den Puls im Ruhebereich zu halten. Das wird Ihnen wahrscheinlich nicht gelingen, selbst wenn Sie extrem sportlich sind. So steuert das autonome oder auch vegetative Nervensystem viele lebenswichtige Funktionen des Körpers, auch ohne dass wir uns ständig darum kümmern müssen.

Dabei sind es zwei Abteilungen, die sich um ganz unterschiedliche Dinge kümmern: eine – das sympathische Nervensystem – ist zuständig für Aktion, die andere – auch parasympathisches Nervensystem genannt – für die Erholung. In unserem Organismus sind sie Gegenspieler, ist der eine am Zug, dann hat der andere Pause. Ein bisschen können wir sie mit Gaspedal und Bremse bei einem Auto vergleichen:

	Sympathikus Das »Gaspedal«	Parasympathikus Die »Bremse«
Auge	Pupillenerweiterung	Pupillenverkleinerung
Magen	Magensäurehemmung	Magensäureausschüttung
Darm	Verdauungshemmung	Verdauungsverstärkung
Gehirn	Blutzufuhrdrosselung	Blutzufuhrerweiterung
Genitalien	Ejakulation	Erektion
Blutdruck	Erhöhung	Senkung
Herzschlag (Puls)	Erhöhung	Senkung
Leber	Zuckerfreisetzung	Zuckerspeicheraufbau

Unter Sympathikuseinfluss reduziert der Organismus also alles, was nicht unbedingt lebensnotwendig ist. Er ist dann tatsächlich im Überlebensmodus. So ist auch das Gehirn unter Stress nicht optimal mit Blut, Sauerstoff und anderen Mikronährstoffen versorgt. Schließlich sollen Sie zügig reagieren und nicht lange darüber philosophieren, was zu tun ist.

Vermittelt werden die einzelnen körperlichen Reaktionen dabei über verschiedene Botenstoffe insbesondere der Nebennieren – wir werden sie Ihnen im nächsten Kapitel detailliert vorstellen.

Der ganze Organismus funktioniert also jetzt verändert, um der Krisensituation Rechnung zu tragen: Das Blut wird aus den inneren Organen in die Muskeln gepumpt – für Verdauungsprozesse ist später wieder Zeit. Blutdruck und Herzfrequenz steigen, der Cholesterinspiegel ebenfalls. Die Atmung beschleunigt sich, der Blutzuckerspiegel geht nach oben – fürs Weglaufen wird ja Energie benötigt. Die Pupillen weiten sich, um die ganze Umgebung auf weitere Säbelzahntiger abscannen zu können. Das Immunsystem wird in bestimmten Bereichen herunterreguliert, die Energie wird jetzt anderweitig gebraucht. Und die Muskulatur spannt sich an – wir sind ja sozusagen »auf dem Sprung«. Der Körper stellt jede Menge Energie zur Verfügung, um diese außergewöhnliche Belastung des Weglaufens oder Kämpfens zu bewältigen.

Haben wir den Tiger erlegt oder den Baum erklommen, schaltet der Organismus um auf Parasympathikus-Steuerung. Wir sind erschöpft und benötigen Regenerationszeit, und danach ist alles wieder »im grünen Bereich«. So war das zumindest in grauer Vorzeit, als diese Situationen immer wieder vorkamen. Nur: Heute gibt es im Alltag recht selten frei laufende Säbelzahntiger oder andere gefährliche Bestien, vor denen wir fliehen müssten. Trotzdem ist die beschriebene Stressreaktion in unserem Alltag ziemlich verbreitet, weil unser Gehirn eine ganze Menge Situationen für eine Art Säbelzahntiger hält.

Was passiert dann mit uns im Alltagsstress? Nach der Tabelle müssten wir uns idealerweise in Bewegung setzen, dreimal im Laufschritt ums Bürogebäude. Oder den nervigen Kunden, Chef oder Kollegen erschlagen. Wahrscheinlich ist das im (Büro-)Alltag aber nicht möglich. Wir bleiben also in der Anspannung stecken, der Stress wird nicht ausgeglichen. Und wenn das ein Dauerzustand ist, sind wir voll von Stresshormonen und einer erhöhten Blutzuckerzufuhr. Der Körper läuft auf Hochtouren, der Sympathikus hat das Gaspedal voll durchgetreten. Die Bremse zum Ausgleich gibt es zwar, sie wird aber immer seltener benutzt.

Bei einem Auto würde sich wahrscheinlich über kurz oder lang ein ziemlicher Motorschaden einstellen. Und bei uns? Wenn wir dauerhaft so weitermachen, bleibt das für unsere »Motorteile« – sprich Organe – auch nicht ohne Folgen. Sie zeigen Verschleiß- und Gebrauchsspuren in Form von einer schlechteren Arbeitsweise, und auf Dauer werden wir krank.

Denn: Regenerationsprozesse und Reparaturprozesse können im Körper nur dann ablaufen, wenn der Parasympathikus aktiv ist, also wenn wir entspannt sind. Dauerstress macht daher auch schneller alt.

Ist der Sympathikus übermächtig, dann hat es der Parasympathikus schwer. Schlafstörungen behindern die nächtliche Regeneration, viele Menschen klagen darüber, dass sie, selbst wenn sie freie Zeit hätten, nicht mehr richtig abschalten und entspannen können. Dann braucht der Parasympathikus Unterstützung. Die kann er auf zwei Ebenen bekommen: Zum einen kann und sollte er gezielt trainiert werden, z. B. durch Entspannungstechniken wie Yoga, Meditation, autogenes Training, Muskelrelaxation nach Jacobsen oder Ähnliches. Das kostet allerdings wieder Zeit – die wir im Dauerstress oft nicht haben.

Zum anderen gibt es eine einfache Möglichkeit, unseren Parasympathikus über die Ernährung zu unterstützen. Damit er optimal funktionieren kann, braucht unser Parasympathikus einen wichtigen Stoff: das Acetylcholin. Ist davon nicht genug vorhanden, dann fällt Entspannen auch mit Entspannungstechniken schwer. Um Acetylcholin bauen zu können, muss der Organismus ausreichend mit Cholin versorgt sein. Cholin erhält der Körper über unsere Nahrungsmittel, er kann es aber auch aus der Aminosäure Methionin unter Zuhilfenahme von Folsäure und Vitamin B_{12} selbst herstellen. In der Nahrung liegt es in freier oder in gebundener Form vor, dann ist es bekannt unter dem Namen Lecithin.

Machen Sie Inventur: Was sind Ihre »Säbelzahntiger«?

Wenn Sie Ihren Alltag Revue passieren lassen, dann fallen Ihnen sicher eine Menge Situationen ein, bei denen Sie sich gestresst, genervt, angespannt, überfordert, einfach unter »Hochdruck« fühlen.

WAS LÖST BEI IHNEN STRESS AUS? ZUM BEISPIEL:

- Druck im Job, weil z. B. gerade Sparmaßnahmen geplant sind?
- Ein Konflikt mit Kollegen oder ein schwieriger Kunde?
- Ständige Überstunden mit extremem Termindruck?
- Ihre Kinder, die z. B. gerade in der Pubertät stecken?
- Finanzielle Probleme, Schulden?
- Gesundheitliche Probleme, mit Folgen von z. B. Burnout?
- Gewichtsprobleme, die Sie schon lange angehen wollten?
- Sozialer Rückzug, weil Sie sich von Freunden entfernt haben?
- Familiärer Kummer, weil Sie sich z. B. von Ihrem/Ihrer Partner/in getrennt haben?

Oder andere?

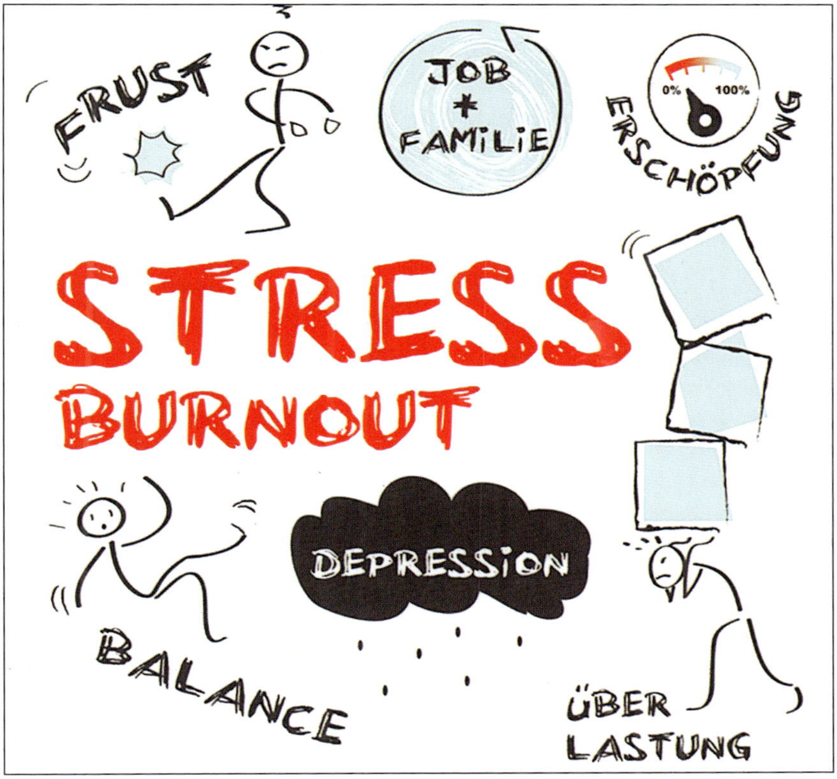

Dabei ist jede einzelne Stresssituation zunächst einmal nichts Negatives, der Körper kann im Regelfall ganz gut damit umgehen. Er kann quasi auf Knopfdruck sämtliche Reserven aktivieren. Das ermöglicht ihm, Leistungen abzurufen, zu denen er sonst nie imstande wäre. So, als wenn Sie blitzartig in den Turbomodus schalten würden. Ist die stressauslösende Situation vorbei, beruhigt sich alles wieder, und der Körper regeneriert.

Anders ist es, wenn eine Stresssituation auf die nächste folgt, Anspannung auf Anspannung, und keinerlei Regeneration mehr möglich ist. Wir fahren dann auf Dauerturbo, drehen sozusagen ständig »im roten Bereich«.

In diesem Modus benötigt der Körper überdurchschnittlich viel Energie. Unsere Zellkraftwerke sind enorm gefordert. Alle Prozesse laufen schneller und vermehrt ab. Das heißt aber auch: Für mehr Output an Energie benötigt der Körper mehr Input an Mikro- und Makronährstoffen. Kommen diese nicht und wirken die Stressauslöser weiter auf den Organismus ein, erschöpfen sich die Energiereserven und Regeneration ist irgendwann nicht mehr möglich.

Was bedeutet das jetzt praktisch? Haben wir stressige Zeiten, müssten wir gleichzeitig den Organismus optimal durch Nähr- und Baustoffzufuhr unterstützen, damit er ohne Störung mit diesen Phasen umgehen kann. Das würde bedeuten: Regelmäßige Zufuhr von allen erforderlichen Substanzen, die die Zellkraftwerke für die Energiegewinnung und die Körperzellen für sämtliche anderen Stoffwechselvorgänge benötigen. Heißt: in stressigen Zeiten besonders gesund und nährstoffreich essen. Dann überstehen wir auch längere Hochleistungsphasen ohne nachhaltige Schädigung.

Aber – und hier kommt jetzt ein Teufelskreis in Gang – genau daran wird in stressigen Zeiten zuallererst die »Ich-habe-keine-Zeit-für ...«-Schere angesetzt. Und dann werden Sachen gegessen, die nicht nur die notwendigen Nährstoffe nicht in ausreichendem Maße liefern, sondern die auch noch über Zusatzstoffe Störfaktoren in den Organismus hineinbringen, Allergien auslösen, den Darm schädigen oder Nährstoffe sogar rauben. Die Schere zwischen Nährstoffbedarf und Angebot für die Zelle geht immer weiter auseinander.

Genau hier setzt unser Vorschlag an: in stressigen Zeiten ganz besonders darauf zu achten, dass:

- unsere wichtigsten Taktgeber des Stressgeschehens – das vegetative Nervensystem, die Nebennieren und die Schilddrüse – ausreichende Unterstützung bekommen
- unser Verarbeitungsapparat für Nahrung – der Darm – optimal gepflegt wird
- unsere Zellen, besonders die Mitochondrien, alles zum (Über-)Leben Notwendige bekommen
- keine schädigenden Zusätze über Fertiggerichte etc. unseren Organismus zusätzlich belasten
- Allergene und Nährstoffräuber gemieden werden

Damit Ihr Organismus auch im Turbomodus so gut wie möglich funktionieren kann.

ABER ACHTUNG:

Selbst die gesündeste Ernährung ersetzt keine Ruhepausen! Sie kann und soll also kein Freibrief sein, sich mit gesunder Ernährung dann umso effektiver »verheizen« zu lassen.

Schaltzentrale Nebennieren – wo Ihr Stress gemanagt wird

Mit unserem Organismus geht es uns ganz oft ähnlich wie mit unserem Auto: es fährt, und was dabei im Detail im Motor passieren muss, brauchen wir nicht zu wissen. Wenn es darum geht, unseren Körper bei Stress auf möglichst einfache Weise zu unterstützen, ist es allerdings hilfreich, die wichtigsten Schaltstellen dafür etwas genauer unter die Lupe zu nehmen. An zwei kleinen unscheinbaren Organen, von denen viele noch nie etwas gehört haben, führt dabei kein Weg vorbei: den Nebennieren.

Die Nebennieren sind kleine Organe, die neben, besser gesagt auf den Nieren sitzen – daher auch ihr Name. Hier ist die wichtigste Schaltzentrale für Ihre körperliche Stressreaktion. In ihren Zellen bauen die gesunden Nebennieren unentwegt Stresshormone, damit wir mit den Herausforderungen des Lebens gut umgehen können.

Dabei gibt es zwei »Abteilungen«, die unterschiedliche Stoffe produzieren. In ihrem Inneren, im Nebennierenmark, werden die Botenstoffe erzeugt, die für die kurzfristige Antwort des Körpers auf akuten Stress gebraucht werden: Dopamin, Noradrenalin und Adrenalin.

In ihrer Rinde produzieren die Nebennieren die Hormone, die eher für die langfristigen Stressantworten zuständig sind: Cortisol und DHEA.

Dabei werden die Nebennieren noch tatkräftig von Serotonin unterstützt – vielen bekannt als »Glückshormon«. Serotonin wird im Darm und im zentralen Nervensystem hergestellt und lässt uns auch in sehr stressreichen Momenten die Übersicht und gute Laune bewahren.

Die Anweisungen des autonomen Nervensystems werden hier in stoffliche Signale umgesetzt. Es sind die unterschiedlichen Nebennierenhormone, die auf Gaspedal und Stressbremse treten und damit die unterschiedlichen Körperreaktionen auslösen. Die wichtigsten Beschleuniger sind Adrenalin und Cortisol, die Bremser sind Serotonin und DHEA. Im Idealfall erfolgt ein Stressreiz, der Körper reagiert mit einer Stressreaktion, danach wird diese wieder gebremst. Dabei gibt es zwei Voraussetzungen, dass diese Prozesse geordnet ablaufen können. Die erste Voraussetzung ist ein ausgeglichenes Verhältnis von Stressreizen und Regenerationsphasen. Die zweite ist, dass unsere Stresshormone in ausreichender Menge im Organismus vorhanden sind. Immer wieder passiert es jedoch, dass das ganze Gefüge völlig aus dem Takt gerät. Ist zum Beispiel jemand chronisch gestresst, dann ist der Cortisolspiegel dauerhaft erhöht. Sämtliche dadurch regulierten Körperprozesse sind jetzt entsprechend nach oben bzw. nach unten reguliert. Der Körper befindet sich im Daueralarm. Ein dauerhaft erhöhter Cortisolspiegel führt aber zum Beispiel zu einem Mehrverbrauch an Serotonin. Wird hier nicht über die entsprechende Nährstoffzufuhr für Nachschub gesorgt, dann fällt der Serotoninspiegel mitsamt unserer guten Laune in den Keller.

Sind die Speicher erst einmal leer, dann spüren wir das mit den entsprechenden Symptomen:

- Leistungsschwäche
- Bluthochdruck
- Muskelverspannungen
- Gereiztheit
- Magenbeschwerden
- Libidoverlust
- Impotenz
- Unruhe
- erhöhte Infektanfälligkeit
- Essstörungen (zu viel/zu wenig)
- Übergewicht
- Depression
- Erschöpfung
- Angstzustände
- Schlafstörungen
- Tagesmüdigkeit
- Wortfindungsstörungen
- Konzentrationsstörungen

Schauen wir uns jetzt die einzelnen Hormone und Botenstoffe ein bisschen genauer an:

Die Beschleuniger: Cortisol und Adrenalin

Vielen ist **Cortisol** als medikamentöses Cortisonpräparat bekannt. Seine Hauptfunktion bei einer Stresssituation ist die Energiebereitstellung in Form von Glukose – bei Bedarf sogar durch die Umwandlung von Muskelmasse in Zucker (Glukoneogenese). Es unterdrückt das Immunsystem und wirkt antientzündlich, dadurch führt es zu einer Verminderung der Schmerzwahrnehmung.

Seine Produktion im Organismus unterliegt einem bestimmten Tagesrhythmus, mit einem Anstieg nach dem Aufstehen am Morgen als Anpassung an die bevorstehende Tagesbelastung.

Wenn es keine Entspannungsphasen für die Regeneration mehr gibt, wird ständig zu viel Cortisol in diesen Kreislauf gebracht, die Nebennieren arbeiten dauerhaft auf Hochtouren. Irgendwann geben sie dann erschöpft auf. Praktisch bedeutet das eine deutlich reduzierte Cortisolproduktion, die nicht ohne Folgen bleibt: gesteigertes Schmerzempfinden, Müdigkeit und Stressintoleranz sind das Ergebnis.

Test	Ergebnis	Einheit	Normbereich	Vorwert
Einzelanforderung				
Cortisol im Speichel (Probe 1)	18,90	ng/ml	4 - 12	
Cortisol im Speichel (Probe 2)	6,30	ng/ml	1,5 - 5,0	
Cortisol im Speichel (Probe 3)	2,20	ng/ml	0,4 - 1,5	

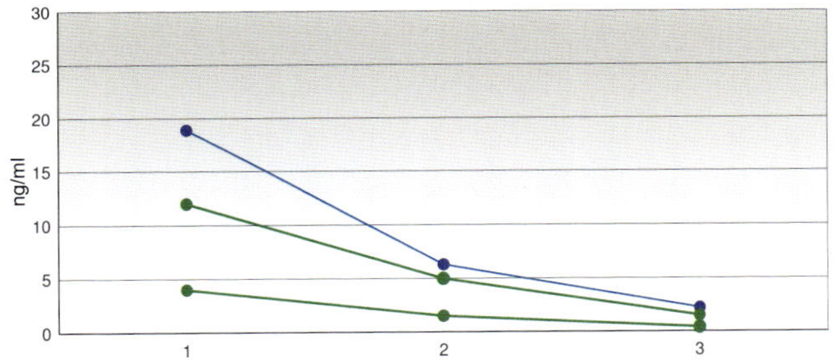

Herr H. L, 33 Jahre, Burnout-Syndrom, Schlafstörungen, Herzrasen.

Abdruck mit freundlicher Genehmigung von Labor Biovis, Limburg

Um Cortisol für unseren Organismus zu produzieren, benötigen wir in erster Linie Cholesterin und gute Fettsäuren. Mithilfe der Mitochondrien baut der Körper dann in der Nebennierenrinde Cortisol.

Adrenalin steigert neben dem Blutdruck auch die Herzfrequenz, die Atemfrequenz, die Durchblutung zentraler Organe und die Aufmerksamkeit und Konzentration. Die Magen-Darm-Peristaltik wird gehemmt. Wenn es durch chronischen Stress zur Erschöpfung der Nebennieren kommt, kommt auch die Produktion von Adrenalin mehr und mehr zum Erliegen, die Folgen sind allgemeine Erschöpfung und Antriebsschwäche.

Ein Mangel an Adrenalin kann zu folgenden Symptomen führen:

- Müdigkeit, besonders morgens
- nächtliches Schwitzen
- Muskelschwäche
- Antriebsverlust
- Depressionen
- Vergesslichkeit
- Konzentrationsstörungen

Für die Adrenalinsynthese benötigt der Körper:

L-Tyrosin
Vitamin B_6
Magnesium
Vitamin B_{12}
Vitamin C
Folsäure
Kupfer
Eisen
Calcium
= ***Adrenalin***

Die Bremserhormone Serotonin und DHEA

Serotonin ist vielen bekannt als das sogenannte »Glückshormon«, das vor allem im Darm, aber auch im Gehirn hergestellt wird. Die größte Wirkung hat es wohl auf unser Gehirn und sorgt so für Optimismus, Gelassenheit und Euphorie.

Nicht nur als Stressbremse, auch in unserem Alltag hat Serotonin eine Menge Aufgaben, zum Beispiel

- hilft es beim Einschlafen,
- sorgt es für gute Stimmung und Wohlbefinden,
- ermöglicht es eine entspannte Konzentration,
- senkt es unser Schmerzempfinden,
- ist es an der Regulation der Körpertemperatur beteiligt,
- regt es die Sexualität an
- und aktiviert andere Glückshormone, wie z. B. das Dopamin.

Folglich hat ein Serotoninmangel seine Auswirkungen auf all diese Prozesse, sodass z. B. unser Schmerzempfinden gesteigert ist, Kopfschmerzen und Migräne vermehrt auftreten und das Gewicht zunimmt. Konzentration und Aufmerksamkeit nehmen ab, Stimmungstiefs bis hin zu Panikstörungen nehmen zu. Und wir verspüren häufig Heißhunger auf Süßes, nach dem Motto: »Ich brauch das jetzt!!!!!!!«

Serotonin wird aus der essenziellen Aminosäure L-Tryptophan gebildet. Essenziell heißt, wir müssen sie über die Nahrung zuführen, weil wir sie nicht selbst herstellen können. Der Organismus benötigt ungefähr drei Milligramm pro Kilogramm Körpergewicht pro Tag. Ein Mann mit ca. 70 Kilogramm Gewicht benötigt also mindestens 210 Milligramm Tryptophan pro Tag, wenn dieser Tag einigermaßen stressfrei ist. Hat dieser Mann Stress, ist sein Bedarf wesentlich höher.

Nehmen wir nun eine eiweißreiche Mahlzeit zu uns, so sollten auch einige Kohlenhydrate enthalten sein. Ansonsten wird das enthaltene Tryptophan häufig durch andere Aminosäuren verdrängt. Das sind zum Beispiel Valin, Leucin oder Isoleucin. Dadurch kann unsere Aufnahme von Tryptophan gestört werden. Enthält die Mahlzeit ausreichend Kohlenhydrate, dann werden die drei Störenfriede durch das Insulin in die Muskulatur aufgenommen. Sicher kennen Sie auch das alte Hausmittel bei Schlafstörungen, heiße Milch mit etwas Honig, die das ganz unbewusst berücksichtigt.

Bauanleitung für die Synthese von Serotonin im Stammhirn:

> **Tryptophan**
>
> **Vitamin B_6**
>
> **Zink**
>
> **Magnesium**
>
> **Mangan**
>
> **Folsäure**
>
> **Omega-3-Fettsäuren**
>
> **Vitamin C**
>
> **Vitamin B_1**
>
> **= *Serotonin***

Serotonin steht in einer engen Verbindung zum Schlafhormon Melatonin. Ist zu wenig Serotonin im Körper vorhanden, ist gleichzeitig ein Melatoninmangel wahrscheinlich – Schlafstörungen sind die Folge.

Bauplan Melatonin:

> **Serotonin**
>
> **Vitamin B_6**
>
> **Zink**
>
> **Magnesium**
>
> **= *Melatonin***

Die zweite wichtige »Stressbremse« in unserem Organismus ist das »Vitalitätshormon« **DHEA (Dehydroepiandrosteron)**. Es bremst vor allem das Cortisol in seinen Wirkungen.

Es wird ähnlich wie dieses in den Mitochondrien der Nebennierenrinde gebildet. Allerdings nimmt mit zunehmendem Alter seine Herstellung ab, Cortisol hingegen kann sein Niveau halten. Mit der Zeit kommt es also zu einem Ungleichgewicht der Hormone. DHEA unterstützt den Muskelaufbau und ist am Fettstoffwechsel beteiligt. Es wirkt antientzündlich und aktiviert das Immunsystem. Außerdem wirkt es antidepressiv und steigert die Wahrnehmungsfähigkeit.

Auch für die Herstellung von DHEA brauchen wir wieder unterschiedliche Vitalstoffe, das sind unter anderem:

Cholesterin

Magnesium

Vitamin B_6

Vitamin B_3

Coenzym Q10

Vitamin B_2

Eisen

Kupfer

= *DHEA*

HISTAMIN – STÖRFAKTOR AN DEN NEBENNIEREN

Ein weiteres Hormon, das eine Rolle bei Stress spielt, ist Histamin. Jeder, der schon mal einen Insektenstich hatte, kennt es aus eigener Erfahrung. Histamin ist verantwortlich für die Rötung und Schwellung in unserem Gewebe. Es spielt als Teil des Immunsystems eine wichtige Rolle bei Entzündungsprozessen.

Bei Stress schüttet der Körper rein präventiv Histamin aus, damit – falls eine Verletzung passiert – keine Zeit mehr verschwendet wird.

Dieser erhöhte Histaminspiegel hat eine Unmenge Auswirkungen im Organismus. Eine davon ist z. B. eine erhöhte Magensäureproduktion – der Stress »schlägt uns auf den Magen«.

Außerdem führt es zu einer ständigen Adrenalinfreisetzung und damit ebenfalls langfristig zu einer Erschöpfung der Nebennieren.

Auch verschiedene Nahrungsmittel enthalten viel Histamin. Diese sollten nach Möglichkeit speziell in stressreichen Zeiten gemieden werden, denn sonst ist es so, als würde man sprichwörtlich Öl ins Feuer schütten.

Diese Lebensmittel sind reich an Histamin:

- Alkohol, vor allem Rotwein und Sekt
- Essig
- Dosenfisch
- alter gereifter Käse

Menschen sind verschieden, und sie reagieren auch unterschiedlich auf Stress. Daraus resultieren ganz unterschiedliche »Stresstypen«. Wenn Sie in einem stressigen Jobumfeld sind, beobachten Sie mal ein paar Tage lang Ihre Kolleginnen und Kollegen. Der eine isst gar nichts mehr und trinkt den ganzen Tag nur Kaffee, der nächste steigert seinen Zigarettenkonsum ins Unermessliche, und die Kollegin knabbert vielleicht permanent Gummibärchen oder Kekse. Die Ursache liegt in unserer Biochemie: Bei manchen mangelt es vor allem an den Bremserhormonen, bei anderen wiederum an den Beschleunigerhormonen. Und bei manchen fehlen auch beide.

Mithilfe bestimmter Laborparameter kann man das natürlich genau untersuchen lassen, doch das ist häufig gar nicht notwendig. Hormonmangel macht spezifische, unterschiedliche Stresssymptome. Anhand unseres kleinen Selbsttests im nächsten Kapitel können Sie Ihren Stress-Ess-Typ feststellen.

Welcher Stress-Ess-Typ sind Sie? Die Bestandsaufnahme

Der Mensch ist geprägt von einer Vielzahl an Gewohnheiten und täglichen Ritualen. Unser Essverhalten macht da keine Ausnahme. Dieses Verhalten haben wir uns über Jahre, wenn nicht Jahrzehnte antrainiert. So ist es irgendwann zu einem tief verwurzelten festen Programm in unserer Hirnrinde geworden. Auf diese Weise hat es einen großen Einfluss auf uns und bestimmt unseren Alltag mit. Essen ist schließlich so viel mehr als nur reine Nahrungsaufnahme. Bereits im Säuglingsalter lernen wir, dass Essen Trost und Geborgenheit spenden kann. Diese Gefühle und Erfahrungen ziehen sich durch das ganze Leben. All diese positiven Emotionen werden miteinander verknüpft und stärken so die Macht der Gewohnheit.

Auch auf Stress reagieren wir mit eingefahrenen Stress-Essgewohnheiten. Was vielen Menschen dabei nicht bewusst ist: hier treffen wir kaum eigene Entscheidungen, sondern hängen an der langen Leine unserer Biochemie. Gehen bestimmte Stresshormone in unserem Körper zur Neige, verlangt der Organismus Nachschub und versucht, irgendwie den Mangel auszugleichen. Je nachdem, wie Ihre persönliche Stressschaltzentralen, die Nebennieren, arbeiten, werden Sie bei diesem Thema unterschiedlich reagieren.

Schauen wir uns das einmal etwas genauer an:

Mit Cortisol und DHEA sind die meisten Menschen von Natur aus recht gut ausgestattet, diese sind in der Regel erst bei langfristigem Stress messbar reduziert. Bei kurz- und mittelfristigem Stress sind allerdings Adrenalin- und Serotoninspiegel schnell erschöpft. Hier lässt sich durch eine entsprechende typgerechte Ernährung viel bewirken – vorausgesetzt, wir wissen, was wir **wirklich** brauchen.

Bei einigen Stressgeplagten geht zuerst der Adrenalinspiegel zur Neige, bei anderen ist es das Serotonin. Auch Cholin als Baustoff für Entspannung und Thyroxin als Taktgeber der Schilddrüse spielen eine wichtige Rolle. Der vorliegende Test wird Ihnen verraten, welcher Stress-Ess-Typ Sie sind. Auch Mischtypen sind sehr häufig.

Schauen Sie sich die Aussagen zu den einzelnen Kategorien an und addieren Sie Ihre Kreuze. Wo haben Sie die meisten Kreuze gesetzt?

Der Adrenalinmangel-Typ:

- ☐ Morgens komme ich nicht in die Gänge.
- ☐ Ich brauche/trinke viel Kaffee, vor allem morgens.
- ☐ Stress macht mir Magenprobleme.
- ☐ Bei Stress esse ich mehr als sonst.
- ☐ Bei Stress esse ich gerne Herzhaftes, Salziges, wie z. B. Chips.
- ☐ Ich habe nächtliches Herzrasen.
- ☐ Ich schwitze nachts vermehrt.
- ☐ Ich neige zur Unterzuckerung, daher brauche ich viele kleine Mahlzeiten.
- ☐ Ich bin oft benommen und kann mich schlecht konzentrieren.
- ☐ Ich habe Verlangen nach fettem, eiweißreichem Essen (Käse, Fleisch).

Der Serotoninmangel-Typ:

- ☐ Bei Stress esse ich weniger bis gar nichts mehr.
- ☐ Ich habe häufig Verlangen nach Nudeln, Keksen, Brot und Süßigkeiten.
- ☐ Ich neige bei Stress zu vielen Symptomen, die ich sonst nicht habe.
- ☐ Ich brauche Alkohol oder Nikotin um abzuschalten.
- ☐ Ich friere oft, auch im Sommer.
- ☐ Ich neige zu Migräne.
- ☐ Stress macht mir Darmprobleme.
- ☐ Ich schlafe schlecht bei Stress.
- ☐ Meine Libido nimmt rapide ab, auch schon bei geringem Stress.
- ☐ Ich reagiere bei Stress oft ängstlich bis panisch.

Der Cholinmangel-Typ:

- ☐ Ich bin oft vergesslich.
- ☐ Ich bin oft gereizt.
- ☐ Ich bin oft unruhig.
- ☐ Ich habe bei Stress oft Ohrensausen/Tinnitus.
- ☐ Ich habe Schwierigkeiten abzuschalten, auch im Urlaub.
- ☐ Bei Stress neige ich zu Verstopfung.
- ☐ Ich neige zu Herz-Kreislauf-Beschwerden, wie z. B. Herzstolpern.
- ☐ Ich habe häufig Konzentrationsstörungen.
- ☐ Entspannung fällt mir schwer.
- ☐ Ich neige zur Hyperventilation.

Der Thyroxinmangel-Typ:

- ☐ Ich leide häufig an Verstopfung/Darmträgheit.
- ☐ Ich friere schnell, auch in warmer Umgebung.
- ☐ Ich fühle mich oft träge und müde.
- ☐ Ich lagere Wasser ein.
- ☐ Ich nehme schnell an Gewicht zu.
- ☐ Ich schwitze selten.
- ☐ Ich neige zu Haarproblemen (brüchiges Haar/Haarausfall).
- ☐ Mein Blutdruck ist eher niedrig.
- ☐ Meine Haut ist eher trocken.
- ☐ Meine Kondition ist eher schlecht.

Der Adrenalinmangel-Typ

Sie haben die meisten Kreuze beim Adrenalinmangel-Typ gesetzt? Dann lesen Sie bitte hier weiter:

Bei diesem Stresstyp fällt auf, dass er zwar in der Regel bei Stress gut schläft, aber morgens überhaupt nicht »in die Gänge« kommt. Die Anlaufzeit ist deutlich länger. Manchmal wird er früher wach und bemerkt, dass er vermehrt schwitzt. Ist er einmal gegen Mittag fit, so bleibt er es auch. Am Abend fühlt er sich am wohlsten. Er hat einen gesteigerten Appetit auf Herzhaftes und Salziges, z. B. Chips und Salzstangen.

Er sollte alles tun, um seine Nebennieren zu entlasten. Alles, was die Nebennieren zu sehr unter Druck setzt, sollte gemieden.

Ernährungstechnisch zählt hierzu histaminhaltige Nahrung.

Zur Erinnerung: Histamine sind Gewebshormone, die Entzündungsreaktionen in Gang setzen. Histamine im Übermaß sind in histaminlastigen Lebensmitteln wie z. B. Rotwein, Dosenfisch, altem gereiftem Käse oder Essig enthalten. Diese Nahrungsmittel sollten vom Speiseplan des Adrenalinmangel-Typs gestrichen werden.

Ein weiterer wichtiger Punkt für den Adrenalinmangel-Typ ist Kaffee. Kaffee veranlasst die Nebennieren zum Adrenalinausstoß. Besteht schon Adrenalinmangel, dann wird das ohnehin wenige Adrenalin schon am frühen Morgen durch Kaffee verschleudert. Ein bis zwei Tassen am Tag sollten nicht überschritten werden.

Gute Alternativen fürs morgendliche »In-die-Gänge-kommen« sind Grüntee, Schwarztee oder Guaranatee. Sie wirken anregend, ohne die Nebennieren zu stark zu belasten. Sind die Nebennieren wieder fit, so ist auch gegen ein bis zwei Tassen Kaffee morgens nichts einzuwenden.

Um Ihre erschöpften Nebennieren zu unterstützen, sollten Sie sich besonders tyrosinreich ernähren. Tyrosin ist notwendig, um Adrenalin aufzubauen.

Folgende Nahrungsmittel sind besonders tyrosinreich und sollten daher regelmäßig verzehrt werden: Milchprodukte, Fleisch und Fisch, Erbsen, Sojabohnen, Hühnerei, Hülsenfrüchte, aber auch Nüsse (besonders Erdnüsse) und Sesam

---

Der Serotoninmangel-Typ

Sie haben die meisten Kreuze beim Serotoninmangel-Typ gesetzt? Dann lesen Sie bitte hier weiter:

Dieser Stresstyp hat geringe Serotoninreserven. Bei Stress leeren sich diese sehr schnell, und er bemerkt dann die typischen Symptome, wie

- Schlafstörungen
- Heißhunger auf Süßes
- Unruhe
- Konzentrationsstörungen
- Ängstlichkeit
- Stimmungsschwankungen

Entscheidendes Merkmal ist hier der Heißhunger auf Süßes (Süßigkeiten, Brot, Nudeln, Gebäck, süße Getränke). Für eine Tafel Schokolade fährt er auch schon mal nach Ladenschluss an eine Tankstelle. Im Büro greift er oft in die Tüte mit Gummibärchen. Ersatzhormone, sozusagen ...

Dieser Typ braucht in seiner Ernährung viel tryptophanreiche Lebensmittel. Tryptophan ist der Hauptbaustein, aus dem der Körper das Glückshormon Serotonin und auch das Schlaf- und Erholungshormon Melatonin baut.

Tryptophan ist in unserer Nahrung reichlich vorhanden, ein Mangel ist daher nicht sehr wahrscheinlich.

Besonders tryptophanreiche Nahrungsmittel sind:

- Obst, z.B. Avocados, Bananen, Datteln, Feigen, Papayas, Wassermelonen
- Gemüse, vor allem Gurken, Karotten, Kartoffeln, Kopfsalat, Kürbis, Sellerie, Spinat, Tomaten
- Hülsenfrüchte, besonders Bohnen, Erbsen, Kichererbsen, Linsen
- Getreideprodukte und Saaten, hier besonders Haferflocken, Leinsamen, Sojasprossen, Sonnenblumenkerne, Weizenkeime
- Nüsse, wie Cashewkerne, Haselnüsse, Mandeln, Pistazien, Sesam
- Fleisch, Fisch und Geflügel, besonders Huhn, Rindfleisch, Thunfisch
- Milchprodukte, zum Beispiel Quark, Käse
- Kakao

Darüber hinaus profitieren Sie vom Verzehr von Omega-3-Fettsäuren.

Der Cholinmangel-Typ

Haben Sie viele Kreuze bei diesem Typ gemacht, dann fehlt Ihnen vermutlich Cholin und Sie leiden an einem Ungleichgewicht des autonomen Nervensystems. Ihr Parasympathikus, der für Entspannung und Besonnenheit sorgt, profitiert von einer Ernährung, die den Zellen wieder die Möglichkeit gibt, das wichtige Neurotransmittermolekül Acetylcholin aus Nahrungscholin herzustellen.

Cholin ist vor allem enthalten in Eiern, besonders im Eigelb, Fleisch, besonders in Rinderleber und Fisch. Sojabohnen, Bohnen und Bockshornklee sind gute pflanzliche Cholinquellen.

Der Thyroxinmangel-Typ

Haben Sie sich bei einer oder mehrerer dieser Fragen wiedererkannt, könnte es sein, dass Sie an einem Mangel an Thyroxin (auch T4 genannt) leiden.

Wir haben uns ausführlich dem vegetativen Nervensystem und der Nebennieren gewidmet, aber gerade bei vielen gestressten Frauen ist die Schilddrüse eine Schwachstelle. Unerkannte Schilddrüsenstörungen machen uns stressempfindlicher.

Dieses kleine, schmetterlingsförmige Organ, das an Ihrer Halsvorderseite sitzt, steuert alle Lebensvorgänge. In eineinhalb Stunden fließt das gesamte Blut einmal durch die Schilddrüse hindurch, sie ist deutlich stärker durchblutet als die Nieren. Ihre Hormone stehen mit jeder Körperzelle in Kontakt, sowohl Zellkern als auch Mitochondrien benötigen Schilddrüsenhormone. Verdauung, Verbrennung, Wohlbefinden, alles hängt von der ausreichenden Produktion von Schilddrüsenhormonen ab.

Gerade bei Stress muss die Schilddrüse Schwerstarbeit leisten, da sie für die Mitochondrien schnell Nachschub an Hormonen liefern muss. Vor allem die dann stark »unter Strom« stehenden Gehirnzellen sind auf eine ausreichende Zufuhr angewiesen. Deshalb sind Menschen mit einer gut funktionierenden Schilddrüse geistig fitter und kreativer als Menschen mit einer Schilddrüse, die auf Sparflamme fährt.

Wer häufig müde und erschöpft ist und eventuell noch unter Darmträgheit, Gewichtszunahme und Untertemperatur bzw. häufigem Frieren leidet, hat eventuell eine zu schwach arbeitende Schilddrüse. Hier ist der Facharzt für weitere Diagnostik gefragt.

Mittlerweile hat jeder dritte Deutsche eine Schilddrüsenerkrankung, Millionen Menschen nehmen täglich künstliche Schilddrüsenhormone ein. Die Ausgaben der Krankenkassen dafür gehen in mehrere Millionen Euro jährlich, Tendenz steigend.

Die Schilddrüsenzellen benötigen für ihre Hormonproduktion vor allem die Aminosäure Tyrosin sowie Selen, Jod und Zink.

Nach unserer Erfahrung kann schon die gezielte Ernährung mit ausreichender Zufuhr dieser Nährstoffe in leichteren Fällen von Schilddrüsenunterfunktion zu einer deutlichen Verbesserung der Hormonproduktion führen. Gerade Selen ist in unseren Böden und landwirtschaftlichen Nutzflächen ein Mangelelement, daher fehlt es häufig dann auch in unseren Nahrungsmitteln.

Selen ist vor allem in Sesam und Kokos zu finden, aber auch Paranüsse, Steinpilze und Leber sind gute Lieferanten. Gute Zinklieferanten sind Fleisch, Innereien, Spinat, Austern und Beerenobst, Jod kommt in Algen und in Spuren in Tiefseefisch vor.

Der Darm: Schmuddelkind oder Spezialist im Untergrund?

Machen wir wieder einen kleinen Test: Wie gesund ist Ihr Darm?

- ☐ Ich leide häufig an Völlegefühl nach einer Mahlzeit.
- ☐ Ich habe öfter Verstopfung.
- ☐ Ich habe öfter Durchfälle.
- ☐ Ich leide an Magen- oder Darmschmerzen oder »-zwicken«.
- ☐ Ich habe häufiges Luftaufstoßen.
- ☐ Ich habe häufig Sodbrennen.
- ☐ Fettige Speisen vertrage ich schlecht.
- ☐ Ich habe Blähungen.
- ☐ Mein Bauch ist oft aufgetrieben, obwohl ich schlank bin.
- ☐ Ich vertrage viele Speisen gar nicht/weniger als früher.
- ☐ Ich leider unter Allergien/Heuschnupfen/Asthma.
- ☐ Nach dem Essen bin ich häufig extrem müde.

Wenn Sie bei einer oder mehreren Fragen ein Kreuz gesetzt haben, kann es sein, dass Ihr Darm mehr Aufmerksamkeit benötigt. Dann sollten Sie dieses Kapitel besonders gründlich lesen. Denn im Alltag kommt dieses Thema meistens viel zu kurz.

Der Darm – Stiefkind im Verdauungstrakt

Irgendwie hat er es nicht leicht. Er ist so ein bisschen anstößig. Über ihn spricht man nicht. Oder nur hinter vorgehaltener Hand. Dabei ist er unsere wichtigste Schnittstelle zwischen außen und innen, wenn es um Ernährung geht. Denn das, was Sie auf Ihrem Teller haben, ist für Ihre Körperzellen zunächst einmal nicht verwertbar. Es muss durch Ihren Verdauungsapparat in eine Form umgewandelt werden, die für diese winzigen Einheiten nutzbar ist. Und wenn der nicht in Ordnung ist, dann nützen Ihnen auch die teuersten, besten, nährstoffreichsten biologisch-dynamischsten Nährstoffe nix. Weil sie dann nämlich nicht in Ihren Körperzellen landen, sondern wahrscheinlich im Klo.

Und obwohl schon im Altertum bekannt war, wie wichtig der Darm ist – schon Paracelsus wird das Zitat zugeschrieben »Der Tod sitzt im Darm« – ist er das Stiefkind unter den Verdauungsorganen. Ist schließlich irgendwie bäh da unten. Und da wir ihn nicht sehen, und bei den modernen Toiletten auch nicht mehr wirklich sehen, was wir da so von uns geben, bekommt er auch nicht die erforderliche Aufmerksamkeit. Bei unseren Zähnen ist das ganz anders, aber die sieht natürlich auch jeder, wenn wir lachen. Wir kennen einige Menschen, die sich aus rein ästhetischen Gründen Implantate im Wert eines Kleinwagens in den Kiefer einsetzen lassen haben, aber nicht bereit sind, für ihre Darmsanierung 250 Euro auszugeben. Das ist so ähnlich, wie in einem Haus mit einem total verrotteten Keller das Wohnzimmer perfekt zu renovieren.

Und weil unser Darm im Verborgenen seine Arbeit macht und sich häufig erst meldet, wenn es ihm schon lange nicht mehr gut geht, muten wir ihm besonders im stressigen Alltag eine Menge zu, was ihm nicht gut tut. Dabei könnten wir ganz einfach überprüfen, wie es unserem Darm geht – auch ohne komplizierte Laboruntersuchungen.

Ein Pionier der Darmgesundheit im frühen 20. Jahrhundert war der österreichische Fasten-Arzt Dr. Franz Xaver Mayr. Er hatte noch nicht die diagnostischen Möglichkeiten, die uns heutzutage zur Beurteilung der Darmgesundheit zur Verfügung stehen. Er begutachtete die Stuhlqualität eines Menschen ganz simpel: gesunder Stuhl verlässt unseren Organismus, ohne seinen Besitzer oder die Toilette zu beschmutzen. Die Menge des benötigten Toilettenpapiers sagt also viel über die Darmgesundheit aus.

Gut gekaut ist halb verdaut

Dabei beginnt die Pflege Ihres Verdauungstraktes bereits im Mund. Denn: Verdauen fängt mit Kauen an. Und hier steckt, speziell bei viel Stress, häufig schon ein Problem: Kauen ist nämlich nicht gleich kauen!

Wie oft kauen Sie einen Bissen, bevor Sie ihn hinunterschlucken? Zählen Sie doch beim nächsten Essen einmal mit! Gerade bei Stress besteht die Gefahr, dass wir uns beim Essen nicht ausreichend Zeit nehmen, um einen Bissen ca. 30- bis 60-mal zu kauen. Vielleicht essen Sie ja schnell mal eben am Schreibtisch oder im Stehen ein Sandwich aus der Hand. Zwei-, dreimal durchgebissen und heruntergeschluckt, fertig. »Soll doch der Magen sehen, wie er damit jetzt zurechtkommt, ich muss weiterarbeiten!«

Tja, der Magen hat es damit jetzt schwer. Denn was die Zähne nicht getan haben, muss er jetzt erledigen. Und wenn große Brocken unzerkaut im Magen landen, müssen die Verdauungssäfte Schwerstarbeit leisten. Entsprechend schwer – und lange – liegt uns das Essen dann auch im Magen.

SPECIAL: SCHMAUEN SIE SCHON ODER KAUEN SIE NOCH?

Ein chinesisches Sprichwort sagt: »Was du isst, sollst Du trinken. Was du trinkst, sollst du essen.«

Beobachten Sie einmal eine Woche lang, wie intensiv Sie tatsächlich Ihre Nahrung kauen. Zählen Sie ruhig einmal mit. Wenn Sie überhaupt daran denken. Sie werden möglicherweise überrascht sein, wie oft Sie das vergessen! Die meisten von uns sind es nämlich gewohnt, sich beim Essen zu unterhalten, und reden und kauen gleichzeitig funktioniert nicht wirklich ... (Hier hilft übrigens ein kleiner Trick: Stellen Sie sich zu Hause ein kleines Schild auf den Esstisch, auf dem nichts weiter steht als **Kauen!**, damit Sie daran denken!)

Wenn Sie sich jetzt entschlossen haben, ihre Kaugewohnheiten zu verändern, dann laden wir Sie ein, zum »Schmauen« überzugehen. Der Begriff setzt sich zusammen aus »schmecken« und »kauen« und wurde von Jürgen Schilling mit seinem Buch »Kau Dich gesund« bekannt gemacht. Beim Schmauen kauen Sie das, was Sie essen, 30-, 40-, 50-mal, oder öfter. So oft, bis sich die Nahrung vollständig mit Speichel vermengt und dadurch verflüssigt hat, wir sie sozusagen »trinken«. Am Anfang fällt das vielen Menschen schwer, weil wir uns im Alltag angewöhnt haben, das, was wir essen, nicht genussvoll zu kauen, sondern eilig herunterzuschlingen. Dadurch ist unser Schluckreflex auch darauf trainiert, nach wenigen Kaubewegungen die Nahrung zu schlucken. Hier ist echtes Training nötig, um das umzustellen. Es dauert ein paar Tage, bis es automatisch auf die neue Art und Weise funktioniert. Der Lohn der Mühe ist der Geschmack, der sich durch diese andere Art des Kauens deutlich intensiviert.

Und was hat es jetzt mit dem »Essen« der Getränke auf sich? Um ein Getränk vollständig mit Speichel zu vermengen, sollten Sie es eine Weile im Mund hin- und herbewegen, so ähnlich, wie Sie es vielleicht auf einer Weinverkostung schon einmal erlebt haben, und dann erst schlucken, damit auch das Getränk bereits vorverdaut im Magen ankommt.

»Puh, das klingt umständlich, dafür habe ich überhaupt keine Zeit!«, werden Sie jetzt vielleicht denken. Sie werden überrascht sein, es dauert nicht wirklich länger als bisher, auf diese neue Art und Weise zu essen. Ihr Verdauungsapparat wird es Ihnen danken und Ihre schlanke Linie auch. Auf diese Weise sind sie nämlich viel schneller satt – bei all der Schlingerei essen wir ganz oft mehr, als wir eigentlich gebraucht hätten.

In einer Sache müssen wir Sie jetzt allerdings vorwarnen: Falls Sie nämlich Sachen essen, die viel Geschmack aus dem Chemielabor enthalten, wird Ihnen der Appetit darauf schnell vergehen. Fast Food, Fertiggerichte & Co. schmecken nach 30 bis 40 Kaubewegungen leider meistens grauenhaft ...

Unser Buchtipp zum Thema: »Kau Dich gesund« von Jürgen Schilling

Quelle: Uschi Eichinger, Kyra Hoffmann: Der Burnout-Irrtum, systemed Verlag, Lünen, S. 83

Die Darmschleimhaut – Schutzschild und Chemiefabrik

Wenn der Speisebrei den Magen verlässt, hat er ca. sechs bis acht Meter Weg bis zum Darmausgang vor sich. Dabei treiben die Muskeln in der Darmwand das Gegessene voran, Enzyme zersetzen die einzelnen Bestandteile und bereiten sie für die Aufnahme durch die Zellen der Darmwand auf. Damit das optimal funktioniert, ist die Schleimhaut des Dünndarms stark gefaltet. Auf der gesamten Oberfläche und auf den Falten befinden sich kleine Erhebungen, die Darmzotten, die die Oberfläche noch einmal vergrößern. Dadurch beträgt die Darmoberfläche ca. 400 bis 500 Quadratmeter. Hier erfolgt das Herauslösen der Powerstoffe, die Ihre Zellen im Alltag benötigen. Als Mikronährstoffe werden sie dann vom Blut aufgenommen. Dabei ist die Darmschleimhaut eine perfekte Barriere, die – sofern sie intakt ist – genau unterscheiden kann, was in den Körper hinein darf und was zurückgehalten werden muss. Dadurch werden viele schädliche Substanzen an der Aufnahme in das Innere des Körpers gehindert.

Die Schleimhautzellen sind sehr eng über sogenannte »tight junctions« (feste Verbindungen) miteinander verknüpft. Dazwischen sind mikroskopisch kleine Poren, die nur kleinste Moleküle durchlassen. Allerdings ist diese empfindliche Schleimhaut heute einer Menge Belastungen ausgesetzt. Fehlernährung, Antibiotika, Konservierungsstoffe und andere Lebensmittelzusätze beschädigen sie, die ursprünglich feinsten Poren werden immer größer. Nach neuester Forschung schadet auch Stress dem Darm hier ganz konkret, indem er über Entzündungen die Darmschleimhaut schädigt. Durch den entzündeten Zustand des Gewebes wird ihre Funktion eingeschränkt. Dadurch wird die Schleimhaut durchlässig, man spricht vom sogenannten Leaky-Gut-Syndrom. Als Folge werden wichtige Mikronährstoffe unter Umständen nicht mehr richtig aufgenommen. Dafür können Gifte und Erreger, die die gesunde Darmschleimhaut in der Regel vom Eindringen in das Innere unseres Körpers abhält, viel leichter in uns hineingelangen. Ein wichtiger Giftstoff ist hier z. B. Aluminium, das sich leider häufig in unseren Lebensmitteln befindet. Eine gesunde Darmschleimhaut bietet oftmals ausreichend Schutz vor diesem Metall. Ein löchriger Darm schafft das nicht mehr.

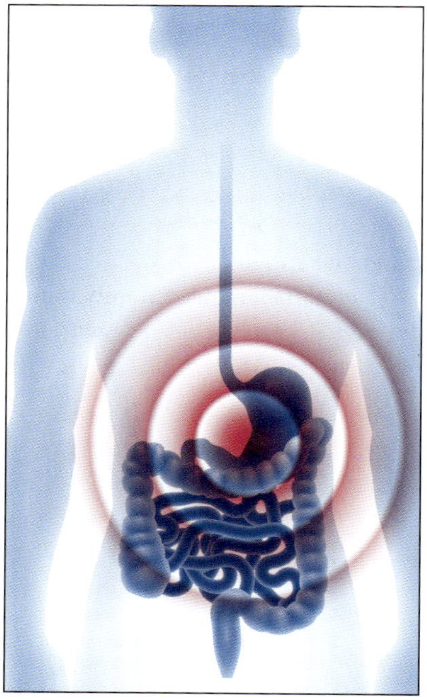

Stress und Darmgesundheit

Dass die Gefühle und der Verdauungsapparat eng miteinander verbunden sind, erleben wir oft im Alltag: Stress oder Ärger »schlagen uns auf den Magen«, eine »Laus läuft uns über die Leber«, und jemandem läuft auch schon mal »die Galle über«. Oder wir haben »Schiss« vor einer schwierigen Situation und leiden dann tatsächlich unter Durchfall. Und bestimmt hatten Sie schon einmal »Schmetterlinge im Bauch« und hören auch – zumindest gelegentlich – auf Ihr Bauchgefühl.

Dass also Gefühle den Verdauungsapparat beeinflussen, ist altbekannt. Jetzt legen aktuelle Forschungen nahe, dass es auch umgekehrt sein könnte. Verschiedene Studien konnten zeigen, dass der Verdauungsapparat über biochemische Signale auch Spuren im Gehirn hinterlässt. Und je nachdem, welche Zusammensetzung unsere Darmflora hat, können diese Auswirkungen positiv oder negativ sein. Sogar Entzündungsbotenstoffe wandern vom Darm über die Darm-Hirn-Achse in unser wichtigstes Denkorgan und sorgen dort für Störungen. Somit mehren sich die Anzeichen dafür, dass der Bauch tatsächlich auf ganz stofflichem Weg Auslöser von Stimmungen, Ängsten, Stress oder Depressionen sein kann.

Über ausgeklügelte Signalwege scheinen die Darmbakterien in direktem Kontakt mit unserem Gehirn und Zentralen Nervensystem zu stehen. Dies konnte eine Reihe von Tierversuchen zeigen.

WO ENTSTEHT ANGST?

Diese Frage stellten sich Forscher einer irischen Universität und führten entsprechende Untersuchungen an Mäusen durch. Mäuse ohne intakte Darmflora wiesen Störungen in der Stressverarbeitung in Form von Ängsten auf.

»Entsteht Angst im Darm und nicht im Kopf?« lautete daraufhin ein Artikel der Ärzte Zeitung vom 18.05.2011.

Geahnt haben wir es schon lange, inzwischen ist es also auch Wissenschaft: Unser Darm steht in direktem Kontakt mit unserem Gehirn und beeinflusst auf diese Weise direkt unsere Gefühle - man spricht tatsächlich inzwischen auch vom sogenannten »Darmhirn«.

Das Interesse der Forschung an der Darmflora ist nicht neu: Der russische Biologe, Mediziner und Nobelpreisträger von 1908, Ilja Metschnikoff, erforschte als erster die Wirkung von Bakterienstämmen aus Joghurt auf die Gesundheit. Inspiriert durch die lange Lebenserwartung der Balkanbewohner, die er auf den Verzehr von Kefir zurückführte, empfahl er, regelmäßig milchsäurebildende Bakterien zu sich zu nehmen. Bereits zu dieser Zeit beschrieben Forscher den sinnvollen Einsatz von solchen Bakterien bei Depressionen.

Entscheidend für den Zustand unseres Darms und damit auch für die der Kommunikation zum Hirn sind die Darmbakterien, die sogenannte Mikrobiota.

DIE MENSCHLICHE MIKROBIOTA

Die Gesamtheit aller physiologischen, d. h. bei einem gesunden Menschen vorhandenen Keime bezeichnet man als Mikrobiota. Sie besteht aus verschiedenen Keimgattungen. Den größten Teil dieser Keime finden wir im Darm.

Inzwischen ist die Darmflora Gegenstand intensiver Forschungen. Wir wissen, dass ca. 100 Billionen Mikroben den menschlichen Darm als ihr Zuhause ansehen, die ca. 1.000 verschiedenen Spezies angehören. Dabei gibt es Stämme, die unbedingt erforderlich sind, ohne deren ausreichendes Vorhandensein eine effektive Nährstoffaufnahme also nicht erfolgen kann. Und es gibt Keime, die uns das Leben ganz schön schwer machen können: sogenannte Fäulniskeime.

Bekannt ist, dass die Darmflora (mit) zuständig ist für die Bildung von Vitaminen und Botenstoffen, und dass Darmbakterien auch für die Bereitstellung von Schutzstoffen gegen Gifte verantwortlich sind. Einige stehen im engen Kontakt mit unserem Immunsystem, der größte Teil unseres Immunsystems sitzt im Darm. Insgesamt leben in unserem Verdauungstrakt ca. zwei Kilogramm dieser winzigen Bewohner.

Der Darm eines Fötus im Mutterleib ist noch steril. Erst beim Durchgang durch den Geburtskanal kommt das Neugeborene zum ersten Mal in Kontakt mit Milchsäurebakterien aus der Vaginalflora der Mutter. Ein Kleinkind benötigt ca. drei Lebensjahre, um sein eigenes Darmflorasystem aufzubauen, wobei Stoffe, die beim Stillen von der Mutter auf das Kind übergehen, eine wichtige Rolle spielen.

Internationale Forscherteams beschäftigen sich zurzeit sehr intensiv mit der menschlichen Darmflora. »Wir waren schockiert darüber, wie viel man nicht weiß«, so Dr. Peer Bork, Biochemiker am Europäischen Laboratorium für Molekularbiologie in Heidelberg in einem Interview mit dem SWR. »Wir werden unser Bild vom menschlichen Körper völlig überdenken müssen.«

Unser Darm ist also ein wichtiger Aktivposten bei der Stressprävention und -bewältigung. Ist er intakt und kann die Nahrung optimal aufschließen, dann sorgt er dafür, dass Sie auch in stressigen Zeiten mit allem versorgt sind, was Ihre Zellen brauchen. Geht es ihm nicht gut und wird er durch Ihren Stress noch zusätzlich geschwächt, dann hat das Folgen für jede Körperzelle. Aktive Unterstützung und Pflege hat er sich deshalb in jedem Fall verdient.

FÜR DARM UND IMMUNSYSTEM: MIT STUTENMILCH GEGEN STRESS

Schon vor 3.000 Jahren wussten die Chinesen von der heilsamen Wirkung von Stutenmilch und nutzten sie als Medizin. Kumys – die fermentierte Form – ist eines der stärksten Sauermilch-Fermentgetränke der Welt und gilt den Nomadenvölkern in den kargen eurasischen Steppengebieten als das Getränk der Gesundheit und Langlebigkeit. Was ist ihr Geheimnis?

Auch die Wissenschaft war neugierig – seit ca. zehn Jahren ist Stutenmilch nicht mehr nur ein Geheimtipp von Naturheilkundlern, sondern Forschungsgegenstand am Institut für Ernährungswissenschaften der Universität Jena – mit sehr überzeugenden Ergebnissen. Es ist die besondere Zusammensetzung dieser Milch, die für ihre außerordentlichen Wirkungen besonders auf die Darmgesundheit, aber auch auf das Allgemeinbefinden verantwortlich ist.

Sie ist darin der Muttermilch sehr ähnlich und enthält wenig Fett, dafür aber viele Mineralien, Spurenelemente und Vitamin C. Ihr Milchzuckeranteil ist höher als der der Kuhmilch, allerdings liegt dieser Milchzucker als Beta-Laktose vor, die der Darmflora und dort besonders den Bifidus-Bakterien als Nahrung dient. Eine große Anzahl von Enzymen hilft der Verdauung und fördert Schutzmechanismen. Die Zusammensetzung ihrer Fettsäuren entspricht den Bedürfnissen unserer Zellen: 15 bis 25 Prozent aller Fettsäuren sind Omega-3-Fettsäuren. Und sie unterstützt das Immunsystem, indem sie Immunglobuline in großer Anzahl liefert (zehn Prozent des Molkenproteins), die kleinen Helferlein im Kampf gegen Bakterien, Viren, Pilze und Entzündungen.

In Russland dient sie seit Jahrhunderten als Volksheilmittel, noch heute gibt es dort zahlreiche Sanatorien, die Stutenmilch-Kuren in ihren Behandlungen einsetzen – bei Magen- und Darmerkrankungen, Stoffwechselstörungen, Hauterkrankungen, Tuberkulose, Nervenleiden und mehr. Als Begleittherapie zur Chemotherapie bei Krebs hilft sie, die Nebenwirkungen abzumildern und fördert die Regeneration.

Allerdings muss man nicht erst schwer erkranken, um von ihren erstaunlichen Wirkungen zu profitieren, denn auch bei Stress und Erschöpfung kann sie Sie im Alltag gut unterstützen.

Sinnvoll ist es, Stutenmilch kurmäßig über einen längeren Zeitraum von mehreren Wochen zuerst täglich und dann jeden zweiten Tag zu trinken. Es empfiehlt sich, am Anfang einer Kur kleinere Portionen zu sich zu nehmen. Da sie für den Darm sehr viele Wirkstoffe mitbringt, die das Milieu in eine gesunde Richtung verändern, braucht mancher Darm etwas Zeit, um sich daran zu gewöhnen. Durchfall oder Ähnliches ist also dann keine Unverträglichkeit, sondern ist Bestandteil der erwünschten Veränderung im Darmmilieu.

Stutenmilch ist kein Massenprodukt, Stuten lassen sich nicht wie Milchkühe zum Melken züchten. Man bekommt sie nur, wenn die Tiere artgerecht gehalten und behandelt werden. Stuten geben nur Milch ab, wenn sie ihr Fohlen ständig bei sich haben, und auch nur, wenn das Fohlen satt ist.

Die Milch wird dann schonend weiterverarbeitet, die Pulverherstellung erfolgt z. B. durch aufwendige Gefriertrocknung. An Endverbraucher wird sie entweder tiefgefroren, pulverisiert oder als zu Kumys fermentiertes Getränk abgegeben. In Deutschland gibt es ca. zwei Dutzend Stutenmilch-Betriebe, einen vielleicht auch in Ihrer Nähe. Oder Sie lassen sich die Milch einfach nach Hause schicken.

Die bösen Sieben – Zusatzstoffe, die Darm und Gesundheit schädigen

Viele Dinge, die wir als Zusatzstoffe mit unserer Nahrung zu uns nehmen, beeinträchtigen oder schädigen unsere Gesundheit, besonders die der empfindlichen Darmschleimhaut – ein guter Grund, sie in unserer Ernährung so weit wie möglich zu meiden. Wir haben für Sie die Wichtigsten zusammengestellt:

1. Pestizide, Herbizide, Fungizide

Herkömmliche landwirtschaftliche Produkte sind häufig mit Pestiziden belastet – mit chemischen Substanzen, die lästige oder schädliche Lebewesen töten. Das betrifft Getreide, Wein, Obst und Gemüseanbau.

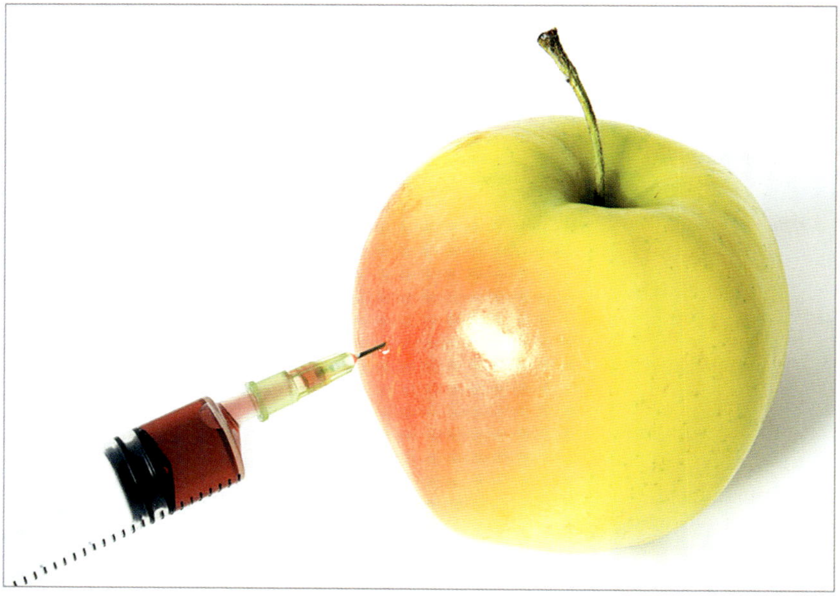

Sämtliche Pestizide belasten die Darmflora und die Darmschleimhaut. Das gilt auch für sogenannte Fungizide – Stoffe, mit denen Pilze abgetötet werden.

Herbizide, also Unkrautbekämpfungsmittel, sind Stoffe, die störende Pflanzen abtöten sollen. Das in Deutschland (und weltweit) am häufigsten eingesetzte Herbizid ist **Glyphosat** (Handelsname »Round up«). Da es extrem verbreitet ist und nachhaltig schädliche Auswirkungen auf unsere Gesundheit hat, möchten wir es Ihnen etwas genauer vorstellen.

WISSENSWERT: GLYPHOSAT – UNKRAUTVERNICHTER MIT FOLGEN

Glyphosat ist heute überall. Im Essen, im Trinkwasser, in der Atemluft. Etwa 800.000 Tonnen werden weltweit jährlich produziert und auf Äcker, Gärten und öffentliche Flächen ausgebracht. Als Unkrautvernichter ist es sehr beliebt. Es tötet die Pflanzen, indem es in ihren Stoffwechsel eingreift und die Bildung lebenswichtiger Aminosäuren verhindert – ein hochwirksames Gift gegen fast alle grünen Pflanzen. In Abhängigkeit von der Stoffwechselintensität sterben behandelte Pflanzen innerhalb weniger Tage vollständig ab.

In unseren Körper gelangt es unter anderem über den Getreideanbau. Nicht nur während der Reifezeit, sondern auch unmittelbar vor der Getreideernte spritzen viele konventionelle Landwirte das »Round up« oder andere glyphosathaltige Mittel auf ihre Felder, um – wie sie sagen – Unkräuter zu vernichten und das Getreide zum gewünschten Termin »reifen« zu lassen. Diese sogenannte Sikkation erleichtert durch gleichmäßig abgestorbene Pflanzen die Ernte. Das Glyphosat ist dann im Korn enthalten und gelangt so in die Nahrungskette. Auch in Fleisch und Milchprodukten ist es mittlerweile zu finden – über gentechnisch verändertes Soja (»Round-up-ready«) gelangen dessen Glyphosatrückstände in die tierische Nahrungskette.

In unserem Organismus stört es bestimmte Stoffwechselwege in unseren Darmbakterien und führt damit zu Dysbiosen (Fehlzusammensetzung der Darmflora). Es bindet wichtige Mineralien, die unseren Zellen dann nicht mehr zur Verfügung stehen (Magnesium, Calcium, Kalium, Zink, Cobalt, Mangan). Außerdem behindert es die zelleigene Entgiftung, indem es die Produktion von Entgiftungsenzymen im Körper stört. Glyphosat steht zunehmend im Verdacht, die Fortpflanzung und Embryonalentwicklung von Mensch und Tier zu beeinträchtigen. Darüber hinaus wird eine krebserregende Wirkung vermutet.

Durch den Einsatz in der Unkrautbekämpfung auf öffentlichen Flächen und Gleisanlagen und auch in Kleingärten gelangt es in alle Bereiche unserer Umwelt. Glyphosatpräparate sind im Baumarkt und im Internetversand frei verkäuflich, der Einsatz somit praktisch unkontrollierbar.

2. Konservierungsstoffe: E 200 bis E 299

Konservierungsstoffe werden Lebensmitteln zugefügt, um deren Haltbarkeit zu verlängern. Sie wirken, indem sie das Wachstum von Mikroorganismen, wie z. B. Bakterien und Pilzen, verhindern. Dabei können diese Stoffe schlechte nicht von guten Bakterien unterscheiden. Gelangen sie über die Nahrung in unseren Verdauungsapparat, entfalten sie auch hier ihre Wirkung – mit fatalen Konsequenzen für unsere obligate Darmflora. Im Interesse Ihres Darms sollten Sie also Lebensmittelverpackungen lesen, was allerdings immer schwieriger wird, da die Aufdrucke immer kleiner werden. Eine kleine Taschenlupe erleichtert die Detektivarbeit.

3. Antibiotika

Einen ähnlichen Effekt auf Ihre Darmschleimhaut wie Konservierungsstoffe haben Antibiotika. Als hochwirksame Medikamente gegen Bakterien waren sie eine Revolution in der Medizin und haben schon unzählige Leben gerettet. Aber sie schädigen eben auch die empfindliche Darmschleimhaut, weshalb jede Antibiotikabehandlung von einer Unterstützung unserer Darmsymbionten durch die Gabe von Probiotika begleitet sein sollte. Zudem schädigen die meisten Antibiotika auch noch direkt die Mitochondrien. Deshalb ist es sinnvoll, ihren Einsatz gut abzuwägen.

ANTIBIOTIKA IN DER TIERMAST

In der konventionellen Tiermast werden Antibiotika nach wie vor in großem Stil verwendet. Durch nicht artgerechte Haltung in viel zu engen Ställen ist die Immunabwehr dieser überzüchteten Tiere massiv geschwächt, erhöhten Erkrankungsraten speziell mit bakteriellen Erregern versucht man auf diese Weise zu begegnen. Aber auch zur Ertragssteigerung werden sie immer noch als Mastbeschleuniger genutzt, trotz EU-weiten Verbotes seit 01.01.2006. Und selbst wenn die Zahlen in Deutschland langsam rückläufig sind, wurden in 2013 immer noch insgesamt 1.452 Tonnen eingesetzt.

Das hat Konsequenzen für unsere Gesundheit: zunehmende Resistenzen der Erregerstämme gegen immer mehr Antibiotikatypen. Schließlich wollen selbst Bakterien nicht gern getötet werden, und sie sind sehr erfinderisch, wenn es darum geht, sich gegen widrige Umstände zur Wehr zu setzen. So lernen Bakterien sehr schnell, sich gegen die Wirkung der Antibiotika zu schützen, sie werden resistent.

Wir meinen: ein guter Grund, bei Fleisch sehr gezielt auf die Qualität zu achten. Hochwertiges Fleisch ist entsprechend teuer, aber wer hier an der Qualität spart, spielt mit seiner (Darm-)Gesundheit.

---

4. Nitrit / Nitrosamine

Nitrat – eine anorganische Verbindung aus Stickstoff und Sauerstoff – gelangt durch mikrobiellen Abbau von organischen, stickstoffhaltigen Verbindungen und durch Mineraldünger in die Nahrungskette. Die meisten Pflanzen benötigen Nitrat zum Proteinaufbau. Nitrat selbst ist relativ unbedenklich. Gesundheitlich problematisch sind Nitrit und Nitrosamine. Diese wiederum gelten als krebserregend und schädigen die Darmflora. Sie entstehen durch unsachgemäße Lagerung, Transport oder schlechte Lebensmittelhygiene, da Bakterien die Umwandlung von Nitrat in Nitrit fördern.

▶ *Wiederholtes Aufwärmen von nitratreichen Nahrungsmitteln wie Spinat fördert die Umwandlung in Nitrit. Für Säuglinge kann dies sehr gefährlich werden, aber auch Erwachsene sollten ein Aufwärmen eher vermeiden.*

Viele Wurstwaren (Salami, Schinken) enthalten Nitritpökelsalz. Diese sollten aus den genannten Gründen nur sparsam verzehrt werden.

Nitrit ist in Form von Natriumnitrit als Konservierungsstoff E 250 weit verbreitet – hier lohnt sich wieder der Einsatz der Leselupe.

5. Toxische Metalle

Mit dem Thema toxische Metalle ließe sich ein ganzes Buch füllen. Hier seien sie der Vollständigkeit halber nur kurz erwähnt:

Durch Umweltverschmutzung und unsachgemäßen Gebrauch gelangen toxische Metalle wie Aluminium, Cadmium, Quecksilber und Arsen durch Nahrung, Wasser und Atemluft in unseren Organismus. Erfolgt die Aufnahme über die Nahrung, so ist der Magen-Darm-Trakt der erste, der mit der Belastung dieser giftigen Substanzen klarkommen muss. Toxische Metalle haben eine direkte Wirkung auf die Darmflora, die Schleimhautzellen und die Mitochondrien.

6. Bisphenol A

Am 30.10.2013 titelte die Wirtschaftswoche: »Bisphenol A: In unserem Blut fließt Plastik«. Ganz so dramatisch ist es vielleicht noch nicht, aber was hat es auf sich mit dieser Substanz, die in den letzten Jahren zunehmend in der Kritik steht?

Plastik ist aus unserem Alltag nicht mehr wegzudenken, auch unsere Lebensmittel werden davon nicht verschont. Plastikverpackungen allenthalben, selbst vor dem Bio-Supermarkt macht diese Entwicklung nicht halt. Zu Hause angekommen, wird der Einkauf gleich weiter in Plastikvorratsbehälter gepackt. Unser Wasser kommt aus Plastikflaschen, der Kassenbon ist mit Plastik beschichtet. Mittlerweile gibt es sechsmal mehr Plastik als Plankton im Meer, so die Wirtschaftswoche. Entsprechend macht es auch vor unseren Körpern nicht halt. Über die in Plastik verpackten Lebensmittel, das Wasser aus den Plastikflaschen oder den Fisch aus den Ozeanen kommen immer mehr kleinste Plastikpartikel in unseren Körpern an. Speziell in der Kritik steht dabei Bisphenol A, eine chemische Verbindung, die als Grundstoff des Kunststoffes Polycarbonat Verwendung findet. Sein Hauptproblem ist die Molekülstruktur – es ist eine hormonähnliche, genauer gesagt östrogenähnliche Substanz und kann somit im Körper an Östrogenrezeptoren andocken. Dort kann es einerseits wie Östrogen wirken, aber auch die Rezeptoren komplett blockieren.

Gesundheitliche Auswirkungen auf die Fruchtbarkeit männlicher Spermien werden ebenso diskutiert wie der Zusammenhang zu zunehmender verfrühter Pubertät bei Mädchen und steigenden Zahlen von Brust-, Prostata- und Hodenkrebsfällen.

Bisphenol A ist besonders gut fettlöslich. Deshalb gilt besonders für fetthaltige Lebensmittel: möglichst direkt nach dem Einkauf aus der Verpackung in Glas- oder Keramikbehälter umpacken!

7. Histamin

Histamin ist ein Gewebshormon, das der Körper selber herstellen kann, aber auch durch Nahrungsmittel zu sich nimmt. Eine zu starke Histaminbelastung aus der Nahrung kann insbesondere bei histaminempfindlichen Personen zu einer chronischen Darmentzündung führen und somit den Darm nachhaltig schädigen.

Da jedes Nahrungsmittel geringe Mengen an Histamin enthalten kann, ist es nicht sinnvoll, irgendwelche Verbotslisten zu erstellen. Es gilt: Je frischer und unverarbeiteter ein Nahrungsmittel, desto weniger Histamin ist enthalten. Beispiel: Dosenfisch enthält viel Histamin, frischer Fisch wenig. Tomatenketchup enthält viel Histamin, frische Tomaten enthalten dagegen nur wenig.

Außerdem hängt es stark davon ab, wie gut der einzelne Organismus in der Lage ist, Histamin abzubauen, ob und wie gut ein Mensch histaminhaltige Nahrungsmittel verträgt. Im Darm wird dazu ein eigenes Enzym hergestellt: die Diaminoxidase, kurz DAO. Kann sie nicht in ausreichender Menge synthetisiert werden, weil ein Cofaktor fehlt, dann wird dieser Mensch starke Probleme mit histaminhaltigen Nahrungsmitteln haben. Er glaubt dann, er habe eine Histaminintoleranz. Ein Cofaktor, der sehr häufig fehlt, ist Vitamin B_6. Wenn das in ausreichender Menge zugeführt wird, verschwindet die »Histaminintoleranz« ganz von allein, weil sie eigentlich ein Vitamin-B_6-Mangel war.

Und jetzt?

»Was soll ich denn dann noch essen?« werden Sie sich jetzt vielleicht fragen. Durch bewussten Einkauf gibt es durchaus die Möglichkeit, sich vor einer starken Belastung durch die genannten Darmschädlinge zu schützen.

Kaufen Sie Ihre Waren möglichst frisch, bevorzugen Sie bio-zertifizierte Produkte oder den Hofladen Ihres Vertrauens. Verzichten Sie auf Fast Food. Verwenden Sie Getränke aus Glasflaschen und meiden Sie Plastik- und Aluminiumgeschirr und -folie. Kaufen Sie möglichst wenig in Plastikverpackungen und lagern Sie insbesondere fetthaltige Lebensmittel in Glas- oder Porzellanbehältern. Damit tragen Sie viel zur Reduktion Ihrer gesamten Toxinbelastung bei.

UNSERE POWERTIPPS FÜR EINE GESUNDE DARMFLORA

- Vermeiden Sie Konservierungsmittel in Lebensmitteln. Diese können die empfindlichen Darmbakterien erheblich stören.
- Zucker im Übermaß ist für Ihre Mitbewohner im Darm Gift.
- Essen Sie vergorenes Gemüse, z. B. Sauerkraut und Rote Bete.
- Milchprodukte sollten möglichst wenig behandelt sein, wie z. B. ökologischer Kefir, Quark, Joghurt.
- Verzichten Sie auf häufige Therapie mit oralen Antibiotika, wenn nicht unbedingt nötig.
- Vermeiden Sie diverse Landwirtschaftsgifte, z. B. Pestizide.
- Kauen Sie Ihre Nahrung ausreichend.
- Gehen Sie Verdauungsbeschwerden wirklich auf den Grund. Geben Sie sich nicht mit der Diagnose »Reizdarm«/»Reizmagen« zufrieden. In der Regel finden sich chronische Entzündungen und/oder Nahrungsmittelunverträglichkeiten, die behandelt werden sollten.

Was der Körper zum Leben braucht

Ernährung ist heute in vielfacher Hinsicht ein Thema. Zum einen, weil es immer noch Millionen von Menschen gibt, denen das Allernötigste fehlt, auf der anderen Seite aber ein wahnsinniger Überfluss herrscht, wo extrem viel Lebensmittel weggeworfen werden. In Deutschland landen jährlich mehr als 10 Millionen Tonnen Lebensmittel auf dem Müll!

Zum anderen, weil trotz Überfluss immer mehr Menschen gesundheitliche Probleme aufgrund von Fehlernährung entwickeln. Denn: Nicht alles, was in unseren Supermarktregalen in der Lebensmittelabteilung zu finden ist, ist auch wirklich gut für unseren Organismus. Inzwischen sterben mehr Menschen an den Folgen von zu viel oder falscher Ernährung als an Hunger.

Und zu guter Letzt toben wahre Glaubenskriege darum, was denn nun eigentlich gesunde Ernährung wirklich sei. Und weil sich die Nahrungsmittelindustrie auch nicht scheut, uns hier falsche Fakten aufzutischen, um ihre Absatzzahlen zu erhöhen, ist die Verwirrung groß. So mancher gibt es dann gänzlich auf und sagt: keinen Bock mehr, mir Gedanken darüber zu machen, ich esse einfach, was mir schmeckt. Dummerweise ist der Geschmack nicht wirklich ein guter Ratgeber, sondern wird einfach über Jahre hinweg konditioniert. Was im Extrem dazu führen kann, dass wir etwas lecker finden, was für den Organismus ganz und gar unverdaulich ist, aber ein gesundes Lebensmittel uns langweilig und geschmacklos vorkommt.

Wir wollten herausfinden, was wirklich gesunde Ernährung ist. Dazu haben wir eine Expertin befragt. Die einzige Expertin, die unserer Ansicht nach wirklich dazu kompetente Aussagen machen kann – die Körperzelle.

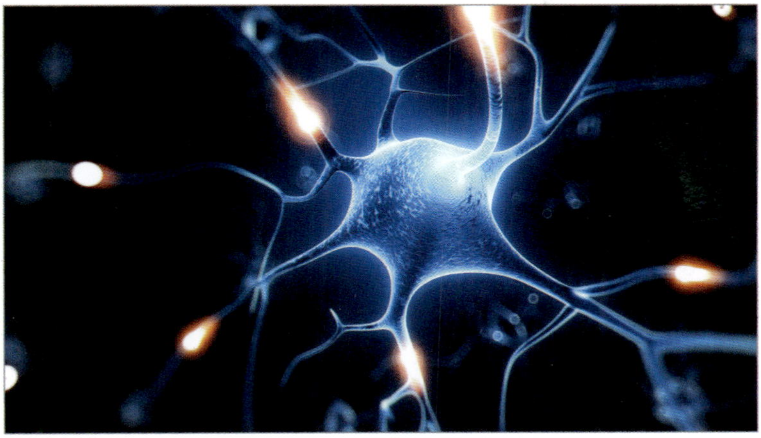

Ein nicht ganz ernst gemeintes Interview mit einer Nervenzelle (stellvertretend für 70 Billionen anderer Zellen in Ihrem Körper).

Liebe Zelle, vielen Dank, dass Sie bereit sind, unsere Fragen zu beantworten. Zunächst einmal – wie geht es Ihnen?

Danke der Nachfrage. Mir geht es jetzt wieder ganz gut. Ich gehöre zu einer sehr netten jungen Dame, die mich und meine Kumpels eigentlich ganz gut behandelt.

Okay, liebe Zelle, da kommen wir später noch einmal darauf zurück. Erzählen Sie uns doch ein wenig über sich. Da unsere Leser kein Mikroskop besitzen, beschreiben Sie sich doch bitte einmal!

Vorab: Bitte nennen Sie mich nicht einfach nur Zelle, man könnte mich dann leicht verwechseln z. B. mit einer Darmzelle. Mein richtiger Name ist nämlich Neuron. Ich höre auch auf den Namen Nervenzelle. Ich habe ca. 100 Milliarden Verwandte, die ebenfalls alle Neuron heißen. Wir sind eng verwandt. Man kann sagen, wir sind Brüder und Schwestern. Meistens verstehen wir uns auch ganz gut. Das ist auch sehr wichtig, denn wir sind eigentlich die Meister der Kommunikation. Niemand beherrscht den Austausch von Informationen so gut wie wir. Kein Computer dieser Welt kann uns in punkto Effizienz oder Geschwindigkeit etwas vormachen. Wir unterhalten uns untereinander sehr intensiv, aber auch mit unseren Nachbarn, den anderen Organzellen.

Wir sind sehr klein – aber oho! Und wir haben viele Beine. So ähnlich wie Tentakel bei einer Krake. Damit können wir uns in unserem Familienverband sehr gut und schnell unterhalten. Blitzschnell, viel schneller als E-Mails oder was Sie alles heutzutage so benutzen.

Wir lieben die Kommunikation, dafür leben wir. Von außen betrachtet wirken wir wie eine große einheitliche Masse, aber eigentlich sind wir Einzelgänger. Wer uns genauer kennt, weiß das. Jeder von uns hat seine eigenen Aufgaben, unsere Zellmembranen grenzen uns voneinander ab. Unsere Membranen sind uns quasi heilig. Wehe, wir können diese mangels Baustoffen nicht richtig bauen, dann herrscht totales Chaos.

Genauso heilig sind uns unsere Mitochondrien: Ein jeder von uns besitzt ca. 3.000 Mitochondrien, unsere kleinen Kraftwerke. Sie produzieren unentwegt Energie, damit wir unsere Arbeit überhaupt verrichten können. Die Kraftwerke dürfen nicht ausfallen!!! Das ist immer unsere größte Sorge.

Was machen Sie denn den ganzen Tag so?

Hm, es soll jetzt nicht arrogant klingen, aber wir sind so etwas wie der Vorstand einer großen Firma. Ohne uns geht gar nichts, weil wir den Rest der ca. 70 Billionen Zellen im Menschen dirigieren. Wir geben Befehle, empfangen Befehle und setzen diese um. Tag und Nacht, pausenlos. Ohne uns funktioniert kein Muskel und auch sonst nichts. Sterben wir, stirbt auch der Rest von denen »da unten«, wie wir manchmal sagen. Aber wir wissen, dass wir nur als Einheit stark sind. Daher passen wir auch gut auf die anderen Zellen auf. Wir geben z. B. Warnhinweise, wenn etwas nicht stimmt. Sie nennen das, glaube ich »Schmerz«.

Sie wirken so unglaublich energisch und energiegeladen. Woher nehmen Sie bei Ihrer hohen Arbeitsbelastung denn diese Energie?

Nun, wie schon gesagt, in meinem Bauch befinden sich ca. 3.000 kleine Energiekraftwerke, auch Mitochondrien genannt, die mich rund um die Uhr – auch nachts – mit frischen Energiepaketen versorgen. Ohne diese ginge es nicht. Ohne diese Kraftwerke könnte ich meine Kommunikationsdienste nicht aufrechterhalten. Das hätte natürlich fatale Auswirkungen auf den gesamten Organismus. Stellen Sie sich vor, ich und eventuell meine Brüder und Schwestern würden nicht mehr mit den anderen Organzellen kommunizieren oder das Gespräch untereinander einstellen? Was wäre die Folge? Nichts ginge mehr.

Wenn die Energiekraftwerke ausfallen, muss ich leider sterben. Bei dem Gedanken wird mir ja ganz anders ...

Gut, dass ich diese vielen kleinen Mitochondrien besitze. Aber ich brauche sie eigentlich auch alle. Wir fleißigen Neuronen besitzen z. B. doppelt so viele Mitochondrien wie eine Magenzelle, weil wir ständig in Aktion sind. Der Magen hat ja immer mal wieder Ruhephasen, wir aber nicht.

Was würde denn im schlimmsten Fall passieren, wenn die Mitochondrien teilweise ausfallen würden?

Dann habe ich – Gott sei Dank – noch ein Notstromaggregat. Damit kann ich die notwendigsten Prozesse der Kommunikation eine Zeit lang noch aufrechterhalten. Aber nur die nötigsten eben, damit die anderen Organzellen noch weiterarbeiten können. Das schaffe ich dann noch mit Ach und Krach. Ich hätte dann keine Energie mehr, mich um die Weiterleitung von Glückshormonen auch noch zu kümmern beispielsweise. Das kostet dann unnötige Energie. Was in diesem Fall oft auch auf der Strecke bleibt, ist die Bereitstellung von Geistesblitzen. Das schaffe ich dann wirklich nicht mehr.

Waren Sie schon einmal in einem solch erschreckenden Zustand?

Einmal ja. Deswegen spreche ich auch aus Erfahrung. Es war für uns alle schrecklich. Denn das Notstromaggregat liefert nur ein Neunzehntel der Energie. Das wäre so, als ob Sie statt 1.900 Euro Einkommen plötzlich nur noch 100 Euro zur Verfügung hätten! Aber unsere Besitzerin machte weiter, als hätten wir noch das alte Niveau. Das hat uns schon sehr zu schaffen gemacht. Wir waren ziemlich verzweifelt und haben schon mit dem Schlimmsten gerechnet. Aber irgendetwas hat sie dann wohl gemacht, das uns gerettet hat – nach einigen Tagen sprangen die Kraftwerke wieder an. Wir haben selbst nämlich keinen Einfluss auf ihre Funktion, den hat nur unsere Besitzerin. Sie liefert die Treibstoffe für ihren reibungslosen Betrieb.

Kann es denn passieren, dass die Kraftwerke ausfallen?

Leider ja. Das ist gar nicht so selten, da gibt es viele verschiedene Gründe. Der häufigste ist aber ein Ausfall von Bau-, Hilfs- und Betriebsstoffen.

Die Kraftwerke sind sehr anspruchsvoll. Sie benötigen neben Sauerstoff (der wird immer problemlos von den roten Blutkörperchen vorbeigebracht) sehr viele Vitamine, Spurenelemente, Mineralien und sekundäre Pflanzenstoffe. Wenn diese nicht regelmäßig angeliefert werden, kann es zu einem Versorgungsengpass kommen. Dann wird die Energiezufuhr gedrosselt. Bleibt der Engpass bestehen, dann fallen einzelne Kraftwerke aus. Je mehr Kraftwerke ausfallen, desto schlechter kann ich arbeiten. Ist ja irgendwie logisch, oder? Ich bin froh, dass ich erst einmal in so einer Situation war. Meine Besitzerin liefert fast immer alle Waren pünktlich.

Sie arbeiten sehr eng mit anderen Organzellen zusammen? Gibt es Favoriten?

Wir Neuronen sind auf engen Austausch mit den Darmzellen angewiesen. Die ticken so ähnlich wie wir. Mit ihnen sind wir auch eng verwandt, Cousins quasi. Die Darmzellen sind eigentlich auch kleine Neuronen und daher verstehen wir uns so gut. Zumindest solange sie mit uns reden. Es soll vorkommen, dass Darmzellen durch schlechte Behandlung durch ihre Besitzer nicht mehr mit den Neuronen reden, ihre Neuronenverwandten mit allem möglichen Unrat zumüllen oder sie sogar anzünden. Aber das wollen wir uns erst gar nicht vorstellen.

Was behindert Sie am meisten bei Ihrer Arbeit – abgesehen von einem Energieabfall?

Nun, wir sind sehr empfindlich gegenüber Giften, vor allem Alkohol, Drogen, Nikotin und Medikamente machen uns sehr zu schaffen. All diese Dinge behindern unsere Arbeit sehr. Schon kleinste Mengen machen große Probleme, da sie die Kommunikationswege blockieren. An zweite Stelle würde ich Histamin nennen. Histamin im Übermaß blockiert meine Arbeit fast genauso wie die genannten Gifte. Ich bin froh, wenn ich meine Arbeit ohne Behinderungen erledigen kann.

Liebe Nervenzelle, vielen Dank, dass Sie sich für uns Zeit genommen haben. Das war wirklich für uns und sicher auch für unsere Leser sehr interessant.

Gesunde Ernährung ist also eine Ernährung, bei der unsere Körperzellen, unser Organismus, alles bekommt, was er an Stoffen benötigt, um seine Lebensfunktionen aufrechtzuerhalten und tagaus tagein in den Mitochondrien die für den Alltag erforderliche Energie zu produzieren. Gesunde Ernährung heißt auch, dem Organismus **keine** Stoffe zuzuführen, die die Prozesse des Zellstoffwechsels stören oder unser Verarbeitungsorgan, den Darm, beschädigen. Je größer die Anforderungen unseres Alltags sind, desto mehr Zufuhr der richtigen Powerstoffe ist erforderlich. Soweit die Theorie.

In der Praxis diktiert allerdings oft der tägliche Stress in Form von Zeitdruck unsere Speisekarte. So auch bei vielen unserer Patienten, für die wir Ihnen stellvertretend zwei vorstellen möchten:

Michael, 45 Jahre, selbstständiger Makler, hohes Arbeitspensum mit ca. 60 bis 70 Wochenstunden, wenige freie Wochenenden, zweimal jährlich zwei Wochen Urlaub. Er fühlt sich zunehmend unkonzentriert und »gestresst«.

Michael frühstückt morgens »französisch«, wie er sagt, mit Kaffee und Croissant irgendwo an einer Tankstelle auf dem Weg zur ersten Besichtigung oder ins Büro. Mittags isst er immer warm, oft beim Italiener um die Ecke auf die Schnelle. Dort gibt es verschiedene Mittagsgerichte zur Auswahl. Michael bevorzugt Nudeln und Pizza.

Abends ist er oft – auch noch spät – auf Kundenterminen unterwegs. Wenn er nach Hause kommt, isst Michael oft noch ein Butterbrot vor dem Fernseher.

Seine Freundin **Judith, 37 Jahre**, arbeitet in einer Bank als Sachbearbeiterin. Sie frühstückt morgens ein belegtes Brötchen in der Kantine, bevor sie sich an ihren Arbeitsplatz begibt. Mittags nimmt sie das Kantinenangebot wahr, das auch neuerdings ein vegetarisches oder veganes Gericht zur Auswahl hat. »Die Qualität unserer Kantine hat sich in den letzten Jahren deutlich verbessert«, sagt sie. Es gibt neben dem vegetarischen Gericht auch diverse Salate. Nach dem Mittagessen kommt das »Zuckertief« recht schnell, daher hat sie für diese unangenehmen Stunden vor dem Feierabend oftmals »Nervennahrung« in ihrer Schublade. Kekse, Gummibärchen, Schokoladenriegel und andere Süßigkeiten werden im Großraumbüro unter den Kollegen geteilt. »Ich weiß, dass das nicht gut und gesund ist, aber es ist schon so zur Routine geworden bei uns im Büro. Dafür besteht mein Abendessen oft nur aus Obst. Da versuche ich meine ‚Sünden' vom Nachmittag wieder auszugleichen. Ich möchte ja auch schlank bleiben.«

Schauen wir einmal, wie das Angebot unserer beiden Probanden unserer Körperzelle so zusagt:

Was Michael seinen Körperzellen anbietet

Hauptsächlich besteht seine Ernährung aus stark verarbeiteten Kohlenhydraten, das heißt, das Hauptangebot für seine Körperzellen besteht aus Glukose mit etwas Fett. Dessen Qualität beim Croissant an der Tanke wohl eher fragwürdig ist, und beim Italiener an der Ecke wissen wir natürlich auch nicht, wie »kostenbewusst« dieser seine Zutaten einkauft.

Was Judith ihren Körperzellen anbietet

Auch hier gibt es eine Menge Kohlenhydrate in Form von Brötchen, Zucker in den Keksen und Gummibärchen und Fruktose im abendlichen Obst. Ein paar mehr Nährstoffe sind hier durch Gemüse, Salat und Obst immerhin auf dem Zellstoffwechsel-Speiseplan.

Was wir essen – kleine Nahrungsmittelkunde

Wenn wir etwas essen, essen wir Lebensmittel, die uns **Nährstoffe** liefern: Croissants oder Joghurt mit Früchten, Nudeln oder Pizza, Salat, ein leckeres Curry.

Kohlenhydrate, Fette und Eiweiß sind dabei die Grundbausteine unserer Nahrungsmittel, sie werden auch als **Makro**nährstoffe bezeichnet. Kohlenhydrate sind aber nicht gleich Kohlenhydrate! Da gibt es die »natürlichen« Kohlenhydrate, die zum Beispiel in allen Obst- und Gemüsesorten enthalten sind und die dort in einem komplexen Nährstoffverbund vorkommen. Und dann gibt es die sogenannten »verarbeiteten« wie Brot, Gebäck, Nudeln, Mehl, Zucker, weißer Reis und so weiter. Fette kennen wir als pflanzliche und als tierische Fette, genauso ist es mit Eiweiß. Und mit etwas Glück enthält unser Essen auch noch Ballaststoffe.

Außer Nähr- und Ballaststoffen finden sich heute allerdings auch noch eine Menge Störenfriede in unseren Nahrungsmitteln: Pestizide auf dem Gemüse, Hormone und Antibiotika im Fleisch, Plastikpartikel im Tiefseefisch, die Liste lässt sich beliebig fortsetzen. Und als ob das nicht schon genug wäre, finden sich in industriell stark verarbeiteten Nahrungsmitteln immer mehr Zusatzstoffe, die nicht nur keinen Nährwert haben, sondern häufig heftigste Belastungsfaktoren für den Organismus darstellen. Alles offiziell zugelassene Stoffe, die als einzelner Stoff in geringen Mengen vielleicht auch nicht schaden. Wie sich ein ganzer Chemie»cocktail« auswirkt, der über die Jahrzehnte in einem Organismus zusammenkommt, darüber gibt es keine Untersuchungen. Die Zunahme von Allergien und neurodegenerativen Erkrankungen sprechen allerdings eine deutliche Sprache. Farb- und Aromastoffe, Geschmacksverstärker, Konservierungsstoffe & Co. sind damit für den Körper Ballast, der im besten Falle nutzlos ist, im schlechtesten Falle jedoch extrem schädlich, und der über ausgeklügelte Entgiftungsmechanismen wieder aus dem Organismus hinausbefördert werden muss.

Ohne Müllabfuhr geht nix: Power für Ihr Entgiftungssystem

Keine Produktion ohne Abfall, das ist auch in unseren Zellen nicht anders. Der Müll muss raus, wir brauchen eine Müllabfuhr – bei 70 Billionen Zellen ein hochkomplexes Geschehen! Denn: Ohne Entgiftung körperfremder Stoffe können Zellen und Organismus nicht überleben. Deshalb hat jede Zelle ihre kleine Mini-Müllabfuhr, die den Unrat in die Kanalisation des Lymphsystems befördert, das den gesamten Organismus durchzieht. Jede einzelne Zelle hat ihren »Kanalanschluss«.

Für den reibungslosen Betrieb der »Entgiftungsanlage Mensch« gibt es klare Vorschriften (leider hält sich – wie im richtigen Leben auch – der Betreiber der Anlage oft nicht daran, mit entsprechenden Konsequenzen für seine Gesundheit):

1) Ausreichend Bewegung, denn sonst steht der »Abfall« in den Lymphbahnen. Anders als im Blutgefäßsystem gibt es keinen Motor, wie z. B. das Herz, der die Lymphe weitertransportiert.

2) Ausreichend Flüssigkeit in Form von Wasser, die Schlacken müssen in einer wässrigen Lösung gehalten werden.

3) Ausreichend gute Fettsäuren. Die meisten Fettsäuren werden daher vom Darm direkt in das Lymphsystem aufgenommen, anders als Zucker und Aminosäuren, die vom Darm ins Blut resorbiert werden. Kommen hier die falschen Fette (z. B. Transfette), dann werden die Lymphbahnen im wahrsten Sinne des Wortes »zugekleistert«.

In den »Verteilerstationen«, den Lymphknoten, werden Schlackenstoffe (z. B. Stoffwechselabfälle, aber auch Krankheitserreger) vorgefiltert. Die gesamte gefilterte Lymphe gelangt schließlich in den Blutkreislauf und wird an die Leberzellen zur Entgiftung weitergeleitet. Auf diesem Wege gelangen dann auch die Fette letztendlich doch ins Blut.

Nächste Station: die Leber. Die Leberzellen müssen die eigentliche »Drecksarbeit« übernehmen. Dafür haben sie ein ganzes »Chemielabor« von spezialisierten Enzymen, die sich rund um die Uhr darum kümmern, dass Gifte, wie z. B. Medikamente, Alkohol etc. aus unserem Körper entfernt werden.

Allerdings gibt es da riesige Unterschiede von Mensch zu Mensch. Vielleicht kennen Sie auch jemanden, der ohne sichtbare Auswirkungen eine ganze Flasche Rotwein trinken kann, und ein anderer verträgt noch nicht einmal ein Glas. Oder Sie haben schon erlebt, dass Sie selbst eine ganz »normale« Medikamentendosis überhaupt nicht vertragen haben, während Ihre Kollegin mit dem gleichen Präparat super zurechtkommt. Die Ursache dafür liegt in unserer Detox-Individualität. Es gibt einfach nicht **die** Leber und **die** Leberleistung, sondern wir sind auch hier sehr individuell. Man spricht heute von sogenannten »Minderentgiftern«, »Normalentgiftern« und auch von »Überentgiftern« – der Unterschied liegt in der persönlichen Enzymaktivität. Das hat verschiedene Konsequenzen, z. B. richten sich Normwerte für Toxinbelastungen immer nach den »Normalentgiftern«. Menschen mit verminderter Enzymaktivität sind dadurch viel eher gefährdet, durch eine permanente Giftbelastung zu erkranken, wo die »Überentgifter« immer noch sagen: »Ich weiß gar nicht, was du immer hast, ich merk nix!« Ein Gentest gibt über Ihre persönliche Entgiftungsfähigkeit Auskunft.

Aber auch Menschen mit normaler Enzymausstattung kann die Leber hin und wieder die rote Karte zeigen, dazu müssen die Leberwerte beim Hausarzt noch nicht einmal ansteigen. Die Leber tut auch nicht weh, wenn ihr etwas nicht passt – was schade ist, denn sonst würden wir vielleicht schneller reagieren. Woran wir allerdings merken könnten, dass die Leber wohl nicht ganz fit ist, ist starke Müdigkeit, ohne dass es einen anderen Grund dafür gibt. Das sagt schon die alte Volksheilkunde: »Die Müdigkeit ist der Schmerz der Leber.« Auch wenn Sie Alkohol oder Medikamente in letzter Zeit schlechter als früher vertragen oder häufig zwischen ein und drei Uhr nachts aufwachen, kann das ein Hinweis auf eine Überlastung der Leber sein.

In den letzten Jahrzehnten ist die Zahl der Toxine sprunghaft angestiegen. Millionen von unterschiedlichen chemischen Verbindungen kommen durch die Industrie in unsere Umwelt und belasten unsere Entgiftungssysteme. Damit sind unsere Zellen – auch die Leberzellen – zunehmend überfordert und müssen oft kapitulieren. Wir messen täglich in unseren Praxen bei Patienten erhöhte Werte z. B. an Aluminium, Arsen, Quecksilber oder Bisphenol A.

Besonders die Nervenzellen sind sehr empfindlich und können sich gegen Belastungen wie z. B. Aluminium und Pestizide kaum wehren. Daher ist die weitgehende Vermeidung dieser Substanzen und die Pflege unserer natürlichen Barrieren – der Darmschleimhaut und der Blut-Hirn-Schranke – oftmals der einzige Weg, sich vor den negativen gesundheitlichen Auswirkungen zu schützen! Eine lymph- und leberfreundliche Ernährungsweise gibt unseren Zellen Hilfe zur Selbsthilfe.

UNSERE TOP 10 ENTGIFTUNGSHELFER:

Cystein

Methionin

Taurin

Glycin

Schwefel

Zink

Selen

Alpha-Liponsäure

Omega-3-Fettsäuren

Vitamin B_6

Wo Sie sie finden, verrät Ihnen unsere unsere Nährstofftabelle ab Seite 71. Oder Sie mischen sie und trinken ein- bis zweimal wöchentlich unseren Detox-Shake. Das Rezept finden Sie im Rezeptteil.

Was die Zelle essen will

Zurück zu unserem eigentlichen Thema Nahrungsmittel: Die Körperzelle isst jetzt allerdings weder Pizza noch Salat. Die Körperzelle braucht's viel kleiner. Also muss der Verdauungsapparat aus dem Essen auf unserem Teller die enthaltenen Nährstoffe körperzellgängig aufbereiten. Aus Kohlenhydraten wird Glukose, aus Eiweiß werden Aminosäuren und aus Fett werden Fettsäuren. Und dann gibt es noch eine ganze Menge wichtiger **Mikro**nährstoffe, die die Zelle benötigt: Vitamine, Mineralien, Spurenelemente und sekundäre Pflanzenstoffe sind unverzichtbar für einen funktionierenden Zellstoffwechsel.

Dabei gibt es Nährstoffe, die wir unbedingt über die Nahrung aufnehmen müssen – sogenannte essenzielle Nährstoffe. Andere wiederum kann sich der Körper selbst zusammenbauen, sie bezeichnet man als nichtessenziell. Allerdings ist es dafür erforderlich, dass die »Baustoffe« für die nichtessenziellen Nährstoffe auch in ausreichender Menge und Verhältnis vorhanden sind. Und dann gibt es noch die sogenannten semiessenziellen Nährstoffe, die der Körper zwar bauen kann, es aber häufig nicht schafft, genug davon herzustellen, so dass eine zusätzliche Aufnahme sinnvoll ist.

Der erste essenzielle Nährstoff, der diese Zusammenhänge auf unerfreuliche Weise in unser Bewusstsein gebracht hat, war das Vitamin C. Als Seefahrer auf langen Seereisen an Skorbut erst erkrankten und dann sogar starben, wurde zum ersten Mal klar, dass es nicht nur darum geht, **irgendetwas** zum Essen zu haben, sondern dass es auch darauf ankommt, dass die richtigen Stoffe darin enthalten sind.

Dabei heißt es heute oft, in unseren reichen Industrienationen haben wir alle Nährstoffe in ausreichender Form in unserer Nahrung, darüber müssen wir uns also keine Gedanken machen. Diese weitverbreitete Vorstellung ist wahrscheinlich einer der Gründe dafür, dass das Bewusstsein für diese Thematik heute so wenig ausgeprägt ist. Egal, was wir essen, wird schon okay sein ... Das darf allerdings aus mehreren Gründen bezweifelt werden. Zum einen, wenn wir uns anschauen, wie sich die Nährstoffgehalte unserer Nahrungsmittel über die Zeit verändert haben:

Nährstoffverlust
Vergleich einer 1985 erstellten Studie mit Laborwerten von 1996 und 2002

untersuchtes Nahrungsmittel	Nährstoffe	Ergebnis			Differenz in %	
		1985	1996	2002	1985:1996	1985:2002
Brokkoli	Calcium	103	33	28	-68	-73
	Folsäure	47	23	18	-52	-62
	Mangan	24	18	11	-25	-55
Bohnen	Calcium	56	34	22	-38	-51
	Folsäure	39	34	30	-12	-23
	Magnesium	26	22	18	-15	-31
	Vitamin B_6	140	55	32	-61	-77
Kartoffeln	Calcium	14	4	3	-70	-78
	Magnesium	27	18	14	-33	-48
Möhren	Calcium	37	31	28	-17	-24
	Magnesium	21	9	6	-57	-75
Spinat	Magnesium	62	19	15	-68	-76
	Vitamin C	51	21	18	-58	-65
Apfel	Vitamin C	5	1	2	-80	-60
Banane	Calcium	8	7	7	-12	-12
	Folsäure	23	3	5	-84	-79
	Magnesium	31	27	24	-13	-25
	Vitamin B_6	330	22	18	-92	-95
Erdbeere	Calcium	21	18	12	-14	-43
	Vitamin C	60	13	8	-67	-87
Mineralien und Vitamine in mg/100 g						

Quelle: 1985 Pharmakonzern Geigy. 1996 und 2002 Lebensmittellabor Karlsruhe/Sanatorium Oberthal. Tabelle entnommen aus: Ralf Meyer, Chronisch gesund-Prinzipien einer Gesundheitspraxis - das Originalkonzept der Cellsymbiosistherapie® nach Dr. Heinrich Kremer, S. 38

Zum anderen hängt es stark von den individuellen Ernährungsgewohnheiten ab, ob nur stark verarbeitetes Industrie»futter« oder Essen mit hoher Nährstoffdichte auf unseren Tellern landet. Wenn wir gelegentlich im konventionellen Supermarkt etwas einkaufen und dann sehen, was da in den Einkaufskörben und auf dem Band an der Kasse liegt, dann läuft es uns kalt den Rücken herunter. Wir denken dann oft: »Und **das** essen die jetzt!?!?«

Deshalb lohnt es sich, das Wissen über unsere Nährstoffe wieder einmal etwas aufzufrischen. Viele Menschen wissen nämlich besser Bescheid über die Funktionsweise ihres Smartphones als die ihres Körpers.

Machen wir uns also die Mühe und schauen uns sagen wir mal Ihr samstägliches Abendessen einmal etwas genauer an. Vielleicht gab es etwas Asiatisches: ein leckeres Putencurry mit Gemüse und Reis. Was haben wir denn da? Zunächst einmal die Pute: der Eiweißlieferant.

Proteine – Grundbausteine des Lebens

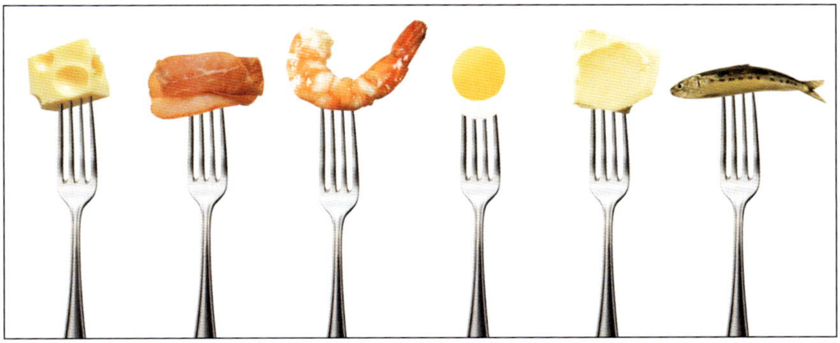

Kein Eiweiß – kein Leben. So einfach ist das. Und so einfach wie dieser Grundsatz, so komplex ist das Thema, wenn wir ein wenig mehr in die Tiefe schauen. Ohne Eiweiß läuft in unseren Körperzellen absolut nichts. Proteine sind die Grundbausteine aller Zellen. Dass sie ziemlich wichtig sind, sagt schon ihr Name: Der Begriff Protein ist abgeleitet aus dem Griechischen und kommt von *proteios* für »grundlegend« und »vorrangig«, basierend auf dem Wort *protos* für »Erster«. Proteine bestehen aus unterschiedlich langen Ketten von Aminosäuren, manche davon enthalten mehr als 30.000. Im menschlichen Organismus gibt es mehr als 100.000 Proteine, und die Natur hält sie für so wichtig, dass die Baupläne für sämtliche Proteine in unserer DNS gespeichert sind.

Sie bestimmen Struktur und Funktion jeder Zelle und erledigen in unserem Organismus die unterschiedlichsten Aufgaben. Sie werden genutzt, um Strukturen wie z. B. Muskelgewebe aufzubauen, arbeiten als Enzyme, wieder andere tun als Antikörper im Immunsystem ihren Dienst. Auch als Transportproteine werden sie genutzt, um wichtige Substanzen durch den Körper zu transportieren, und sie helfen bei der Blutgerinnung oder bei der Muskelkontraktion. Ohne Proteine läuft auch bei der Fortpflanzung nix: Ohne Eiweiße keine Hormone, ohne Hormone keine Lust, kein Sex, kein Eisprung, keine Nachkommen. Pikantes Detail dabei: ohne Proteine auch keine Erektion. Fehlt zum Beispiel die wichtige (semiessenzielle) Aminosäure L-Arginin, kann der Körper die Gefäße nicht weiten, und das Ergebnis ist im wahrsten Sinne des Wortes »tote Hose«.

Auch unsere Botenstoffe und Stresshormone wie Cortisol, Adrenalin und Serotonin sind Proteine und werden aus Aminosäuren zusammengebaut. Und wird im Dauerstress der Brennstoff für die Zellen knapp, kann der Körper Muskelprotein zur Energiegewinnung heranziehen und in Glukose umwandeln.

Um diese Proteine bauen zu können, benötigt unser Organismus 23 verschiedene Aminosäuren, von denen zehn als essenziell bzw. semiessenziell gelten – wir müssen sie also mit der Nahrung zu uns nehmen. Dabei kommt es allerdings nicht nur auf die Menge des Eiweißes an, das wir verzehren, sondern auch auf seine biologische Wertigkeit, d. h. seine Zusammensetzung. Je ähnlicher das Nahrungseiweiß in seiner Zusammensetzung dem Aminosäurenmuster unseres Körpers ist, desto besser kann es von uns verstoffwechselt werden. Tierische Proteine besitzen in der Regel eine höhere biologische Wertigkeit als pflanzliche Proteine. Allerdings ist die biologische Wertigkeit allein nicht ausreichend für die Beurteilung der Qualität eines Lebensmittels, da auch die Gehalte an Vitaminen, Mineralstoffen etc. auf der einen Seite und die möglichen Belastungen durch Toxine auf der anderen Seite berücksichtigt werden müssen. Durch geschickte Kombination verschiedener Lebensmittel lässt sich die Wertigkeit des Gesamten oft deutlich verbessern.

Wichtig für unsere Gesundheit ist also, dass die essenziellen Aminosäuren in den richtigen Mengen aufgenommen werden, damit alle Folgeproteine richtig zusammengebaut werden können. Fehlen einzelne Aminosäuren, dann wird dieser Mangel zum limitierenden Faktor in der ganzen nachfolgenden Synthesekette.

Viele Pflanzen enthalten hohe Eiweißanteile, z. B. Hülsenfrüchte, Soja oder Süßlupine. Auch Algen, Bohnen und Pilze sind gute pflanzliche Eiweißquellen und nicht zu vergessen: Nüsse. Tierische Eiweißquellen sind Fleisch, Fisch, Eier und Milchprodukte. In anderen Teilen der Welt werden zum Beispiel auch mit Genuss Insekten verspeist. Wenn Sie über einen quirligen bunten thailändischen Markt bummeln, kann es Ihnen leicht passieren, dass Ihnen am Stand neben den leckeren Hähnchenspießen freudestrahlend ein Wok voll gerösteter Heuschrecken angeboten wird.

Fett – richtig wichtig; und wichtig ist: richtig!

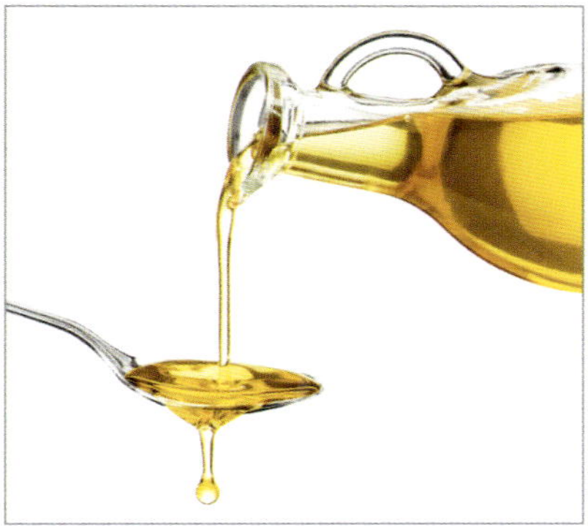

Wahrscheinlich wurden das Fleisch und das Gemüse für Ihr Curry zunächst einmal in Fett angebraten. Es sei denn, Sie sind noch auf dem Low-Fat-Trip, und haben es irgendwie ohne geschafft. Was wir im Interesse Ihrer Gesundheit eher nicht hoffen, wie wir gleich begründen werden.

Die letzten 50 Jahre haben einiges an Turbulenzen aufzuweisen, was das Thema Nahrungsfette betrifft. Früher war es »die gute Butter«, dann war sie ganz lange ganz verpönt und es hieß: bloß keine tierischen Fette!! Und schon gar keine gesättigten Fettsäuren!!!! Pflanzenmargarine überschwemmte die deutschen Küchen, und in einigen schaffte sie es sogar, sich bis heute (!) dort festzusetzen. Überhaupt war immer wieder die Frage: Ist Fett gut? Oder ist Fett schlecht? Macht Fett fett ? Oder etwa doch nicht? Selbst Empfehlungen renommierter Institutionen wie die der Deutschen Gesellschaft für Ernährung haben immer wieder vor Fett gewarnt und empfehlen auch heute noch, nur 30 Prozent der Kalorien als Fett zuzuführen. Dabei berufen sie sich auf wissenschaftliche Erkenntnisse, die lange überholt sind. Die letzte Empfehlung auf der Homepage der DGE zum Thema Low-Carb und glykämischer Index beschränkt sich z. B. auf eine kurze negative Beurteilung, und sie datiert vom 16.06.2004. Die Ergebnisse der weltweiten Forschung dazu in den letzten zehn Jahren gingen an dieser Instanz ganz offenbar vorbei.

Am 12.06.2014 titelt dagegen das renommierte amerikanische Time-Magazin: »Eat butter« – esst Butter. Die gute alte Butter ist also rehabilitiert. Damit wird endlich auch offiziell der Krieg gegen gesättigte Fettsäuren beendet.

Was bedeutet das jetzt für das Fett auf unseren Tellern? Ist es nun gut oder nicht? Wir lieben ja schnelle und einfache Botschaften, und hätten es bitte gerne klar: ja oder nein? Tja, leider ist es gerade beim Thema Fett überhaupt nicht so einfach. Aber schauen wir doch, bevor wir hier tiefer ins Detail gehen, erst einmal wieder bei unserer Zelle vorbei: Dort werden Fette – man spricht in diesem Zusammenhang von Lipiden – ganz dringend als Baustoffe gebraucht. Fehlen sie, hat unsere Zelle ein Problem, weil sie es für ihre schützende Zellmembran benötigt. Auch dort wird Fett übrigens ranzig – und wir runzlig! Deshalb brauchen wir für das Fett in unseren Zellwänden dringend antioxidative Schutzstoffe, die das verhindern. Auch die Membranen, die unsere kleinen Zellkraftwerke umgeben, enthalten große Mengen hoch ungesättigter Fettsäuren. Im Gehirn ist der Fettanteil besonders hoch: Das Trockengewicht eines erwachsenen Gehirns besteht zu ca. 60 Prozent aus Lipiden, zu 30 Prozent aus Proteinen und nur zu 10 Prozent aus Kohlenhydraten. Fett sorgt hier für die Signalübertragung zwischen den Zellen und vom Zelläußeren ins Zellinnere und ist wichtigster Bestandteil der Isolation der Nervenfasern untereinander, der Myelinscheiden. Außerdem wird es gebraucht, um Entzündungen in Gang zu setzen, hochzuregeln und zu bremsen und ist auch Bausubstanz von Botenstoffen, die gute Laune machen, den Schlaf fördern und Ihren Appetit regulieren. Und nicht zuletzt: die Aufnahme fettlöslicher Vitamine ist natürlich darauf angewiesen – wie der Name schon sagt!

Die meisten Zellen können Fett auch in ihren Mitochondrien als Brennstoff zur Energiegewinnung nutzen. Unsere Organe sind in Fett gelagert, mithilfe des weniger bekannten braunen Fettgewebes kann unser Körper Wärme erzeugen. Und natürlich ist Fett ein hervorragender Energiespeicher. Das war in grauer Vorzeit von enormem Vorteil – es hat uns über den Winter gebracht. Über den Sommer hat der Körper ein Polster angelegt, über den Winter wurde es aufgezehrt. Heute gibt es zwar immer noch Winter, aber dank moderner Nahrungsmittelversorgung eben keine Mangelzeiten mehr. Deshalb verschwinden die Pölsterchen, die wir uns aufgrund von zu viel Energiezufuhr angelegt haben, auch nicht in regelmäßigen Abständen. Um sie wieder loszuwerden, ist inzwischen eine ganze Industrie entstanden, oft mit mehr »schlankmachender« Wirkung auf unseren Geldbeutel als auf unsere Taille.

Also, wenn Zellen und Organe für so viele Prozesse Fett benötigen, dann muss es wohl sinnvoll sein, über die Nahrung auch Fette zuzuführen. Die Frage ist nur, wie viel. Und welche. Denn unter der Überschrift »Fett« tummelt sich eine ganze Familie von Stoffen, die zwar eine gemeinsame Grundstruktur, dann allerdings sehr verschiedene Eigenschaften und Wirkungsweisen haben. Die Bandbreite reicht hier von essenziell bis toxisch, deshalb lohnt es sich, etwas genauer hinzuschauen.

Wenn Sie Ihr Fett in der Pfanne erhitzen, denken Sie sicher nicht an chemische Strukturen, sondern höchstens daran, ob es Ihnen schmeckt. Die chemischen Strukturen scheinen uns nicht interessant. Allerdings ist es Ihren Körperzellen nicht egal, was da so mit dem Essen bei ihnen angeliefert wird. Denn in Abhängigkeit von eben genau dieser chemischen Struktur des Fettes entscheidet sich, was unser Körper damit anfangen kann. Und kommt zum Beispiel zu viel »Brennförderung« und zu wenig »Löschmittel«, dann kann es sein, dass Ihr gesunder Salat aufgrund des verwendeten Öls fröhlich munter Ihre Entzündungen ankurbelt, anstatt dem Organismus dabei zu helfen, die »Schwelbrände« zu löschen. Und auch die Frage, ob wir in der Lage sind, Fettpölsterchen zu verbrennen, entscheidet sich bei der Wahl Ihres Öls im Supermarkt.

Chemisch betrachtet sind Nahrungsfette sogenannte Triglyzeride und haben alle die gleiche Grundstruktur: ein Glycerinmolekül und drei Fettsäuren. Im Verdauungstrakt werden die Fettsäuren vom Glycerin abgespalten, und dann wird sortiert: hier ist sozusagen die »Personalabteilung« für die Fettverwendung.

Wofür sie genutzt werden können, hängt dabei davon ab, welche Struktur sie im Detail mitbringen. Die langen kettenförmigen Moleküle sind ein bisschen wie ein Tausendfüßler aufgebaut. Den »Kopf« bildet der Säureteil, die Fettkomponente aus Kohlenstoff- und Wasserstoffatomen den Körper mit den vielen Beinchen. Bestehen zwischen allen Kohlenstoffatomen einer Fettsäure nur Einfachbindungen, sprechen wir von einer gesättigten Fettsäure, liegen eine oder mehrere Doppelbindungen vor, dann von einfach und mehrfach **un**gesättigten Fettsäuren. Die Länge der Moleküle kann ganz unterschiedlich sein: Es gibt kurz-, mittel- und langkettige Fettsäuren.

Gesättigte Fettsäuren – besser als ihr Ruf

Gesättigte Fettsäuren kann unser Organismus selbst herstellen, und sie haben auch eine Menge wichtiger Funktionen, z. B. als Baustoffe für Membranen unserer Gehirnzellen oder die Oberfläche unserer Lungenbläschen. Sie sind wichtige Energielieferanten für Herz- und Muskelzellen, aber auch in allen anderen Bereichen unseres Körpers. Sie können also von unseren Mitochondrien alternativ zu Glukose als Brennstoff genutzt werden – ohne all die negativen Effekte von zu viel Glukose auf den Organismus. Der Schlüssel hierzu heißt metabolische Flexibilität, die uns erlaubt, zwischen diesen beiden Formen der Energiegewinnung hin- und herzuschalten.

Besonders schnelle Energielieferanten für die Körperzellen sind kurz- und mittelkettige Fettsäuren – die beste pflanzliche Quelle dafür sind Kokos- und Palmkernfett, sie enthalten 90 bis 95 Prozent gesättigte Fettsäuren, wovon rund die Hälfte zu den mittelkettigen gehört. Tierische gesättigte Fettsäuren finden wir in Butter, Sahne und fetten Fleischsorten. Butter und Rinderfett enthalten jeweils ca. 50 Prozent.

Lange Zeit wurde besonders vor diesen gesättigten Fetten gewarnt. Langzeitstudien konnten inzwischen allerdings eindeutig belegen, dass sie keinen nachweisbaren Einfluss auf die Entwicklung von Herzinfarkt haben. Auch für Cholesterin ergab sich Unerwartetes: Senkt man den Cholesterinspiegel durch fettarme Ernährung, wirkt sich das kaum auf Herzinfarktraten und Schlaganfälle aus. Auf die Lebenserwartung fand man überhaupt keinen Einfluss.

Ganz im Gegenteil, Cholesterin ist für den Organismus und besonders das Gehirn von enormer Bedeutung! Es ist Baustoff für die Zellmembranen und wird für die Kommunikation zwischen den Nervenzellen gebraucht. Studien zeigen, dass sehr niedrige Cholesterinspiegel offensichtlich mit erhöhten Krankheitsrisiken für Gehirn und Körper einhergehen.

Obwohl also die Wissenschaft auf breiter Front die gesättigten Fette rehabilitiert hat, finden sich immer noch jede Menge Warnungen speziell auch im Internet vor diesen angeblich so gefährlichen Fetten. Lassen Sie sich hier bitte nicht verunsichern und verwirren. Bevor Forschungsergebnisse wirklich auf breiter Front Einzug ins Allgemeinwissen halten, vergingen vor Internet & Co. ca. 50 Jahre. So lange dauert es heute sicher nicht mehr, aber heute kann jeder alles ins Netz stellen und veröffentlichen. Und weil der Wahrheitsgehalt oft schwer nachprüfbar ist, ist es heute sicher nicht einfacher als früher, herauszufinden, ob das, was da geschrieben steht, denn wirklich stimmt. Drei Dinge können uns dabei helfen:

1. gesunder Menschenverstand – sofern der nicht schon völlig durch Desinformation abhanden gekommen ist,

2. das Nutzen **seriöser** wissenschaftlicher Quellen und

3. die Frage: »Wem nützt diese Information?« Sich diese Frage immer wieder zu stellen, hat erstaunliche Wirkung und trennt manchmal ganz schnell die Spreu vom Weizen.

Wer in Sachen Fette fundiert und seriös weiterlesen möchte und immer schon mal wissen wollte, wie Butter & Co. auf die Anklagebank geraten sind, dem empfehlen wir zwei Klassiker: »Fett« von Ulrike Gonder (Hirzel-Verlag) und »Mehr Fett!« von Ulrike Gonder und Nicolai Worm (systemed Verlag, Lünen)

Jetzt wird's essenziell: Die »Omegas«

Eine Gruppe von Fettsäuren ist mittlerweile schon fast in aller Munde: die Omega-3-Fettsäuren. Ihre Bedeutung wurde durch die Forschung der letzten Jahre inzwischen eindeutig bestätigt. Wissenschaftlich ist belegt: Es gibt einen klaren statistischen Zusammenhang zwischen erhöhten Omega-3-Spiegeln im Blut und einem Rückgang der Herz-Kreislauf-Erkrankungen. Und nicht nur dort entfalten sie ihre positiven Wirkungen, auch bei Gewichtsabnahme, Entzündungshemmung und für die Hirnleistung sind sie unverzichtbar. Hier ist also über Ernährung eine echte Einflussnahme möglich.

Allerdings gibt es nicht nur Omega-3-Fettsäuren, sondern eine ganze Omega-Familie. Es sind ungesättigte Fettsäuren, und in Abhängigkeit davon, am wievielten Kohlenstoffatom von hinten (Omega ist der letzte Buchstabe im griechischen Alphabet) die erste Doppelbindung zu finden ist, spricht man von Omega-3-, Omega-6- oder auch von Omega-9-Fettsäuren.

Dabei ist die einfach ungesättigte Ölsäure (eine Omega-9-Fettsäure) nicht essenziell, der Körper kann sie also wie auch die gesättigten Fette selbst herstellen. Olivenöl ist wahrscheinlich der bekannteste Vertreter, es besteht zu ca. 55 bis 83 Prozent aus Ölsäure.

Die essenziellen ungesättigten Fettsäuren sind Alpha-Linolensäure und Linolsäure. Aus Alpha-Linolensäure, einer dreifach ungesättigten Omega-3-Fettsäure, kann unser Organismus die hoch ungesättigten Fettsäuren EPA (Eicosapentaensäure) und DHA (Docosahexaensäure) bauen, wenn auch in geringem Umfang. Beide, besonders aber DHA, sind wichtiger Bestandteil der Membranen unserer Nerven- und Hirnzellen. EPA ist darüber hinaus Ausgangsstoff für die Produktion von entzündungshemmenden Botenstoffen. Alpha-Linolensäure ist in großen Mengen in Leinöl zu finden. Empfehlenswert ist es jedoch, auch »fertige« EPA und DHA mit der Nahrung aufzunehmen. Die beiden Fettsäuren finden sich vorwiegend in Kaltwasserseefisch. Diese benötigen sie, um im kalten Wasser nicht zu erstarren. Je mehr Doppelbindungen eine Fettsäure aufweist, desto flüssiger ist das entsprechende Lipid. Da diese Fische in sehr kaltem Wasser unterwegs sind, sorgen diese Fettsäuren dafür, dass auch bei sehr tiefen Temperaturen die Zellmembranen ihrer Zellen geschmeidig bleiben.

Aus Linolsäure, einer zweifach ungesättigten Omega-6-Fettsäure, stellt der Körper Arachidonsäure her, auch einen wichtigen Baustein der Zellmembranen. Etwa ein Fünftel der Fettsäuren im Gehirn bestehen daraus. Arachidonsäure kann zu entzündungsfördernden Botenstoffen umgebaut werden. Ein Mangel ist äußerst selten, da unsere Nahrung heute im Übermaß Linolsäure enthält. Omega-6-Fettsäuren sind vorrangig in Sonnenblumen- und Distelöl enthalten.

Beide sind essenziell, wir müssen sie also essen. Was aber ganz entscheidend dafür ist, wie gut es uns letztlich mit unseren Fetten geht, ist das Verhältnis, in dem diese beiden Fettsäuren im Organismus vorliegen. Im Gehirn liegt das Verhältnis von Omega-6 : Omega-3 bei ca. 1 : 1, man vermutet sogar, dass es bei steinzeitlicher Ernährung auch im Gesamtorganismus so war. Heute geht man davon aus, dass es dort idealerweise unter 5 : 1 liegen sollte. Vor ca. 40 Jahren war das zumindest das Verhältnis, in dem beide Fettsäuren in der Muttermilch vorlagen. Wir messen in unseren Praxen regelmäßig diese Werte und sehen in den meisten Fällen Verhältnisse von 15 bis 20 : 1. Selbst in der Muttermilch ist diese Zusammensetzung heute so. Diese Verschiebung hat gravierende Folgen für unsere Gesundheit, denn wenn entzündungsfördernde und für Fetteinlagerung sorgende Stoffe im Übermaß den Organismus überschwemmen, dann schwelen in vielen Menschen sogenannte »stumme« Entzündungen vor sich hin, und wir werden auch bei gleicher Ernährung immer dicker.

Erschwerend kommt hier noch hinzu, dass beide für ihre Weiterverarbeitung auf Enzyme angewiesen sind, die in unserem Organismus nicht in beliebiger Menge vorhanden sind. Und da beide die gleichen Enzyme benötigen, konkurrieren sie im Körper auch noch darum. Sind die vorhandenen Enzyme durch das Überangebot von Linolsäure verbraucht, kann die aufgenommene Alpha-Linolensäure nicht in die höherwertigen Omega-3-Fettsäuren EPA und DHA umgewandelt werden. Entzündungshemmung, Gewichtsabnahme und Hirnleistung bleiben durch das Defizit auf der Strecke.

Fette, die krank machen: Industriell erzeugte Transfette

Neben all den beschriebenen Fetten gibt es jetzt auch noch eine Fettgruppe, die wir der zunehmenden industriellen Verarbeitung unserer Nahrung verdanken. Die Rede ist von sogenannten Transfetten. Transfette fallen seit jeher auch in der Natur an, wenn im Magen von Kühen Fette auf natürliche Weise gehärtet werden. Diese **natürlichen** Transfettsäuren kommen dann über die tierischen Produkte in die Nahrungskette. Von ihnen sind keine schädlichen Effekte bekannt, manche von ihnen haben sogar positive gesundheitliche Effekte. Ganz anders die durch industrielle Hydrierung erzeugten Transfette, deren Struktur in einer Weise verändert ist, dass sie von unserem Organismus anders verarbeitet werden als gesunde Fette. Sie wirken schädigend im Zellstoffwechsel, sowohl an der Zellmembran als auch im eigentlichen Fettstoffwechsel, und stehen im Zusammenhang mit erhöhten Cholesterinspiegeln und Infarktraten.

Früher waren sie Hauptbestandteil von gängigen Pflanzenmargarinen. Mittlerweile finden wir sie dort nur noch selten, da sie aber sehr billig und leider noch nicht verboten sind, finden sie sich in billigen Backwaren und Lebensmitteln oder in Fast Food nach wie vor.

IM FOKUS: ÖLWECHSEL GEGEN STRESS

»Das größte Nahrungsdefizit, von dem westliche Länder heute betroffen sind, ist die mangelhafte Versorgung mit Omega-3-Fettsäuren.«

Prof. Dr. med. Richard Béliveau

Jeder Autofahrer weiß, welches Motoröl sein Fahrzeug benötigt. Oft werden keine Kosten gescheut, nicht nur irgendein Öl, sondern das beste Öl für den fahrbaren Untersatz zu erwerben. Denn: je hochwertiger das Motoröl, desto besser die Leistung des Motors. Das stimmt in der Regel ja auch: Input = Output. Bei unserem Körper gilt dasselbe Prinzip.

Welche Öle benutzen Sie in Ihrer Küche? Wie handhaben Sie diese? Welche nutzen Sie für Ihren Salat und mit welchem Fett braten Sie Ihr Steak? An diesen Fragen kann sich Ihre Gesundheit entscheiden!

Unsere Ernährung ist häufig überreich an Omega-6-Fettsäuren. Diese kommen vor allem in den allgemein gebräuchlichen Salatölen wie z. B. Sonnenblumen- und Distelöl sowie in tierischen Produkten wie Fleisch und Käse aus herkömmlicher Züchtung vor.

Omega-3-Fettsäuren erhalten wir aus pflanzlichen und auch tierischen Quellen. Die Hauptquelle für pflanzliches Omega-3 (Alpha-Linolensäure) ist Leinöl. Tiefseefisch (Lachs, Hering, Makrele und Thunfisch) ist reich an tierischem Omega-3, EPA und DHA. Eine weitere wichtige Quelle ist das Fleisch und Milchprodukte von Weidevieh.

Ursprünglich waren Fleisch und Milchprodukte sowie Eier durchaus gute Omega-3-Quellen. Daran hat sich bis heute nichts geändert, wenn die Tiere artgerecht gehalten und im Sommer mit Gras etc. gefüttert werden bzw. die Hühner herumlaufen und ihr Futter selbst suchen können. Im Winter kann z. B. eine leinsaathaltige Kost die erforderlichen Nährstoffe für die Tiere bereitstellen. Wird die Fütterung in der Massentierhaltung umgestellt auf einen Soja-Mais-Mix, dann ändert sich das gravierend. Denn die Tiere können die Fettsäuren nur herstellen, wenn sie über das Futter die entsprechenden Vorstufen aufnehmen. Gras und Leinsamen enthalten die Vorstufen für Omega-3, Mais und Soja die Vorstufen von Omega-6. Selbst Fisch, von dem wir ja glauben, er enthielte ausreichend von diesem »Fischöl«, das so gesund sein soll, ist von dieser Entwicklung nicht mehr ausgenommen. Auch in der Fischzucht kommen immer mehr Getreide, Mais und Soja zum Einsatz.

Eine schwerwiegende Veränderung, denn selbst wenn Sie im Bereich Fleisch, Eier, Milchprodukte Ihr Essverhalten beibehalten haben, ist plötzlich, ohne das Sie es bemerken, der Inhalt dieser Lebensmittel nicht mehr der gleiche. Weg von dem, was wir dringend benötigen, hin zu dem, was sowieso schon im Überfluss vorhanden ist. Das ist ein deutliches Beispiel dafür, wie sich eine nicht artgerechte Tierfütterung unmittelbar und auf direktem Wege auf unsere Gesundheit auswirkt.

Olivenöl, das in deutschen Küchen in den letzten 20 Jahren sehr beliebt geworden ist, liefert uns übrigens keine essenziellen Fettsäuren. Sein Hauptbestandteil ist die Omega-9-Fettsäure, die sicher viele gesundheitsfördernde Aspekte hat. Wir müssen sie jedoch nicht zwingend mit der Nahrung aufnehmen, um gesund zu bleiben.

Uschi Eichinger, Kyra Hoffmann: Der Burnout-Irrtum, systemed Verlag, Lünen, S. 67

Kohlenhydrate machen das Leben süß

Jetzt bleiben noch das Gemüse und der Reis von unserem Putencurry – die Kohlenhydrate. Allerdings unterscheiden sich die enthaltenen Kohlenhydratmengen gewaltig. Während weißer Reis gegart z. B. 27 Gramm Kohlenhydrate pro 100 Gramm enthält, sind es bei Zucchini, Brokkoli, Blumenkohl & Co. nur zwei bis drei Gramm. Selbst die als kohlenhydratreich geltende Mohrrübe enthält nur acht Gramm Kohlenhydrate auf 100 Gramm. Der Rest sind Wasser, Ballaststoffe, geringe Mengen Eiweiß und Fett, außerdem noch Vitamine, Mineralien, Spurenelemente und sekundäre Pflanzenstoffe.

Kohlenhydrate bestehen aus Kohlenstoff und Wasser, in Abhängigkeit von der Komplexität ihrer Moleküle unterscheiden wir Einfach- (z. B. Traubenzucker) und Mehrfachzucker (z. B. Stärke). Im Verdauungsapparat werden die komplexeren Kohlenhydrate zu Einfachzuckern abgebaut, die aus dem Darm ins Blut aufgenommen werden.

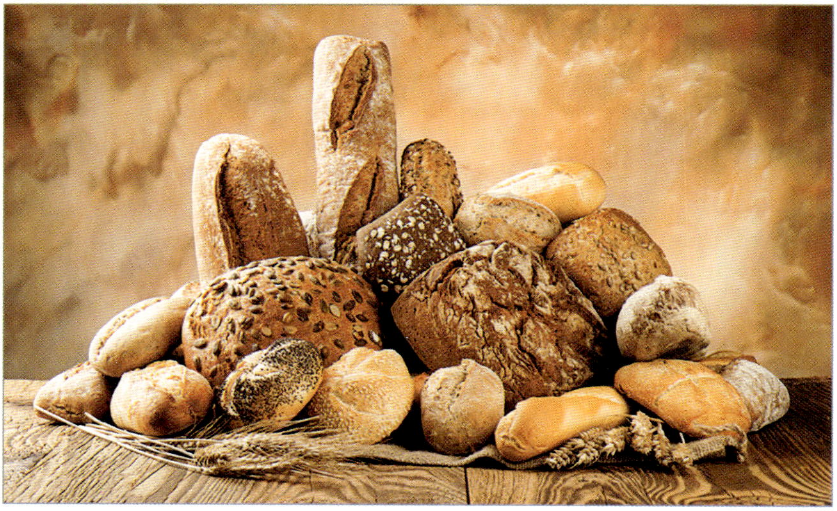

In unserer Ernährung sind sie allgegenwärtig, da die meisten sogenannten Sättigungsbeilagen komplexe Kohlenhydrate sind: Brot, Nudeln, Reis, Kartoffeln sind allesamt sehr stärkehaltig und damit kohlenhydratreich. Zucker in den verschiedensten Formen kommt dazu, und auch wenn Süßigkeiten kein Nahrungsmittel im eigentlichen Sinne sind, finden sich Gummibärchen und ihre Verwandtschaft auf vielen Ernährungsprotokollen, die wir von unseren Patienten bekommen. Mengenmäßig dominieren die Kohlenhydrate also bei vielen Menschen die Ernährung – Sie erinnern sich sicher an den Speiseplan unserer zwei Patienten. Mit Kohlenhydraten sind wir daher im Übermaß versorgt. Das

Problem daran ist allerdings: Wir müssten sie gar nicht essen. Es gibt essenzielle Fettsäuren, essenzielle Eiweiße, essenzielle Vitamine, Mineralien und Spurenelemente, es gibt aber keine essenziellen Kohlenhydrate. Der Körper ist in der Lage, sie selbst herzustellen. Das Gehirn und die roten Blutkörperchen brauchen sie für ihre Energiegewinnung. Das Gehirn kann allerdings auch Milchsäure oder Ketone (Abkömmlinge von Fett- und einigen Aminosäuren) nutzen. Geliefert bekommt es diese von den Astrozyten – speziellen Nähr- und Stützzellen, die Fettsäuren zur Energiegewinnung nutzen können.

Genutzt wird die Glukose von unseren Körperzellen, um in den Mitochondrien Energie daraus zu gewinnen. Allerdings ist das Angebot ganz häufig viel höher als der Bedarf. Alle Zellen sind schon versorgt und immer noch schwimmt Zucker im Blut herum. Wir müssten uns jetzt intensiv und ausdauernd bewegen, damit diese Glukose durch die Bewegung verbrannt werden kann. Wenn die einzige Bewegung jetzt aber die der Finger auf der Computertastatur ist, dann ...

Die Powerstoffe: Vitamine, Mineralien, Spurenelemente und sekundäre Pflanzenstoffe

Neben Eiweiß, Fetten und Kohlenhydraten braucht unser Körper aber auch noch viele mikroskopisch kleine Helferlein, ohne die unser Zellstoffwechsel einfach nicht rund läuft: Vitamine, Mineralien, Spurenelemente und sekundäre Pflanzenstoffe. Viele von ihnen werden in unseren Zellkraftwerken gebraucht, andere, um die anfallenden freien Radikale unschädlich zu machen, unsere Zellwände zu pflegen, die Müllabfuhr für die Zellen zu regeln und vieles mehr. Die meisten dieser Stoffe sind essenziell, sind sie nicht in ausreichender Menge auf Ihrem Teller, oder haben Sie zu viel Stress, der über einen Mehrverbrauch die Speicher leert, fährt die Energieproduktion in den Keller und der ganze Organismus läuft auf Sparflamme. Dauert dieser Zustand über längere Zeit an, spüren wir ihn als Erschöpfung bis hin zum Burnout.

Mit der nachfolgenden Übersicht haben wir für Sie die wichtigsten Stoffe zusammengestellt, die Ihre Nahrungsmittel regelmäßig enthalten sollten. Eine wichtige Stoffgruppe, die unseren Zellen ganz viele Hilfsstoffe zum Funktionieren liefert, ist in der Tabelle allerdings nicht enthalten. Das sind die Stoffe, die wir in ihrer optimalen Kombination nur bekommen, wenn unsere Ernährung reichlich »Grünzeug« enthält: die sekundären Pflanzenstoffe.

Schauen wir jetzt das Essen unserer beiden Patienten an, dann sieht es für deren Zellen wahrscheinlich nicht besonders gut aus, was die Versorgung mit ausreichend gesunden Nährstoffen angeht.

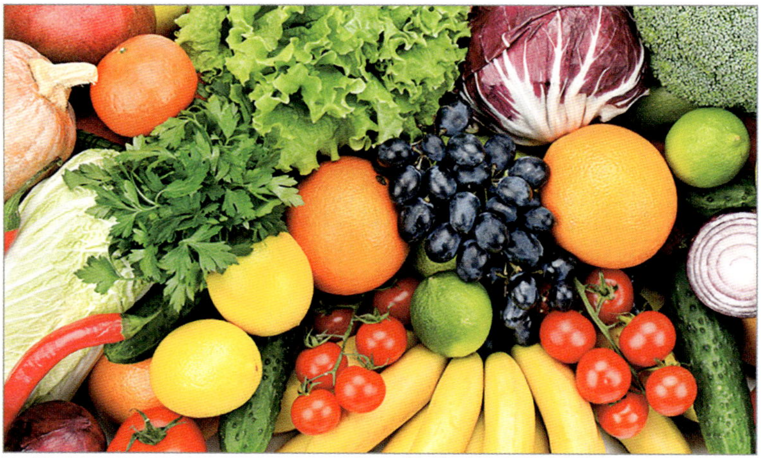

Wenn Sie wie wir am Samstagvormittag über den Wochenmarkt bummeln und an den Ständen das Obst und Gemüse liegen sehen, dann lockt es ganz oft mit seinen leuchtend bunten Farben. Die hat es allerdings nicht, um uns zu gefallen. Sondern diese Farbstoffe sind ein Teil einer ganzen Familie von Powerstoffen, die in den letzten Jahren verstärkt in den Fokus der Forschung gerückt ist: die sogenannten sekundären Pflanzenstoffe. Das sind die Farb-, Duft- und Aromastoffe in Obst, Gemüse, Getreide und in Hülsenfrüchten. Sie tragen fantasievolle Namen, es gibt z. B. Carotinoide, Polyphenole, Flavonoide, Sulfide, Terpene, Phytosterine und mehr. Wissenschaftler gehen von ca. 100.000 solcher Stoffe im Pflanzenreich aus, in unseren Nahrungspflanzen schätzt man ihre Anzahl auf mindestens 10.000.

Die Pflanzen nutzen sie, um sich vor schädlichen Umwelteinflüssen zu schützen, als Abwehrwaffe gegen Fraßfeinde wie z. B. Insekten, als Schutz vor zu intensiver UV-Strahlung, aber auch als Verdunstungsschutz und zum Anlocken von Insekten. Einige sekundäre Pflanzenstoffe sind für den Menschen giftig, für eine Vielzahl konnten Studien jedoch gesundheitsfördernde Wirkungen nachweisen. Zum Beispiel wirkt der sekundäre Pflanzenstoff Aliin im Knoblauch stark antimikrobiell, d. h. er schützt den Knoblauch vor Schädlingen. Und nicht nur ihn, sondern auch den Menschen, der den Knoblauch isst. Die Gruppe der Carotinoide beispielsweise, die den Möhren ihre typische orange Farbe verleihen, gilt auch als entzündungshemmend, antioxidativ und unterstützend für das Herz-Kreislauf-System.

Die sekundären Pflanzenstoffe spielen also mit allen anderen bekannten Nährstoffen wie Vitaminen, Mineralien, Spurenelementen usw. in einem riesigen Powerstofforchester, das nur als Ganzes unsere Gesundheit optimal unterstützen kann. Deshalb ist eine Portion frisches Gemüse oder Obst auf Ihrem Teller auch durch eine Multivitaminpille nicht zu ersetzen.

Powerstoffe im Überblick

Nährstoff	Funktion	Mangelsymptome	Nahrungsquellen
Aminosäuren			
Arginin	Entgiftung, fördert Wundheilung baut Kollagen auf Gefäßerweiterung	Wundheilungsstörungen Infektanfälligkeit Blutdruckerhöhung Potenzstörungen Bindegewebsschwäche	Fleisch, Fisch Kürbiskerne Pinienkerne Nüsse Bohnen
Cystein	Antioxidans, unterstützt das Immunsystem, unterstützt die Glutathionsynthese (Hauptschutzsubstanz der Mitochondrien)	Infektanfälligkeit Flüssigkeitsansammlung im Körper Muskelabbau Müdigkeit	Fleisch roher Lachs Hühnereier Cashewnüsse Milcheiweiß Weizenkeime Sojaprodukte
Isoleucin	Muskelaufbau Neusynthese aller anderen Proteine Energielieferant Hormonregulation Insulinausschüttung	Muskelschwäche Antriebslosigkeit	Fleisch, Fisch Garnelen Nüsse Hülsenfrüchte Käse
Leucin	Muskelstoffwechsel	verzögerte Wundheilung Muskelschwäche	Fleisch, Fisch Erdnüsse Molkereiprodukte
Lysin	Stabilität von Kollagen und Bindegewebe Calciumaufnahme Ausgangsstoff für L-Carnithin-Synthese	Infektionsneigung Haarausfall Wachstumsstörungen Osteoporose	Fleisch, Fisch Soja Linsen
Methionin	Synthese von Proteinen unterstützt den Homocysteinstoffwechsel unterstützt den Leberentgiftungsstoffwechsel Antioxidans wirkt mit an der Zellmembran	Wundheilungsstörungen Abbau von Muskeln Infektanfälligkeit	Fleisch, Fisch Leber Eier Milchprodukte Kichererbsen Sojabohnen

Nährstoff	Funktion	Mangelsymptome	Nahrungsquellen
Arminosäuren			
Phenylalanin	Vorstufe der Aminosäure L-Tyrosin baut Neurotransmitter auf bildet Schilddrüsenhormone unterstützt Melaninsynthese	Appetitverlust Depressionen Pigmentierungs-störungen verminderte Stresskompetenz	Thunfisch Camembert Sojabohnen Mandeln Erdnüsse
Serin	Vorstufe des Neurotransmitters Acetylcholin	Nervosität Unruhe Konzentrations-störungen	Sojabohnen Erdnüsse Feta
Threonin	Aufbau von Hormonen und Neurotransmittern Immunabwehr	Leistungsschwäche Infektanfälligkeit	Fleisch, Fisch Linsen Getreide Nüsse Eigelb
Tryptophan	Vorstufe von Serotonin steuert Wach-Schlaf-Rhythmus Proteinsynthese bildet viele Coenzyme	Konzentrations-störungen geringe Stresstoleranz Schlafstörungen Störung der Essregulation	Cashewkerne Kakao Hirse Sojabohnen Sonnenblumen-kerne Käse Weizenkeime
Tyrosin	Neurotransmittersynthese Schilddrüsenhormon-Synthese Melaninsynthese	Appetitverlust Depressionen Pigmentierungs-störungen verringerte kognitive Leistungsfähigkeit	Milchprodukte Fleisch Lachs Eier Walnüsse Sojabohnen
Valin	Aufbau der Nerven- und Muskelbahnen	verlängerte Rekonvaleszenz Stressempfindlichkeit erhöhte Reizbarkeit Muskelschwäche	Linsen Fisch Bohnen Geflügel Pistazien Käse
Fettsäuren			
Linolsäure	hemmt die Histaminfreisetzung wirkt blutgefäßerweiternd unterstützt die Bildung wichtiger Lipide für die Zellmembran	Infektanfälligkeit Wundheilungs-störungen Hauterscheinungen Fettleber	Sonnenblumenöl Weizenkeimöl Traubenkernöl Distelöl
Alpha-Linolensäure	Blutdrucksenkung Senkung der Entzündungsneigung Hirnstoffwechsel	Bluthochdruck chronische Entzündungen Depressionen	Leinöl Rapsöl Nüsse Fleisch von Weidevieh

Nährstoff	Funktion	Mangelsymptome	Nahrungsquellen
Mineralien			
Calcium	Aufbau von Knochen und Zähnen Blutgerinnung Stabilisierung der Zellmembran unterstützt Herz-, Nerven- und Muskelfunktion	Knochenbrüchigkeit Osteoporose gesteigerte Erregbarkeit der Nerven Muskelzuckungen	Milchprodukte grünes Blattgemüse bes. Grünkohl Leber Mandeln
Kalium	Erregung von Nerven und Muskeln unterstützt Säure-Basen-Haushalt Reizleitung im Herzmuskel	Verstopfung Herzrhythmusstörungen Muskelschwäche Übelkeit Appetitlosigkeit Unruhe Ängstlichkeit	Bananen Kartoffeln Fleisch Vollkorngetreide Datteln, Feigen Aprikosen Nüsse
Magnesium	Aktivierung von über 300 Enzymen Energiebildung (ATP) in den Mitochondrien Stabilisierung der Zellmembranen Kalziumantagonist	Müdigkeit Krämpfe (Wadenkrämpfe) Übererregbarkeit Zittern Stressanfälligkeit Herzrhythmusstörungen	Vollkorn Bananen Nüsse grüne Gemüsesorten Fisch
Natrium	Regulation des Wasserhaushaltes Informationsaustausch zwischen den Zellen	Müdigkeit Muskelschwäche Appetitlosigkeit Übelkeit Gewichtsverlust	Salz Salami marinierte Oliven Salzheringe Käse
Phosphor	Knochen- und Zahnstoffwechsel Energiestoffwechsel (Mitochondrien)	Knochenerkrankungen Zahnwachstums-störungen Müdigkeit Erschöpfung	Fleisch, Fisch Bohnen Eier Hülsenfrüchte Getreide Milchprodukte
Schwefel	Entgiftung Eiweißstoffwechsel Bestandteil von Aminosäuren, Enzymen und Hormonen	Haarausfall Haarbrüchigkeit Nagelprobleme Gelenkbeschwerden Durchblutungs-störungen	Krabben Matjeshering Knoblauch Bärlauch Eier Käse Nüsse Zwiebeln Brokkoli
Spuren-elemente			
Chrom	unterstützt Glukose- und Insulinstoffwechsel Mitwirkung am Fettstoffwechsel Aufbau von DHEA	Störungen der Glukoseverwertung Störung des Fettstoffwechsel	Fleisch Bierhefe Käse Vollkorn

Nährstoff	Funktion	Mangelsymptome	Nahrungsquellen
Spuren-elemente			
Eisen	Blutbildung Sauerstoffversorgung der Organe Bestandteil von Enzymen	Blutarmut blasse Haut Müdigkeit Nervosität Schwindel Haarausfall	Fleisch Leber Weizenkleie Mandeln Haselnüsse Pfifferlinge Brennnessel
Jod	Bildung der Schilddrüsenhormone unterstützt das Wachstum Energiehaushalt	Kropfbildung Lern- und Konzentrations-störungen	Seefisch Algen Pilze
Kobalt	Aufbau von Vitamin B_{12}	Blutarmut	Fleisch, Fisch Innereien grünes Blattgemüse Obst
Kupfer	Synthese von Kollagen, Neurotransmittern und Melanin Blutbildung Eisentransport Enzymsynthese	Blutarmut gestörter Eisen- und Fettstoffwechsel Knochenbrüchigkeit Infekte	Nüsse Rosinen Sojabohnen Hülsenfrüchte Fisch Innereien
Mangan	Knochen- und Knorpelwachstum Antioxidans Mitochondrienschutz	Wachstumsstörungen Arthrose Osteoporose Müdigkeit	Tee Vollkorngetreide Nüsse Hülsenfrüchte grünes Blattgemüse Sellerie Bananen
Molybdän	Bestandteil vieler Enzyme und unzähliger Stoffwechselprozesse	Benommenheit Nachtblindheit Müdigkeit Gedächtnisstörungen Herzrasen	Kakao Erdnüsse Molke Weizenvollkorn Rotkohl Naturreis
Selen	Antioxidans Schutz der Erbsubstanz Immunabwehr Schilddrüsenfunktion	Infektanfälligkeit Störung der Schilddrüsenfunktion	Sesam Kokosnuss/-fett Steinpilze Paranüsse Leber Sonnenblumenkerne
Zink	Kohlenhydrat-, Eiweiß- und Fettstoffwechsel Immunabwehr Haut, Haare, Nägel Neurotransmittersynthese Aktivator vieler Enzyme	Infekte Haarausfall Unfruchtbarkeit Nachtblindheit Wachstumsstörungen Neurotransmitter-defizite	Fleisch Innereien Spinat Austern Beerenobst

Nährstoff	Funktion	Mangelsymptome	Nahrungsquellen
Vitamine			
Vitamin A	Nervenstoffwechsel Hautstoffwechsel Immunsystem	Müdigkeit Hauterkrankungen Fruchtbarkeits- störungen Nachtblindheit Haarausfall	Eier Karotten Innereien (Leber) Spinat Kürbis Milchprodukte
Vitamin B_1 Thiamin	Energiegewinnung aus Kohlenhydraten Nervenerregung Aufbau von Nervenbotenstoffen	Appetitlosigkeit Konzentrationsschwäche Kribbeln in Armen und Beinen Muskelschwund	Vollkornprodukte Schweinefleisch Nüsse Weizenkeime Bierhefe Eigelb Hülsenfrüchte
Vitamin B_2 Riboflavin	Antioxidans unterstützt den Energiehaushalt der Zelle intakte Haut und Schleimhäute	Antriebslosigkeit Hautrötung/-schuppung eingerissene Mundwinkel Lichtempfindlichkeit	Milchprodukte Eier Fisch Pilze Nüsse Vollkorngetreide
Vitamin B_3 Niacin	Energiegewinnung Auf- und Umbau von Eiweiß, Fetten und Kohlenhydraten Reparatur der Erbsubstanz	Schlafstörungen Reizbarkeit Kopfschmerzen Depressionen Neigung zu Sonnenallergie Magen-Darm-Entzündung	Bohnen grünes Gemüse Fisch Pilze Innereien Geflügel Nüsse Milchprodukte
Vitamin B_5 Pantothensäure	Nebennieren Verdauung Lungenfunktion	Stressanfälligkeit Müdigkeit Verdauungsstörungen	Reis Hülsenfrüchte Cashewkerne
Vitamin B_6 Pyridoxin	Auf- und Abbau von Eiweißen Leberentgiftung Hormonbildung Neurotransmitterbildung Homocysteinentgiftung Blutbildung	Infektanfälligkeit Hormonstörungen Erschöpfung Schlafstörungen Entzündung der Haut und Nerven erhöhte Homocysteinwerte Muskelabbau Blutarmut	Vollkorngetreide Milchprodukte Kohl Melone Bierhefe Fisch Geflügel Vollkornreis Pflaumen grünes Blattgemüse
Vitamin B_{12}	Blutbildung Zellteilung Bau der Nervenfasern Folsäureaktivierung	Blutarmut Nervenschmerzen Taubheitsgefühle Müdigkeit Schwäche	Fleisch Innereien Fisch Eier Milchprodukte

Nährstoff	Funktion	Mangelsymptome	Nahrungsquellen
Vitamine			
Folsäure	Aufbau der Erbsubstanz Blutbildung Nervenstoffwechsel Homocysteinentgiftung	Blutarmut Reizbarkeit Müdigkeit Fehlgeburten	grünes Blattgemüse Vollkorn Wurzelgemüse Milchprodukte Bierhefe
Biotin	Blutzuckerregulierung Synthese und Abbau von Fettsäuren	Haarausfall brüchige Nägel Fettstoffwechsel-störungen	Gemüse Eigelb Vollkornreis Innereien Erbsen Linsen Nüsse Bierhefe
Cholin	Vorstufe des Neurotransmitters Acetylcholin	Stressanfälligkeit Schlafstörungen Gedächtnisstörungen	Eigelb Rinderleber Weizenkeime Sojabohnen grünes Blattgemüse Lecithin
Inositol	Nervenfunktion Gehirnfunktion	Stressanfälligkeit Gedächtnisstörungen	Getreide Nüsse Bierhefe Zitrusfrüchte Gemüse Lecithin
Vitamin C Ascorbinsäure	Antioxidans Immunabwehr Bildung von Hormonen, Nervenbotenstoffen und Kollagen Entgiftung Wundheilung Eisenaufnahme	Infekt- und Stressanfälligkeit Müdigkeit Wundheilungs-störungen Zahnfleischbluten Allergieneigung	Paprika Brokkoli Kiwi Acerola Sanddorn Sauerkraut Zitrone Orange
Vitamin D_3	Knochen- und Knorpelstoffwechsel Immunsystem Gehirnstoffwechsel	Osteoporose Arthrose Infektanfälligkeit Autoimmun-erkrankungen Krebserkrankungen	In Spuren: Hühnerei Leber Orangensaft **Hauptquelle: Sonne!**
Vitamin K	Immunfunktion Blutgerinnung Knochenstoffwechsel	Gerinnungsstörungen Knochenerkrankungen Immundefizit	Blattgemüse Blumenkohl Mangold Brennnessel Chicorée Sojabohnen Milchprodukte

STECKBRIEF JOD

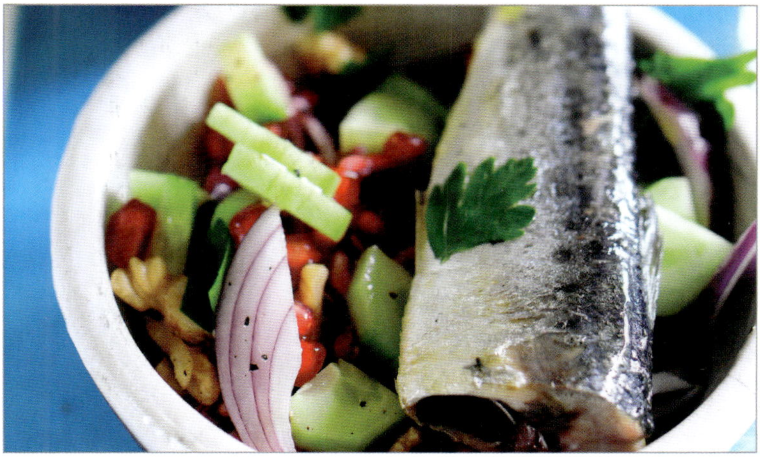

Jod ist immer wieder mal in der Diskussion – sind wir nun im Mangel und müssen alle Jodsalz nehmen? Oder sind wir durch die flächendeckende Jodierung von Brot, Fertigwaren und Tierfutter alle schon überjodiert und vergiftet? Ein kleiner Ausflug in die anorganische Chemie soll helfen, den Jodstoffwechsel etwas genauer zu verstehen.

Wozu der Körper Jod benötigt

Jod ist ein essenzielles Spurenelement, das von sehr vielen Körperzellen benötigt wird. Besonders hoch ist der Speicheranteil in den Schilddrüsenzellen. 70 Prozent des im Körper gespeicherten Jods befindet sich allerdings in anderen Körperzellen, z. B. Brustdrüse, Magen- und Darmschleimhaut, Mundschleimhaut und Thymus. In den Schilddrüsenzellen wird es gebraucht für den Aufbau der Schilddrüsenhormone T3 und T4. T3 (Trijodthyronin) beinhaltet drei Jodatome, T4 (Thyroxin) beinhaltet vier Jodatome. Aber auch Brust- und Eierstockzellen, Gehirnzellen, hormonproduzierende Zellen sowie Immunzellen benötigen Jod. Nach neuerer Forschung ist Jod auch entscheidend zur Einleitung der Apoptose, des programmierten Zelltodes. Eine Hemmung der Apoptose kann beispielsweise zu Krebs führen. Daneben trägt Jod zur Abwehr von oxidativem Stress bei und vermindert dadurch das Tumorrisiko.

Die Empfehlung für die tägliche Jodzufuhr eines Erwachsenen lautet 180 bis 200 Mikrogramm Jod. Das gilt als ausreichend, um einen Jodmangelkropf zu verhindern. Dies scheint aber in vielen Fällen nicht zu reichen, um den Bedarf der anderen Organe zu decken.

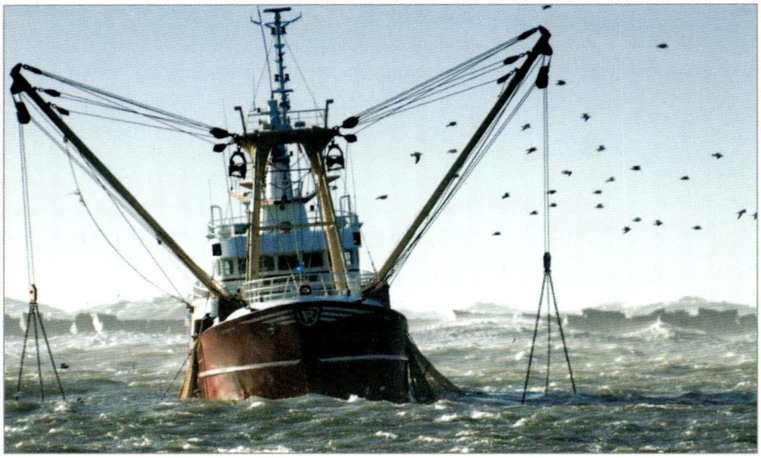

Vor ca. 100 Jahren begann man zunächst in den USA und Kanada, Jod zum Speisesalz hinzuzufügen, um das stark gehäufte Vorkommen von Kropf in vielen Gebieten der USA (sogenannter Kropfgürtel) einzudämmen. Das war erfolgreich, Kröpfe sieht man heutzutage dort kaum noch. Auch in Deutschland gab es vor der Jodierung von Lebensmitteln vor allem in den küstenfernen Regionen häufig diese krankhafte Vergrößerung der Schilddrüse.

Jodmangel führt zu verschiedenen Beschwerden, z. B. Kropf, Schilddrüsenunterfunktion und Kretinismus, einer Entwicklungsstörung bei Neugeborenen aufgrund eines Mangels an Schilddrüsenhormonen. Nach Dr. David Brownstein, einem amerikanischen Arzt und Schilddrüsen-Spezialisten, ist Jodmangel ein wichtiger Co-Faktor bei Brustkrebs und Mastopathie, einer gutartigen Veränderung des Drüsengewebes der Brust, aber auch bei vielen anderen Erkrankungen, wie z. B. Hashimoto Thyreoiditis, Fibromyalgie und Störungen der Eierstöcke sowie der Prostata.

Jod kommt in Nahrungsmitteln in sehr geringen Mengen vor, vor allem in Seefisch (besonders Seelachs und Schellfisch), Meeresfrüchten und Algen. Menschen, die sich überwiegend vegetarisch oder vegan ernähren, können daher schnell in einen Jodmangel geraten. Japaner ernähren sich z. B. sehr jodreich. Durch die traditionelle algen- und seefischhaltige Kost nehmen sie täglich ca. 12 Milligramm Jod zu sich, das ist ca. 60-mal so viel wie ein Deutscher.

Speisesalz wird in Deutschland oft in geringen Mengen mit der Jodverbindung Jodat angereichert (25 Milligramm pro Kilogramm Salz). Jodat wird im Darm zu Jodid umgewandelt. Auch viele Fertiglebensmittel, speziell Fast Food, aber auch Brot, Käse und Fleischwaren enthalten Jodat in Folge ihres hohen Speisesalzanteils. Jod im Tierfutter erhöht auch den Jodgehalt von Fleisch, Milchprodukten und Eiern.

Jodmangel oder Jodüberfluss – das ist hier die Frage

Fakt ist, dass zwar die Jodmangelstruma – der Kropf – heutzutage ein sehr seltenes Krankheitsbild ist, dass aber Schilddrüsenerkrankungen (Unterfunktion, chronische Entzündung der Schilddrüse, Typ Hashimoto) massiv zunehmen. Gibt es einen Zusammenhang zur Jodversorgung?

Um dies zu klären, schauen wir wieder in unsere Zelle – wie sieht es dort mit der Jodversorgung aus? Nehmen wir der Einfachheit halber eine Schilddrüsenzelle.

Das aus der Nahrung aufgenommene Kaliumjodid wird in die Schilddrüsenzelle transportiert. Und so wie ein Mensch, der einen Kaffee will, keine trockenen Kaffeebohnen kaut, sondern daraus erst mal ein schmackhaftes Getränk braut, muss das zugeführte Kaliumjodid in der Zelle in eine Form umgewandelt werden, die sie verarbeiten kann – es muss bioverfügbar gemacht werden. Dafür braucht es zwei Zutaten: das Enzym Thyreoperoxidase (TPO) und Wasserstoffperoxid. Erst das aktivierte Jod kann vom Körper zum Aufbau der Schilddrüsenhormone T3 und T4 genutzt werden.

Bei einer weit verbreiteten Autoimmunerkrankung, der Hashimoto Thyreoiditis, wird über Antikörperbildung jetzt genau dieses Enzym – die TPO – blockiert, es kommt zu einer Störung bei der Bildung der Schilddrüsenhormone.

Der zweite Aktivierungsfaktor Wasserstoffperoxid ist eine stark ätzende Substanz, die Sie vielleicht aus Zahn- und Haarbleichmitteln kennen. Zum einen wird diese Substanz nur in kleinsten Mengen gebildet und zum anderen hat die Zelle einen natürlichen Schutz vor möglichen Schäden durch Wasserstoffperoxid: das Enzym Glutathionperoxidase. Das braucht allerdings Selen und die Aminosäuren Serin und Cystein, damit es korrekt zusammengebaut werden kann. Hier ist sehr häufig Selen der limitierende Faktor, da unsere Böden an Selen verarmt sind.

Doch damit nicht genug: Selbst wenn alle Co-Faktoren ausreichend vorhanden sind, gibt es jetzt noch drei chemische Störenfriede: Fluor, Brom und Chlor, die wie Jod zur chemischen Gruppe der Halogene gehören. Sie sind Gegenspieler des Jods und können den Jodrezeptor der Zellen blockieren und auch den Transport des Jods stören.

Fluoride sind oft in der Zahnpasta, zum Teil im Trinkwasser und auch in Speisesalz. Außerdem finden sie sich in vielen Medikamenten, speziell in Psychopharmaka. Brom ist als Bromid ebenfalls Bestandteile vieler Medikamente und wird auch als Desinfektionsmittel, z. B. im Schwimmbad- und Saunabereich, eingesetzt. Weltweit ist es als Schädlingsbekämpfungsmittel im Einsatz. In Deutschland ist es zwar seit 2006 verboten, wird in anderen Ländern aber unvermindert eingesetzt und kommt so mit Importware auch auf unsere Teller. Denselben Anti-Jod-Effekt hat Chlor, was hierzulande zwar meist nicht im Trinkwasser angereichert ist, uns aber auf Auslandsreisen Probleme verursachen kann. Das Halogen Chlorid (Bestandteil von Salzen, z. B. Natriumchlorid, unser Speisesalz) ist dagegen hilfreich. Es erhöht die Ausscheidung von Brom über die Nieren.

Aufgrund dieser Vielzahl limitierender Faktoren geht die internationale Forschung trotz ausreichender bis übermäßiger Zufuhr an Kaliumjodid von einem Mangel an **aktivem** Jod in der Bevölkerung aus. Verschiedene Studien zeigen, dass trotz der flächendeckenden Jodierung von Lebensmitteln die Bioverfügbarkeit von Jod in der Bevölkerung ständig abnimmt.

Wie die Jodversorgung beim Einzelnen aussieht, kann nur ein Labortest feststellen. Wir messen bei vielen Patienten trotz Verwendung von Jodsalz einen ausgeprägten Mangel an aktivem Jod, was eine mögliche Erklärung dafür sein kann, warum so viele Menschen an einer Autoimmunerkrankung der Schilddrüse mit Tendenz zur Schilddrüsenunterfunktion leiden.

Nach Dr. Brownstein liegen die Ursachen für einen Jodmangel vorrangig in der Ernährung: zu wenig Fisch oder Algen, vegetarische oder vegane Ernährung und Ernährung mit raffiniertem Speisesalz, dem wichtige Spurenelemente entzogen wurden. Der Schlüssel zu einer optimalen Jodversorgung liegt also weniger in der Verwendung von Jodsalz, sondern in einer Ernährung, die sämtliche Synthese- und Umwandlungsfaktoren ausreichend zur Verfügung stellt und Stoffe meidet, die diese Prozesse behindern. Dazu gehört der regelmäßige Verzehr von Seefisch oder Algen, Sesam oder Kokos speziell für die Zufuhr von ausreichend Selen und die Verwendung von naturbelassenem Stein- oder Meersalz, das allerdings keine eigene Jodquelle darstellt.

Das ersetzt im Falle einer Schilddrüsenerkrankung natürlich nicht die sachgerechte Behandlung durch einen Arzt bzw. Therapeuten.

EIN WORT ZU VITAMIN D

Zum Zeitpunkt seiner Entdeckung im Jahre 1919 hielt man diese Substanz für ein Vitamin, was Cholecalciferol – wie seine chemische Fachbezeichnung richtig lautet – in Wirklichkeit gar nicht ist.

Erst seit einigen Jahren ist bekannt, dass dieser Stoff hormonartige Wirkungen entfaltet und in unserem Organismus eine Unzahl von Aufgaben zu erfüllen hat. Vitamin D reguliert ca. zehn Prozent unserer Gene und nimmt damit Einfluss auf ihre korrekte Funktion. Auch für Immunsystem und Nervensystem ist es von immenser Bedeutung.

Heute wird eine Vielzahl von modernen Zivilisationskrankheiten mit Vitamin-D3-Mangel in Verbindung gebracht: Depressionen, Schlafstörungen, chronische Müdigkeit, Übergewicht, Bluthochdruck, bestimmte Krebserkrankungen, multiple Sklerose und viele mehr.

In unseren Breiten leiden fast alle Menschen an einem gravierenden **unerkannten** Vitamin-D_3-Mangel, selbst wenn sie sich noch so gesund ernähren. Warum?

Zwar können einige Nahrungsmittel geringfügig zur Vitamin-D-Versorgung beitragen (z. B. Tiefseefisch und Eier), das reicht aber in keinem Fall aus, um den Bedarf unserer Zellen zu decken. Wir bräuchten Vitamin D auch gar nicht zu essen, unser Körper kann es selbst herstellen. Das funktioniert allerdings nur, wenn die Haut der UVB-Strahlung der Sonne ausgesetzt ist. Der UVB-Anteil der Sonnenstrahlung hängt dabei von Sonnenstand und Breitengrad ab. In den Wintermonaten (Oktober bis März) ist es in Mitteleuropa z. B. nicht möglich, im Freien ausreichend UVB-Strahlung zu tanken. Es wäre daher notwendig, sich in den übrigen Monaten möglichst häufig der Sonne auszusetzen, um seine Speicher an Vitamin D zu füllen, natürlich ohne sich in der Sonne zu »rösten«. Mehrmals pro Woche zwischen 11 und 15 Uhr mindestens Gesicht und Arme für 10 bis 15 Minuten ohne Sonnenschutz der Sonne auszusetzen ist das absolute Minimum. Schon ein Sonnenschutzfaktor 15 blockiert die Vitamin-D-Produktion zu 99,5 Prozent!

Allerdings: Je stressiger unser Alltag, desto mehr Zeit verbringen wir mit unserer Arbeit, und das meistens in geschlossenen Räumen. Deshalb unser Tipp: Nehmen Sie sich ganz gezielt mittags einen Teil Ihrer Mittagspause, um neben einer nährstoffreichen Mahlzeit draußen auch eine Viertelstunde Sonne und damit Vitamin D zu tanken! Wenn die Sonne denn überhaupt scheint ...

Wenn Stress an die Nährstoffsubstanz geht: Pyrrolurien

Ein Körper im Alarmzustand verbraucht mehr Nährstoffe, und zwar auf der ganzen Linie. Das ist bei jedem Menschen so.

Manche Menschen haben aber ganz besonders unter dieser Auswirkung von Stress zu leiden, weil sie aufgrund einer Stoffwechselstörung unter Stress über den Urin essenzielle Nährstoffe in überproportionalen Mengen verlieren: Zink, Vitamin B_6, Mangan und in einigen Fällen auch Chrom. Diese Stoffe bilden komplexe Verbindungen, sogenannte Pyrrole, die sich mit einem unkomplizierten Urintest nachweisen lassen. Nach Expertenschätzungen sind davon ca. zehn Prozent der Bevölkerung betroffen. Dies haben amerikanische Fachärzte schon in den 1960er-Jahren erkannt und ihre Patienten durch Ernährungsumstellung und entsprechende Nährstoffgaben erfolgreich behandelt.

Zink, Mangan und Vitamin B_6 sind essenzielle, also lebensnotwendige Nährstoffe, die in einer Vielzahl von Stoffwechselprozessen eine Rolle spielen. Beim Zusammenbau unserer Neurotransmitter ebenso wie für die richtige Funktion unseres Immunsystems, den Kohlenhydratstoffwechsel und vieles mehr. Allein Zink ist an mindestens 300 Stoffwechselvorgängen in unserem Organismus beteiligt.

Mangel an diesen Mikronährstoffen zeigt sich in vielfältigen oft sehr diffusen Symptomen. Müdigkeit und Leistungsminderung bis hin zur chronischen Erschöpfung aber auch Ängste, depressive Verstimmungen, Schlafstörungen, Magen- und Darmbeschwerden und Schilddrüsenstörungen sind die Folge.

Betroffene müssen diese fehlenden Mikronährstoffe unbedingt auffüllen, eine gezielte Nahrungsmittelauswahl kann hier unterstützen. Sinnvoll ist aber in jedem Fall eine labormäßige Abklärung und sachgerechte Behandlung durch einen kompetenten Therapeuten.

Gute Zinkquellen sind rotes Fleisch, Fisch und Meeresfrüchte sowie Beeren und Sonnenblumenkerne, Mais, Weizenkleie, Leber (Schwein/Kalb) und Austern.

Vitamin B_6 findet sich besonders in Kartoffeln, Bananen, Linsen, Bierhefe und Spinat. Manganreich sind Haferflocken, Weizenvollkorn, Haselnüsse, Weizenkeime, Walnüsse, Mandeln, weiße Bohnen, Vollkornprodukte und Kakao.

Mit LOGI(k) gegen Stress

Kommen wir nun von der Zellperspektive zurück auf Ihren Teller. Und jetzt ist tatsächlich ganz logisch, was sich dort finden muss, damit Sie nicht nur gegen Stress, sondern auch gegen Krankheit und Degeneration gut gewappnet sind.

Eine Ernährung, die der Zelle alles Erforderliche zuführt, muss eine hohe Nährstoffdichte haben und die erforderlichen Nährstoffe in den richtigen Mengenverhältnissen enthalten. Was nicht gebraucht wird, kommt auch nicht rein. Dann geht es unseren Zellen gut, und wir sind topfit. Ernähren wir uns anders, bleiben Folgen für den Organismus nicht aus. Genau wie beim Auto: Tanken wir Benzin in ein Dieselfahrzeug (was einem Kollegen von uns tatsächlich in der Alltagshektik mal passiert ist), ist ein Motorschaden garantiert. Deshalb machen wir das eben genau nicht. Motorschaden kostet richtig Geld, das tut weh. Zellschaden kostet auch. Tut allerdings oft ziemlich lange nicht weh und geht auch nicht direkt ans Geld. Zeitversetzt, oft Jahre später, geht er allerdings an die Gesundheit. Und wenn wir dort bereits Symptome spüren, ist der Schaden oft schon so groß, dass Ihnen in der Autowerkstatt der Meister sagen würde: reparieren lohnt nicht mehr, kaufen Sie ein Neues. Dumm nur, dass es keinen Lieferservice für Ersatzgesundheit gibt.

Wir brauchen also eine »artgerechte« Ernährung. Um zu schauen, wie diese aussehen kann, lohnt sich ein Ausflug in unsere Ernährungsgeschichte. Ein Schnelldurchgang zeigt: Da ist heute fast gar nichts mehr, wie es war.

Kleine Zeitreise in die Steinzeit gefällig?

»Wir sind Steinzeitmenschen, die im Zeitalter der Raumfahrt leben.«

Loren Cordain

Wer bei Steinzeit an Fred Feuerstein und Barney Geröllheimer denkt, ist übrigens im falschen Film gelandet! Unsere Vorfahren waren als Jäger und Sammler unterwegs und das ca. 2,5 Millionen Jahre lang. Kein Supermarkt weit und breit, auf der Suche nach Nahrung waren sie täglich ungefähr 15 bis 20 Kilometer zu Fuß (!) unterwegs. Das Fleisch, das sie aßen, stammte von Wildtieren, Kohlenhydrate gab es als Obst, Gemüse und Wurzeln, damals stärkearm, aber nährstoffreich. Milchprodukte waren unbekannt – versuchen Sie mal, eine Hirschkuh dazu zu motivieren, sich melken zu lassen! Getreide gab es nicht, lediglich ein

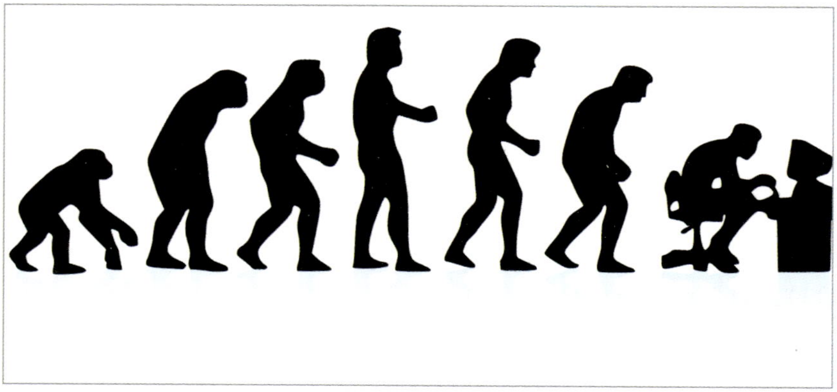

paar Gräser. Und auch der Salzstreuer fehlte auf dem steinzeitlichen Frühstückstisch. Der einzige »raffinierte« Zucker, den sie gelegentlich zur Verfügung hatten, war Honig. Fette waren vorwiegend tierische Fette, besonders aus Knochenmark und Gehirn. Der Großteil der Fette waren einfach oder mehrfach ungesättigte Fette, mit einem hohen Anteil an Omega-3-Fettsäuren. Kein Croissant, keine Schokolade, keine Burger, keine Tütensuppe, kein Kaffee und keine Cola. Und trotzdem hat es nicht nur gereicht, satt zu werden, sondern sogar dafür, dass wir uns genau durch diese Art der Ernährung zu dem entwickelt haben, was wir heute sind:

WISSENSWERTES: FETTKONSUM UND HIRNENTWICKLUNG

Unser Gehirn macht nur etwa zwei Prozent unserer Körpermasse aus, beansprucht aber ca. ein Viertel der Energie. Evolutionär hat sich die Entwicklung hin zu unserem menschlichen Gehirn vor ca. zwei Millionen Jahren vollzogen. Parallel dazu bildeten sich Kiefer, Kaumuskeln und Darm zurück – im Vergleich zu einem reinen Pflanzenfresser haben wir einen relativ einfach konstruierten Verdauungsapparat, was ein Hinweis dafür ist, dass unser Organismus für Mischkost »konstruiert« ist. Ohne fettreiche Ernährung hätte unser Hirn so nicht entstehen können, die richtigen Fette in der richtigen Menge sind also auch heute noch für eine optimale Hirnentwicklung und -funktion essenziell. Dabei ist das Verhältnis der vorliegenden Fettsäuren untereinander von erheblicher Bedeutung für die geistigen Fähigkeiten und deren reibungsloses Funktionieren bis ins hohe Alter.

Uschi Eichinger, Kyra Hoffmann: Der Burnout-Irrtum, systemed Verlag, Lünen, S. 61

Von der Steinzeit in die Designerküche

Vor ca. 10.000 Jahren wurden wir sesshaft, wir fingen an, Getreide anzubauen und Viehzucht zu betreiben. Beides entwickelte sich stetig weiter, jeweils im Rahmen der technischen und organisatorischen Möglichkeiten. Vor ca. 200 Jahren brachte die industrielle Revolution gigantische Umbrüche, der Übergang von der Agrar- zur Industriegesellschaft wurde eingeläutet. Gleichzeitig entfernten sich Produktion und Verzehr von Lebensmitteln immer weiter voneinander. Die flächendeckende Anwendung von elektrischem Strom seit Mitte des 19. Jahrhunderts tat einiges dazu, Herstellung, Kochen, Haltbarmachen, Kühlung etc. von Nahrung zu verändern. Vieles wurde einfacher und billiger, Zucker zum Beispiel, aber durch die industrielle Verarbeitung auch nährstoffärmer. Erst seit knapp 200 Jahren haben wir also solche Dinge wie raffinierten Zucker und Weißmehl in großen Mengen in unserer Nahrung.

Die letzten 50 Jahre wurden der Siegeszug der genetischen Beeinflussung und ausgeklügelten Chemie im Essen. Heute werden wir überschwemmt von »Design-Food«, Nahrungsmitteln, die zu großen Teilen im Labor entstehen und die die Bezeichnung Lebensmittel nicht verdienen. Formfleisch und Analogkäse, Hühner-Tütensuppe, die noch nie ein Huhn gesehen hat, Getränke aus Wasser, Zucker, Farbstoff und Aroma. Bunt, schrill, süß. Und ungenießbar …

Erzeugung und Verzehr von Lebensmitteln haben sich inzwischen noch weiter voneinander entfernt. Inzwischen glauben Kinder, Kühe seien lila und wissen nicht mehr, zu welcher Zeit welche Obst- und Gemüsesorten reifen und wie sie heißen.

Das alles hat weitreichende Folgen für unsere Gesundheit: Die Zellen werden bombardiert mit Stoffen, die sie nicht brauchen, essenzielle Stoffe fehlen stattdessen. Eine dramatische Zunahme von Allergien, Stoffwechselstörungen, Herz-Kreislauf-Erkrankungen und Autoimmunerkrankungen sind die Folge. Und es hat Auswirkungen auf unsere Ernährungsgewohnheiten – wir geben heute für Süßigkeiten und Schokolade genauso viel aus wie für Rindfleisch, wie Pierre Weill in seinem hochinteressanten Sachbuch »Schwer verdaulich: Wie uns die Ernährungsindustrie mästet und krank macht« beschreibt.

Warum die Zelle LOGI liebt

LOGI steht für »Low Glycemic and Insulinemic Diet«: Eine Ernährung zur Förderung niedriger Blutzucker- und damit Insulinspiegel also. Diese Ernährungsform richtet sich nicht nur, wie man vielleicht meinen könnte, an Menschen mit Blutzuckerstörungen oder Diabetes. LOGI ist viel mehr. Sie ist eine auf wissenschaftlicher Forschung basierende und dennoch alltagstaugliche Ernährungsform.

Ernährungsempfehlungen werden der guten Übersicht halber häufig durch Pyramiden dargestellt. Schauen Sie sich doch einmal die LOGI-Pyramide an:

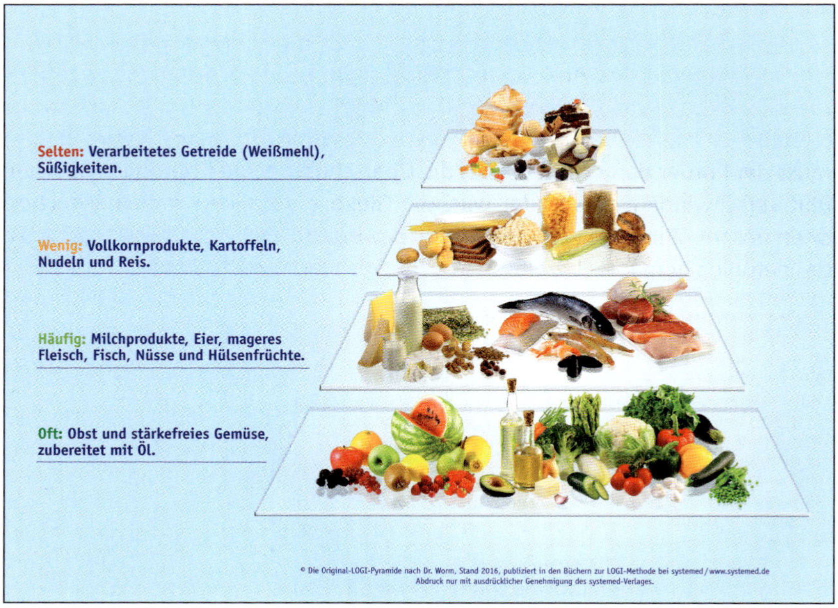

Mit dieser Zusammensetzung wird LOGI den Bedürfnissen unserer Zellen und damit unseres Organismus gerecht. Was steckt dahinter?

Wer in den letzten 40 Jahren das Thema Ernährung in der Öffentlichkeit ein wenig verfolgt hat, kann sich sicher noch an die alten Ernährungspyramiden erinnern, in denen die unterste Stufe aus Getreideprodukten wie Brot und Nudeln sowie Kartoffeln und Reis bestand. Die sogenannten Sättigungsbeilagen sollten also mengenmäßig am meisten verzehrt werden. Fett – besonders die gesättigten Fettsäuren – wurde verteufelt, maximal Pflanzenfette sollten ja so gesund sein, und Kohlenhydrate wurden als Schlank- und Fitmacher gepriesen. Interessanterweise begann parallel zu diesen Empfehlungen das Durchschnittsgewicht der Bevölkerung in den Industrienationen rasant zu steigen – in Deutschland sind mehr als 50 Prozent der Bevölkerung mittlerweile übergewichtig. Stoffwechselerkrankungen wie Diabetes Typ 2 nehmen seither deutlich zu.

Dabei sind es vorrangig die Kohlenhydrate und in besonderem Maße die stark verarbeiteten Kohlenhydrate in Kombination mit einem Mangel an den richtigen Fettsäuren, die diese Entwicklung verursacht haben und immer noch verursachen.

Wie kommt die Nudel auf die Hüfte?

Wenn wir Kohlenhydrate zu uns nehmen – egal, ob Zucker oder Stärke –, zerlegt sie unser Verdauungsapparat in Glukosemoleküle, die dann ins Blut aufgenommen werden. Dabei hängt es von vielen Faktoren ab, wie schnell das geht, zum Beispiel von der Struktur des Kohlenhydrats und seinem Verarbeitungsgrad. Der Zucker aus Süßigkeiten ist blitzschnell im Blut, der aus Weißmehl viel schneller als der aus Vollkorn. Weil zu viel Zucker im Blut jedoch gefährlich ist, muss der Körper dafür sorgen, dass die Überschüsse schnellstmöglich aus dem Blut verschwinden. Verwendet wird die Glukose vor allem in den Mitochondrien unserer Zellen, die Energie daraus gewinnen. Sind wir körperlich aktiv, ist das natürlich prima, die bereitgestellte Energie wird sofort verbraucht.

Wie kommt die Glukose nun in die Zelle?

Der Organismus überwacht ständig die Blutzusammensetzung. Stellt die Überwachung Zucker fest, geht eine Meldung an die Bauchspeicheldrüse: »Zuckerlieferung eingetroffen, bitte Zellen informieren!« Daraufhin schickt die Bauchspeicheldrüse das Hormon Insulin auf den Weg. Sein Job: an der Oberfläche der Zelle an Insulinrezeptoren anzudocken und zu sagen: »Mach die Tür auf, es ist Glukose da!« Sozusagen lauter kleine Boten, die an den Zellen klingeln. Wenn alles seinen richtigen Gang geht, dann öffnet die Zelle den Zugang für die Glukose, und sie kann ihrer Verwendung zugeführt werden. So weit, so gut.

Problematisch wird die Sache allerdings, wenn auf einmal viel zu viel Glukose kommt – vielleicht wurde die Tafel Schokolade auf einmal genascht – oder dauernd Nachschub im Blut landet, wenn z. B. die 250 Gramm Gummibärchen gleichmäßig über den Tag verteilt gegessen werden. Dann sind alle Zellen schon »voll«, und es ist immer noch viel Zucker im Blut. Die Zelle kann nichts mehr aufnehmen, aus dem Blut muss der Zuckerüberschuss aber verschwinden. Jetzt ist guter Rat teuer. Für solche Situationen hat unser Biocomputer eine Superlösung: »Prima, wenn ich die Glukose jetzt nicht in den Zellen loswerde, dann muss ich sie halt bunkern!«

Als Glukose geht das nur sehr begrenzt, aber eine andere Energieform lässt sich vom Körper wunderbar und lange speichern: Fett. Also: Problem erkannt, Problem gebannt, wir bauen ein Fettpölsterchen. Und wenn mal keine Glukose da ist, dann können wir das wieder auflösen. Die erforderlichen Hilfsstoffe für den Einbau in Form von Omega-6-Fettsäuren (Sie erinnern sich, Sonnenblumen- und Distelöl) haben wir wahrscheinlich reichlich auf Lager, wenn wir brav die Pflanzenöle zu uns nehmen wie empfohlen. Nun wartet das Pölsterchen auf schlechte Zeiten. Wenn wir aber jeden Tag unsere empfohlenen Kohlenhydratmengen verzehren und aus Frust über den allgegenwärtigen Stress dann auch noch massenweise Schokolade, Kekse & Co., dann tritt diese Situation quasi nie ein.

Aber nehmen wir jetzt mal an, wir haben tatsächlich so eine Mangelphase. Dann kommt es jetzt auch noch darauf an, wie viel Fettverbrennungs-Turbostoffe wir auf Lager haben. Die Rede ist von Omega-3-Fettsäuren. Deren Aufgabe ist es nämlich, die Fettverbrennung anzukurbeln, sie sind sozusagen die Gegenspieler ihrer Verwandten, der Omega-6-Fettsäuren. Meistens fehlen sie, und dann können wir unser Pölsterchen nicht verbrennen. Dann bleibt's halt auf der Hüfte sitzen.

Wenn die Zelle nicht mehr aufmacht

Haben wir ständig zu viel Kohlenhydrate im Essen, dann entsteht gleich noch ein ganz anderes Problem: die Insulinresistenz. Zucker im Blut = Insulinausschüttung = Info an die Zelle: »Mach die Tür auf!« Ist die Zelle voll, dann geht nix mehr rein, also öffnet die Zelle die Tür nicht. Das hindert das Insulin aber nicht daran, weiter zu »klingeln«, das macht ja schließlich auch nur seinen Job. Und wenn noch viel Zucker im Blut ist, dann klingelt es eben die ganze Zeit. »Wird schon mal irgendwann reagieren, diese doofe Zelle«, denkt es sich vielleicht. Und – tatsächlich – die Zelle reagiert. Allerdings anders, als sich das unser Insulinmolekül vorgestellt hat. Die Zelle ist nämlich einfach nur genervt. So, wie Sie wahrscheinlich genervt wären, wenn 24 Stunden an Ihrer Tür jemand klingeln würde. Und wenn alle Versuche, das Klingeln zu ignorieren nichts brächten, würden Sie vielleicht irgendwann einfach die Klingel abstellen. Schluss, aus, basta, Ruhe!!!!! So ähnlich macht das die Zelle auch. Sie stellt die Klingel ab, ihre Rezeptoren reagieren einfach nicht mehr auf das nervige Insulin. Und weil die Bauchspeicheldrüse nun verzweifelt versucht, ihren Teil des Jobs zu machen und dafür zu sorgen, dass der Zucker in die Zelle kommt, schickt sie einfach mehr Boten aus, der Insulinspiegel steigt. Irgendwann reagiert dann auch unsere Zelle wieder, aber nur noch auf die erhöhten Insulinmengen.

Diese anhaltend hohen Insulinspiegel haben also ihre erwünschte Wirkung, aber eine ganze Menge unerwünschter Wirkungen haben sie außerdem. Sie fördern die Entstehung von Bluthochdruck, Blut- und Harnsäurewerte verschlechtern sich, und irgendwann hat auch die Bauchspeicheldrüse keine Kraft mehr für ständige Überstunden im Hochleistungsmodus. Sie gibt auf und produziert kein Insulin mehr. Wenn das passiert, sind wir im Diabetes, der »Zuckerkrankheit« angekommen. Und zwar beim Diabetes Typ 2, der früher Altersdiabetes hieß. Mittlerweile sind Menschen aller Altersgruppen, ja sogar schon Kinder betroffen. Und das ist keine Frage der Gene, sondern der falschen Ernährung.

Der Weg aus dieser Sackgasse heißt kohlenhydratarme Ernährung. Insulinresistenzen lassen sich bis zu einem gewissen Grad tatsächlich rückgängig machen, bereits bestehender Diabetes kann in seiner Stärke abgemildert werden. Kohlenhydrate sind keine essenziellen Nährstoffe, und wenn wir sie schon zu uns nehmen, dann doch bitte in moderaten Mengen und in der richtigen Qualität. Heißt: kaum oder wenig stark verarbeitete Kohlenhydrate in Form von Brot, Mehl, Nudeln, Zucker und Reis und auch wenig Stärkebildner wie z. B. Kartoffeln. Dafür viel Gemüse, das neben sehr geringen Kohlenhydratmengen noch eine Menge an Powerstoffen für die Zelle liefert. Dazu noch ausreichend Eiweiß in guter Qualität und die richtigen Fette, und fertig ist die zellgerechte Ernährung.

Eigentlich **LOGI**sch, oder?

Einfach, lecker, alltagstauglich

Vielleicht finden Sie alles, was wir beschreiben, nachvollziehbar und sogar sinnvoll, haben aber grad das Gefühl: »Ach Du liebe Güte, jetzt soll ich mich in meinem ganzen Stress auch noch um gesunde Ernährung kümmern! Das hat mir gerade noch gefehlt ...«

Die gute Nachricht: LOGI ist extrem einfach und auch superleicht in den Alltag zu integrieren. Sie müssen nichts wiegen und messen und auch keine komplizierten Tabellen auswendig lernen. Wenn Sie ein paar einfache Prinzipien verinnerlichen, dann geht es fast von selbst. Und es schmeckt. Das ist auch besser so, denn sonst hält das ja kein Mensch durch.

Die Menge macht das Gift

Wie viel braucht unsere Zelle jetzt von den einzelnen Nahrungsbestandteilen, damit es ihr gut geht? Schauen wir wieder in die Geschichte:

Aufgrund von Forschungen, z.B. von Loren Cordain, einem amerikanischen Evolutionsbiologen, können wie abschätzen, wie groß die jeweiligen Nährstoffanteile damals waren. Die Nahrung der Jäger und Sammler bestand höchstwahrscheinlich zu 19 bis 35 Prozent aus Eiweiß, zu 20 bis 40 Prozent aus (natürlichen unverarbeiteten und damit nährstoffreichen) Kohlenhydraten und zu 28 bis 47 Prozent aus Fett.

Entscheidend ist hier, dass der Kohlenhydratanteil ausschließlich natürliche Kohlenhydrate im Nährstoffverbund der jeweiligen Kohlenhydratquelle waren. Das ist deshalb von Bedeutung, weil die Kohlenhydrate so sehr viel langsamer ins Blut aufgenommen werden und somit weder die gefährlichen Blutzuckerspitzen noch die nachfolgenden Unterzuckerungen mit Heißhungerattacken auslösen, die wir heute durch eine stark glukosehaltige Mahlzeit im Organismus verursachen.

Kohlenhydrate machen hungrig

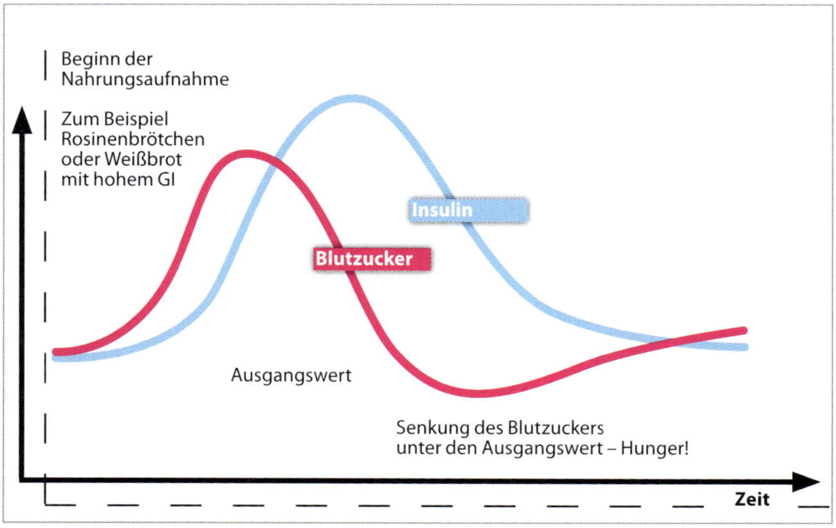

Quelle: Franca Mangiameli: Die LOGI-Akademie, systemed Verlag, Lünen, S. 8

Deshalb ist es LOGIsch, auf die tägliche Gesamtmenge der Kohlenhydrate zu achten:

- **Für gesunde Aktive: bis 140 Gramm Kohlenhydrate am Tag**
- **Für aktive Übergewichtige: bis 100 Gramm Kohlenhydrate am Tag**
- **Für bewegungsarme Übergewichtige und Diabetiker: 60 bis 80 Gramm Kohlenhydrate am Tag**

Aber eben: Kohlenhydrate in Form von stärkearmem Gemüse und Obst, kaum oder wenig Brot, Nudeln, Reis und Kartoffeln.

Die Energiezufuhr soll jeweils zu 20 bis 30 Prozent von Eiweiß und von Kohlenhydraten kommen, gesunde Fette dürfen dann die fehlenden 40 bis 60 Prozent liefern. Da Fett eine wesentlich höhere Energiedichte als Kohlenhydrate hat (1 g Fett liefert 9 kcal, 1 g KH 4 kcal), ist sein Anteil entsprechend hoch.

Man nehme … Was laden wir dem Körper auf?

Die Zusammensetzung Ihrer Mahlzeit entscheidet also, wie schnell der Blutzucker ansteigt. Je niedriger der Kohlenhydratgehalt eines Lebensmittels, desto niedriger der Blutzuckeranstieg. Fisch, Geflügel, Fleisch und Eier sowie die meisten Salat- und Gemüsearten haben so wenig Einfluss, dass er vernachlässigt werden kann. Milch und Milchprodukte wirken über den Milchzucker geringfügig auf den Blutzucker, der Milchzucker in Käse ist bereits vergoren, sodass er praktisch keinen Einfluss hat.

Lebensmittel	Menge)	Kohlenhydratgehalt
Nudeln	60 g (150 g gekocht)	46 g
Hirse	60 g (150 g gekocht)	41 g
Mais	60 g	39 g
Vollkornbrötchen	1 Stück (60 g)	26 g
Brötchen (weiß)	1 Stück (60 g)	26 g
Weißbrot	1 Scheibe (45 g)	22 g
Vollkornbrot	1 Scheibe (50 g)	19 g
Kartoffeln	150 g	21 g
Fruchtsäfte wie Apfel- und Orangensaft	200 ml	18 g bis 22 g
Obst-zuckerreich: Banane, Mango, Ananas, Trauben, Kirschen etc.	150 g	ab 15 g bis 32 g
Milch, Joghurt, Quark und Kokosmilch (alle ungezuckert)	150 g	6 g bis 7 g
Hülsenfrüchte, gegart (Linsen, Bohnen, Erbsen, Sojabohnen, Kichererbsen)	150 g	5 g bis 25 g
Obst, zuckerarm: Zitrusfrüchte, Apfel, Birne, Beerenobst, Melone, Papaya, Kiwi etc.	150 g	4 g bis 15 g
Gemüse, Salat und Pilze	150 g	1 g bis 10 g
Nüsse, Kerne	20 g	< 2 g
Frischkäse, Sahne, saure Sahne	1 EL = 20 g	< 1 g
Eier, Fisch, Meerestiere, Käse, Fleisch, Wurst, Fette und Öle	pro Portion	< 1 g
Quelle: Bundeslebensmittelschlüssel		

Quelle: Franca Mangiameli: Die LOGI-Akademie, systemed Verlag, Lünen, S. 35

Ballaststoffe verzögern die Freisetzung von Kohlenhydraten, Eiweiß und Fette verzögern die Magenentleerung, somit verzögern sie auch den Blutzuckeranstieg. Garzeit und Verarbeitungsgrad sind weitere mögliche Blutzuckerbremsen, da von ihnen abhängt, wie weit die Stärke des Lebensmittels aufgeschlossen ist. Die Regel ist: je weniger desto besser. Kartoffelpüree z. B. lässt den Blutzucker stärker ansteigen als Pellkartoffeln, zerkochte Nudeln mehr als bissfeste.

Maß der Wirkung eines kohlenhydrathaltigen Lebensmittels auf den Blutzucker ist der glykämische Index – GI oder Glyx – er gibt in Zahlen die blutzuckersteigernde Wirkung des Lebensmittels an. Dabei dient Traubenzucker als Referenzwert. Ein GI unter 50 gilt als niedrig, von 50 bis 70 als mittel und über 70 als hoch. Zur Bewertung werden Portionen von Lebensmitteln verglichen, die jeweils 50 Gramm Kohlenhydrate enthalten. Wodurch z. B. 50 Gramm Traubenzucker mit 100 Gramm Weißbrot, 600 Gramm Karotten und ca. 1 Kilogramm Kürbis verglichen wurden.

Durch diese Vorgehensweise schnitten allerdings plötzlich Obst- und Gemüsesorten schlecht ab, die eigentlich sehr gesund sind. Karotten mit einem GI von 41 (geschält und gegart) schienen plötzlich gar nicht mehr so toll, Kürbis mit 64 wurde ganz schief angesehen, und die Wassermelone mit 76 kam direkt auf die Strafbank. Daneben nahm sich plötzlich Baguette mit 57 wie ein einigermaßen akzeptables Kohlenhydrat aus, und Roggenbrot aus Sauerteig mit 48 schien fast ein »Superfood«.

Hier konnte etwas nicht stimmen. Ein korrigierender Parameter musste her, der die Lebensmittel tatsächlich wieder vergleichbar macht: die Menge an Kohlenhydraten bezogen auf eine fixe Menge des jeweiligen Lebensmittels – z. B. 100 Gramm – muss berücksichtigt werden. Daraus ergibt sich die sogenannte glykämische Last (GL). Für unsere fünf Kandidaten ergibt sich da gleich ein ganz anderes Bild: Spitzenreiter mit der niedrigsten GL ist jetzt die Karotte mit 2, gefolgt von der Wassermelone mit 4 und Kürbis mit 7. Roggenvollkornbrot folgt im Mittelfeld mit 21, und Baguette weit abgeschlagen mit 34. Alles Werte, die die Blutzuckerrealität eines Lebensmittels deutlich realistischer wiedergeben als der glykämische Index.

Welche Lebensmittel liefern wie viele Kohlenhydrate?

	Portion in g	KH pro Portion	GI	GL
Baguette	30	15	95	14
Vollkornbrot	50	35	58	14
Brauner Reis	180	40	55	22
Cornflakes	30	26	81	21
Nudeln (5 min. gekocht)	200	53	38	20
Nudeln (20 Min. gekocht)	200	49	61	30
Wassermelone	125	6	72	4
Apfel	125	16	38	6
Erdbeeren	125	3	40	1
Linsen	150	18	29	5
Vollmilch	150	7	27	2
Möhren	150	11	47	5
Agavendicksaft	20	16	11	2
Kartoffeln	200	23-36	56-101	15-23

Quelle: Franca Mangiameli: Die LOGI-Akademie, systemed Verlag, Lünen, S. 33

Als niedrig gilt eine GL unter 10, als mittel von 11 bis 19 und als hoch über 20. Addieren Sie die GL aller an einem Tag verzehrten Lebensmittel, dann sind Sie mit weniger als 80 im niedrigen, von 80 bis 120 im mittleren und über 120 im hohen Bereich. Gummibärchen schlagen mit 52 für 100 Gramm da ganz schön zu Buche ...

Die Werte für über 500 Lebensmittel Ihres Alltags finden Sie im Taschenformat im LOGI-Guide von Franca Mangiameli und Nicolai Worm, systemed Verlag, Lünen.

Essen Sie sich stressresistent!

Wenn wir unserer Zelle zuhören, sehen wir also ganz deutlich: Essen ist ein Grundbedürfnis unseres Organismus, aber entscheidend ist nicht, **dass**, sondern **was** und **wie** wir essen. Wir haben die Wahl: Unterstützen wir unseren Organismus in stressigen Zeiten oder fügen wir dem emotionalen Stress im Außen jetzt noch Nährstoffmangel-Giftüberschuss-Stress im Inneren der Zelle zu.

Wie kann es jetzt gelingen, gesunde Ernährung im stressigen Alltag unterzubringen? Und gibt es vielleicht sogar Lebensmittel, die Ihre Zellen ganz besonders gut unterstützen können? Wir haben die besten Praxistipps aus unserem Alltag für Sie zusammengestellt.

LOGI in der Praxis

Fassen wir zusammen: Essen Sie drei Mahlzeiten am Tag mit reichlich Gemüse und Salat, dazu gesunde Fette. Zu jeder Mahlzeit eine Portion Eiweiß aus Fisch, Fleisch, Milchprodukten oder pflanzlichen Eiweißträgern, täglich maximal zwei Portionen Obst.

Brot, Kartoffeln, Reis und Nudeln nur gelegentlich und in geringen Mengen. Zwischen den Mahlzeiten möglichst vier bis sechs Stunden (Insulin-)Pause. Und wenn Snacks, dann am besten kohlenhydratarm, dafür eiweiß- und nährstoffreich.

Essen Sie abwechslungsreich! Monotonie auf dem Teller langweilt nicht nur Ihren Gaumen, sondern auch Ihre Zellen. Als wir noch zu Fuß auf Nahrungssuche waren, hatte speziell unsere pflanzliche Nahrung eine extreme Vielfalt. Heute hat sich bei vielen Menschen eine Einkaufs- und Küchenroutine eingestellt. Eine bestimmte Anzahl »Lieblingsgemüse« kommen regelmäßig auf den Teller, dann gibt es noch die saisonalen Unterschiede, und Experimente machen wir selten. »Was der Bauer nicht kennt, frisst er nicht«, wie das alte Sprichwort schon sagt. Zählen Sie spaßeshalber mal, wie viele Gemüsesorten Sie so **regelmäßig** auf Ihrem Speiseplan haben! Wahrscheinlich kommen die Wenigsten auf mehr als 20. Essen wir immer das Gleiche, reagiert sogar irgendwann das Immunsystem und beginnt, bestimmte Lebensmittel als feindlich einzustufen und zu attackieren.

Meiden Sie die gängigen Allergene: Gluten, das Klebereiweiß in unseren Brotgetreiden, und Kuhmilcheiweiß sind besonders für Menschen mit einem empfindlichen oder schon entzündeten Darm eine Belastung, die Sie Ihrem Verdauungsapparat möglichst nur selten zumuten sollten. Schafs- und Ziegenmilchprodukte sind eine gute Alternative zu Kuhmilch. Sie werden von vielen Menschen deutlich besser vertragen.

Kaufen Sie Ihre Lebensmittel frisch und verarbeiten Sie sie zeitnah. Lange Lagerzeiten reduzieren den Nährstoffgehalt deutlich. Garen Sie die Nahrungsmittel kurz und schonend. Lange Garzeiten zerstören Nährstoffe und erzeugen unter anderem auch schädigende Stoffe, die dann wiederum unsere Zellen belasten und schneller altern lassen.

Damit sind Sie und Ihre Zellen gut für den täglichen Stress gerüstet.

Mit Frühstückspower in den Tag

Die Frage, die unsere Patienten immer am meisten bewegt, ist: »Wenn ich kein oder wenig Brot essen soll, was esse ich denn dann zum Frühstück?«

Brot bzw. Brotabstinenz ist ein echtes Reizthema. Ohne Brot, haben manche Menschen das Gefühl, können sie nicht überleben. Wir sind eine richtige Brotkultur, sogar schon im »Vater unser« heißt es: »Unser täglich Brot gib uns heute...« Interessant ist, dass es eine Menge Kulturen gibt, die überhaupt kein Brot essen, Asien ist ein gutes Beispiel. Es muss also möglich sein, ohne Brot über den Tag zu kommen. Sinnvoll ist es allemal, weil es viel gesünder ist.

GETREIDE – GESUND ODER GEFÄHRLICH?

»Modernes Getreide zersetzt das Gehirn.«

Dr. David Perlmutter

Getreide – schlecht fürs Gehirn? Irgendwie schwer vorstellbar, dass unser harmloses Frühstücksbrötchen solche dramatischen Auswirkungen haben soll. Aktuelle Forschungen zeigen jedoch: Die massive Zunahme degenerativer Hirnerkrankungen wie Demenz und Alzheimer sind eine weitere Folge unseres überhöhten Kohlenhydratkonsums.

Einer der Hauptübeltäter: Gluten, das Klebereiweiß im Getreide, das den Teig gut verarbeitungsfähig und formbar macht. Es ist Bestandteil vieler gängiger Getreidesorten wie Weizen, Dinkel, Roggen, Hafer, Gerste und damit auch von allem, was aus diesen Getreidesorten hergestellt wird. Gluten war nie gut für unsere Gesundheit, heute nehmen Störungen durch Glutenverzehr jedoch exponentiell zu. In den letzten 50 Jahren wurde unser Getreide extrem verändert – eine Folge der auf Höchsterträge ausgerichteten Züchtung. Der Glutengehalt hat sich in dieser Zeit ungefähr verdreißigfacht, andere Quellen sprechen sogar von vierzigfachen Glutenmengen.

Gluten ist in mehrerer Hinsicht problematisch: Lange bekannt ist die klassische Zöliakie (auch: Sprue), eine genetisch bedingte Unverträglichkeitsreaktion unseres Darms auf Gluten. Betroffene leiden unter Verdauungsstörungen wie Durchfällen und Darmkrämpfen, Kinder zusätzlich unter Gedeihstörungen. Sie ist relativ häufig, bleibt aber oft unerkannt. Daneben gibt es auch eine nicht genetisch bedingte *Glutensensitivität*, bei der glutenhaltige Getreideprodukte ebenfalls nicht vertragen werden. Die Folge ist bei beiden Formen eine chronische Darmentzündung, die nicht selten zu einem Leaky-Gut-Syndrom führt, einer durchlässigen Darmschleimhaut. Auch alle anderen Organe können betroffen sein, selbst wenn der Darm symptomfrei ist.

Heute geht die Forschung allerdings davon aus, dass Gluten den nachhaltigsten Schaden an einer ganz anderen Stelle anrichtet als im Darm: in unserem Gehirn.

»Alle degenerativen Erkrankungen, auch solche des Gehirns, (beruhen) letztlich auf Entzündungsprozessen ... Neuesten Ergebnissen zufolge regen Gluten und eine kohlenhydratreiche Ernährung insgesamt die Entzündungskaskade im Gehirn besonders effektiv an.«[1)]

So Dr. David Perlmutter in seinem aktuellen Bestseller »Dumm wie Brot«.

Einschränkungen der kognitiven Leistungsfähigkeit, Aufmerksamkeitsstörungen, Depressionen, Demenz, Alzheimer, Epilepsie, Parkinson, multiple Sklerose, die Liste der möglichen Störungen ist lang.

Können wir also unsere Hirngesundheit über unsere Ernährung beeinflussen? Wir sind davon überzeugt. Wenn wir nicht nur glutenhaltige Getreide, sondern auch alle stark verarbeiteten Kohlenhydrate meiden, und gleichzeitig dem Organismus ausreichend gute Fette und die anderen erforderlichen Nährstoffe zuführen, dann können wir eine Menge dafür tun, dass uns unser Gehirn bis ins hohe Alter mit voller Leistungsfähigkeit treue Dienste leistet.

Aber Achtung: Gluten ist heimtückisch, es möchte seine Fans nicht verlieren. Deshalb versucht es, uns abhängig zu machen. Dr. William Davis beschreibt es in seinem Buch »Weizenwampe« so: »Solange wir also Weizen verzehren, erzeugt die Verdauung morphinartige Substanzen, die sich an die Opiatrezeptoren im Gehirn anheften. Die Belohnung ist eine leichte Euphorie. Wenn diese Wirkung blockiert oder keine Nahrung verzehrt wird, deren Verdauung Exorphine ergibt, kommt es bei manchen Menschen zu einem ausgesprochen unangenehmen Entzug.«[2)]

Rechnen Sie also damit, dass Verzichten nicht ganz leicht fällt. Der »innere Schweinehund« lockt und flüstert »Soooo lecker, nur ein kleines Stückchen. Wird schon nicht so schlimm sein ...«

Da tut Unterstützung gut, und Wissen hilft. Die beste Darstellung der Konsequenzen von Getreidekonsum auf unsere Gesundheit sowie den Stand der neuesten Forschung liefern nach unserer Ansicht die beiden genannten Bücher. In unseren Praxen gehören sie zur »Pflichtlektüre« für unsere Patienten. Wir empfehlen: Lesen Sie beide! Das rüstet Sie auch im Kampf gegen alte Gewohnheiten. Wahrscheinlich werden Sie Ihr Croissant danach mit anderen Augen sehen ...

1)Dr. David Perlmutter: Dumm wie Brot. Wie Weizen schleichend Ihr Gehirn zerstört, Goldmann Verlag 2014, S. 37

2) Dr. William Davis: Weizenwampe. Warum Weizen dick und krank macht, Goldmann Verlag 2013, S. 81

Wenn Sie auf die »übliche« Version – Frühstücksgebäck, Butter und Belag – nicht verzichten wollen, dann wählen Sie Vollkornbrötchen statt Weißmehl. Besser für Darm und Hirn sind natürlich glutenfreie Alternativen. Wir müssen zugeben, dass wir bisher für unseren ganz persönlichen Geschmack noch kein wirklich leckeres glutenfreies Brötchen gefunden haben. Lecker finden wir dagegen glutenfreie Knäckebrote, die mittlerweile in großer Vielfalt angeboten werden.

Vermeiden Sie Wurst oder Schinken mit Nitritpökelsalz und kaufen Sie Milchprodukte von Schaf und Ziege oder von Kühen aus artgerechter Haltung (z. B. »Heumilchkäse«). Essen Sie auch zum Frühstück Gemüse, z. B. Gurke, Tomaten, Radieschen. Wenn Sie süße Aufstriche lieben, dann suchen Sie nach zuckerfreien Varianten, die mit gesunden Alternativen gesüßt sind: Xylit, Erythrit oder Stevia.

Alternative brotfreie Frühstücksvorschläge

Wir haben für Sie einige brotarme bis brotfreie Frühstücksvorschläge zusammengestellt, die Rezepte finden Sie in unserem Rezeptteil.

- Quark-Leinöl-Creme, herzhaft mit Kräutern oder süß mit Früchten
- Glutenfreies Müsli mit Früchten und Mandel- oder Kokosmilch
- Tomate mit Mozzarella
- Gemüsesticks mit Avocadodip
- Spiegeleier mit Schinken
- Gemüseomelett, mit einem kleinen Salat kombiniert
- Erdmandelbrei mit Früchten
- »Power für den Tag«-Shake mit Eiweißpulver
- ... oder den Rest der leckeren Suppe von gestern Abend ...

Super-Food für Ihren Alltag

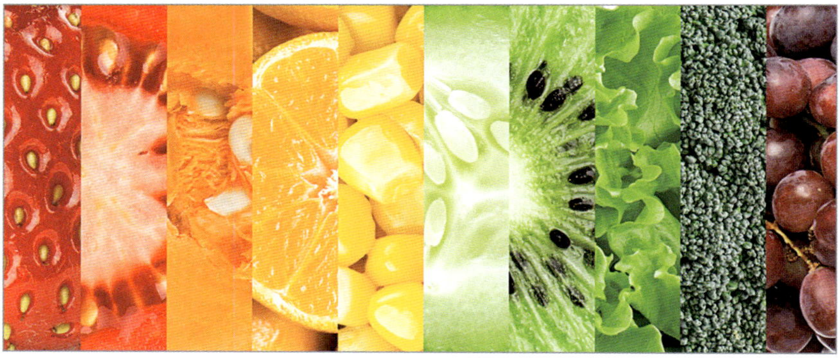

Je länger wir uns mit dem Thema gesunde Ernährung befassen, desto mehr fasziniert uns, was Dinge, die wir alltäglich mit großer Selbstverständlichkeit essen, alles Positives in unserem Organismus bewirken können. Jedes echte Lebensmittel im Sinne eines lebendigen Nahrungsmittels hat eine Menge zu bieten. Wir haben aus verschiedenen Bereichen einige ausgewählt, von denen wir denken, dass sie Sie besonders gut gegen Stress unterstützen können, die Liste ist aber beliebig verlängerbar. Natürlich gilt auch hier: Vielseitigkeit ist Trumpf. Dann fallen auch seltsame Essgelüste und Heißhungerattacken weg, die oft nichts anderes sind als ein Auftrag unserer Zellen, ihnen irgendeinen fehlenden Stoff zu beschaffen. Je höher die Nährstoffdichte auf Ihrem Teller, desto wahrscheinlicher sind Ihre Zellen rundum zufrieden.

Manche unserer Favoriten sind vielleicht schon seit Langem regelmäßig auf Ihrem Speiseplan, andere haben Sie vielleicht noch nie probiert. Vielleicht motiviert Sie unsere Beschreibung, ein wenig zu experimentieren – es lohnt sich, Sie werden es schmecken!

Aller guten Dinge sind drei

Dreimal Super-Fett

Leinöl

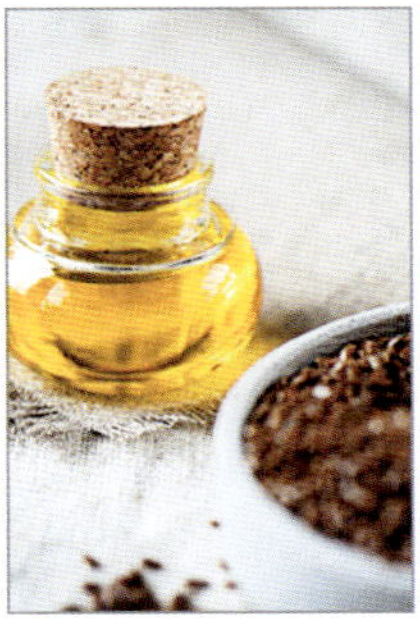

Leinöl ist das Omega-3-reichste Speiseöl, das es gibt. Das Power-Öl wurde ursprünglich im Spreewald und in der Lausitz aus Leinsaat gewonnen. Heutzutage ist Kanada der wichtigste Bio-Leinöl-Exporteur. Sein etwas herber Geschmack schreckt viele Erstbenutzer zunächst ab. Sollte Ihnen das auch so gehen, empfehlen wir, ein bisschen zu probieren, da unterschiedliche Leinöle ganz unterschiedliche Aromen haben. Manche sind auch als Rezepturen z. B. mit Zitronen- oder Orangenöl erhältlich, die dann gar nicht mehr nach Leinöl schmecken. Als Salatöl verwendet merkt dann niemand, dass er gerade »gesund« isst – dann gibt's auch keine Beschwerden von Familie oder Gästen.Leinöl kann pur, aber auch in vielen Salaten und Saucen, Quarkspeisen oder in Tomatensaft eingerührt genossen werden. Achtung: Es darf nicht erhitzt werden, ist daher zum Kochen und Braten ungeeignet! Achten Sie beim Kauf unbedingt auf geprüfte (Öko-)Qualität. Leinöl ist ein sehr empfindliches Speiseöl, es muss kühl und dunkel aufbewahrt und innerhalb weniger Wochen verbraucht werden.

Bio-Kokosfett

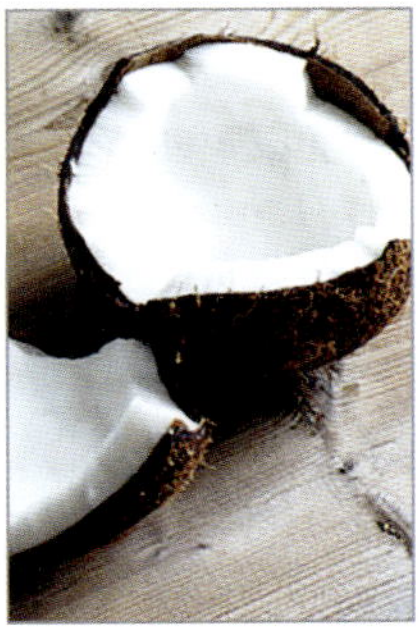

Kokosfett ist neben Butter einer der Hauptlieferanten für die wichtigen gesättigten Fettsäuren. Es wird aus dem Fruchtfleisch der Kokosnuss gewonnen. Kokosfett wird ab ca. 24 Grad Raumtemperatur flüssig, daher liest man auch immer wieder die Bezeichnung Kokosöl. Sein hoher Gehalt speziell an mittelkettigen Fettsäuren macht es besonders leicht verdaulich, es eignet sich also gut für Menschen mit Fettverdauungsproblemen, z. B. nach Entfernung der Gallenblase. Darüber hinaus kann es der Körper problemlos in Ketonkörper umwandeln, die sogar die Mitochondrien in unseren Hirnzellen zur Energiegewinnung nutzen können. Besondere Bedeutung bekommt Kokosfett in den letzten Jahren auch im Zusammenhang mit Demenz und Alzheimer. Da im Gehirn von Menschen mit dauerhaft hohen

Insulinspiegeln die Kohlenhydratverwertung zunehmend Probleme bereitet, ist es durch seine besondere Struktur eine sehr gute alternative Energiequelle für unsere Nervenzellen. Und es punktet auch noch in einem ganz anderen Bereich: Einige seiner Bestandteile sind hochwirksam gegen Krankheitserreger – in der Naturheilkunde tropischer Länder hat es seit jeher einen festen Platz. Kokosfett ist hervorragend geeignet für die kalte und warme Küche. Es verleiht allen Gerichten eine besondere Note, ohne zu stark nach Kokos zu schmecken. *Unser Tipp: Probieren Sie doch einmal Bratkartoffeln in Kokosfett!* Auch im Kosmetikbereich lässt sich Kokosfett gut einsetzen: als Haut- und Haarpflegemittel. Ein gutes Kokosöl ist unraffiniert und ungebleicht, Sie erkennen es an der Bezeichnung VCO – Virgin Coconut Oil.

Butter

Ja, die gute alte Butter. Ihre Geschichte ist lang, erste schriftliche Erwähnungen vom »Butterbrot« gehen bis ins 14. Jahrhundert zurück. Dann durfte sie über Jahrhunderte Energie spenden, bis sie vor ca. 50 Jahren ins kulinarische Exil verbannt wurde. Zu Unrecht, wie wir mittlerweile wissen. Wir sind ihr über all die Jahre treu geblieben, alleine schon deshalb, weil uns beiden Margarine in keiner Form je geschmeckt hat. Falls Sie sie von Ihrem Esstisch verbannt haben, können Sie sie getrost aus dem Exil zurückholen. Die Forschung hat sie mittlerweile rehabilitiert, sodass wir sie wieder ohne schlechtes Gewissen zu uns nehmen können. Der Großteil des Fettanteils in Butter sind gesättigte Fettsäuren, viele davon kurz- und mittelkettig. Dadurch ist auch sie ein hervorragender Energielieferant. Achten Sie beim Einkauf auf beste Qualität, die ideale Butter wird aus Milch von Weidevieh erzeugt. Hier ist Billig-Bio effektiv nicht gut genug!

Dreimal Super-Gemüse

Avocado

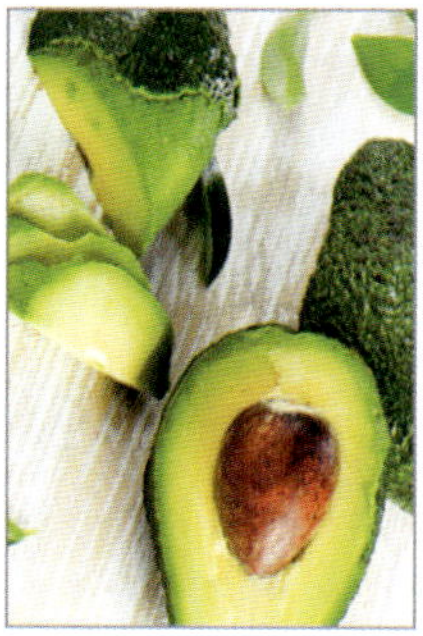

Seit über 10.000 Jahren werden Avocados gegessen. Sie kommen aus tropischen und subtropischen Regionen und sind extrem fettreich. Wir finden sie lecker, gesund und sehr einfach zu verarbeiten – ideal für die schnelle Anti-Stress-Küche. Reich an einfach ungesättigten Fettsäuren, vielen Vitaminen wie Vitamin A, Alpha-Carotin, Beta-Carotin, Biotin und Vitamin E sowie Kalium schmecken sie in vielen Varianten. Avocados sind die einzigen Früchte, die wir auch aus konventionellem Anbau kaufen, da ihre dicke Schale die innere Frucht vor Pestiziden schützt.

Eine Avocado ist reif, wenn Sie ihre Schale leicht eindrücken können. *Tipp: Das Schwarzwerden des Fruchtfleisches können Sie verhindern, indem Sie etwas Zitronensaft darüber träufeln!* Avocadodips passen zu allen Gemüse-, Fleisch- und Fischgerichten.

Brokkoli

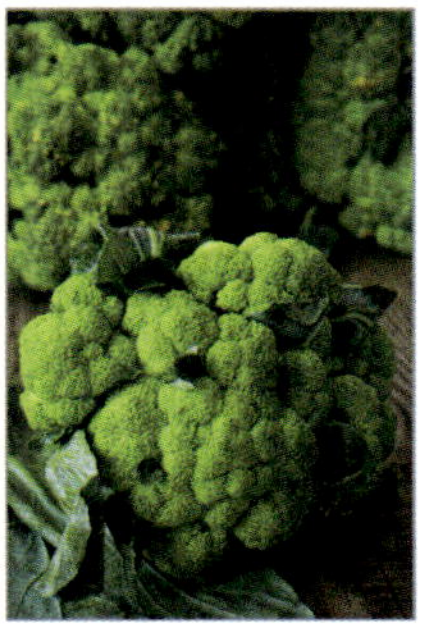

Der grüne Bruder des Blumenkohls gehört wie alle Kohlarten zur Gruppe der Kreuzblütengewächse. Er ist eine absolute Vitamin- und Mineralienbombe (Brokkoli enthält doppelt so viel Vitamin C wie Orangen). Was ihn zusätzlich so besonders macht, sind seine sekundären Pflanzenstoffe – zum Beispiel Indol-3-Carbionol und Sulphoraphan – denen Forschern krebshemmende Wirkung bescheinigen. Brokkoli kann roh, gedünstet oder als Suppe genossen werden. Wir empfehlen den rohen Verzehr (z. B. im Shake), da die sekundären Pflanzenstoffe sehr hitzeempfindlich sind. Besonders der Stängel bzw. Strunk ist geschält sehr aromatisch und sollte nicht im Abfall landen. Die besten vor Krebs schützenden bzw. krebshemmenden Resultate stellten die Forscher übrigens bei Brokkolisprossen fest. Diese enthielten mehr als 50-mal so viel Sulforaphan wie ausgewachsener Brokkoli.

Rohes fermentiertes Gemüse

Vor wenigen Jahrzehnten war rohes fermentiertes Gemüse noch ein fester Bestandteil unserer Winterküche. Es ist voller essenzieller Nährstoffe und hat unsere Vorfahren gesund durch die oft harten Wintermonate gebracht. In anderen Kulturen ist fermentiertes Gemüse auch heutzutage tägliche Nahrung, nur bei uns ist es kaum noch auf der Speisekarte zu finden. Einer der bekanntesten Vertreter ist das Sauerkraut, es gehört zu den ältesten Gemüsen der Welt. Sein Vitamin-C-Gehalt ist z. B. so hoch, dass die Seeleute es früher auf die monatelangen Fahrten mitnahmen, um sich vor Skorbut zu schützen. Wir schätzen Sauerkraut – vor allem roh – wegen der unzähligen Milchsäurebakterien, die durch den Fermentierungsprozess der Weißkohlstreifen entstehen. Milchsäurebakterien sind unverzichtbare Bewohner unseres Darmtraktes. Sie halten ihn gesund und sorgen für eine gute Kommunikation zwischen Darmhirn und Kopfhirn. Rote Bete, Karotten und andere Rübenarten eignen sich ebenfalls sehr gut für die Fermentierung. Sie erhalten rohes fermentiertes Gemüse auf Märkten und in Bioläden.

Dreimal Super-Eiweiß

Süßlupine

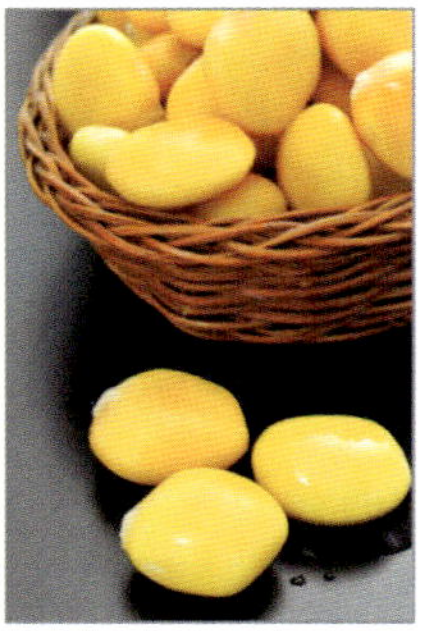

Auch die Lupine hat schon eine lange Ernährungsgeschichte: Lupinensamen galten schon im alten Ägypten und Griechenland als hochwertiges Grundnahrungsmittel. Die aus dem Mittelmeergebiet stammende Pflanze wird heute in ganz Europa angebaut. Dabei bedeutet der Name Süßlupine nicht, dass die Pflanze süß schmeckt, sondern nur, dass aus ihr durch Züchtung die Bitterstoffe entfernt wurden. Sie ist eine Verwandte der Erbse und enthält alle essenziellen Aminosäuren. Weil sie weniger blähende Substanzen enthält, ist sie besser verträglich als andere Hülsenfrüchte. Auch aus ökologischer Sicht ist sie empfehlenswert: Sie wächst auf heimischem Boden und alle Produkte, die hierzulande aus Lupinen hergestellt werden, stammen aus ökologischem Anbau. Mittlerweile sind viele Süßlupinenerzeugnisse erhältlich, z. B. Süßlupinenmehl, Süßlupinenwurst und Süßlupinenmilch.

Wildtiefseefisch

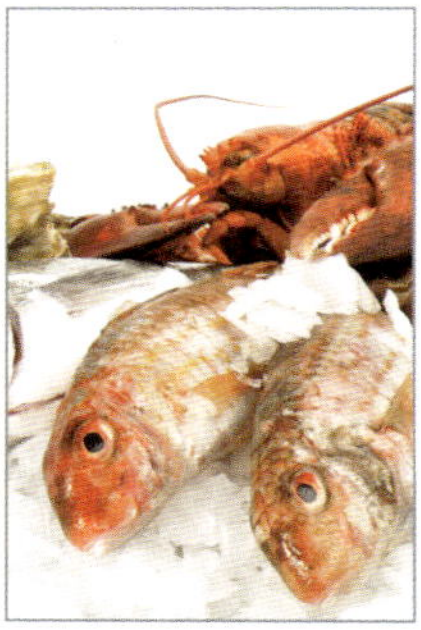

Essen Sie regelmäßig Tiefseefisch! Lachs, Hering, Makrele und Thunfisch sind Top-Lieferanten einiger wichtiger, essenzieller Omega-3-Fettsäuren. Verwenden Sie Fisch möglichst frisch, nicht aus Konserven. War die Empfehlung, Fisch zu essen, lange Zeit nicht nur wegen der Schadstoffbelastung unserer Meere, sondern auch der Fangmethoden umstritten, sind oben genannte Fischsorten mittlerweile aus nachhaltiger Fischerei erhältlich, die Beifang vermeidet und die Bestände schützt. So können Sie Fisch wieder mit gutem Gewissen genießen. Meiden Sie Fisch aus konventionellen Aquakulturen, sie sind häufig mit Antibiotika belastet. Gute Fischgeschäfte geben Ihnen gerne dazu Auskunft. Fisch ist schnell zubereitet und neben den günstigen Fetten außerdem noch sehr proteinreich. Braten Sie Fisch am besten in Butter, Kokosfett oder Olivenöl.

Wildfleisch

Wildfleisch stammt von Tieren, die sich in freier Natur aufhalten und dort ihr natürliches Futter finden. Damit ist es Fleisch aus industrieller Haltung in vielfacher Hinsicht überlegen: keine Medikamente, artgerechtes Futter und ausreichend Bewegung. Wildfleisch ist auch aus Nährstoffsicht interessanter, denn es enthält neben den wertvollen Eiweißen und Vitaminen, wie Vitamin B_{12}, auch mehr Omega-3-Fettsäuren als Fleisch aus Getreidemast. Heutzutage beträgt der Wildfleischanteil nur ca. ein Prozent am gesamten Fleischverbrauch. Sie erhalten es beim Bio-Metzger, in hochwertigen Fleischabteilungen guter Supermärkte und über seriöse Internet-Anbieter.

Dreimal Super-Früchte

Aronia

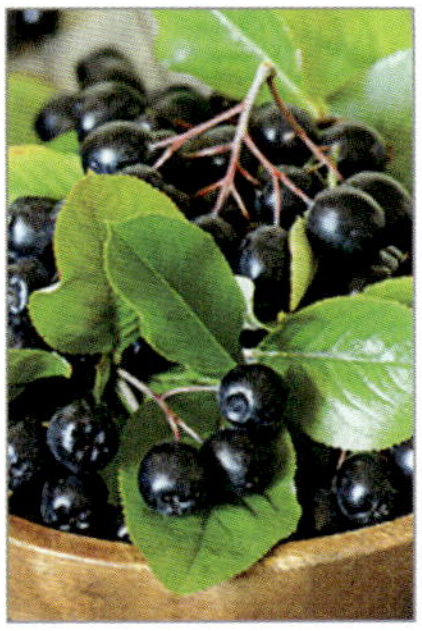

Unser Geheimtipp unter den Power-Früchten ist die Aronia-Beere, keine andere Pflanze enthält so viele antioxidative Anthocyane wie sie. Anthocyane sind sekundäre Pflanzenstoffe, die der Pflanze die blaue Farbe geben. Sie gelten als besonders effektive Radikalenfänger und schützen unsere Zellen vor Alterung und Entartung. Folsäure, Vitamin C, E und K sind ebenfalls reichlich enthalten. Die schwarzen Früchte, die ab Ende August bis Oktober geerntet werden können, schmecken säuerlich-herb. Hierzulande ist die auch Apfelbeere genannte Frucht noch ziemlich wenig bekannt, wir möchten dazu beitragen, dass sich das ändert. Sie wird vor allem als Fruchtsaft in Bio-Märkten angeboten. Die vielseitig einsetzbare Beere eignet sich für Desserts, aber auch für Salate, Quarkspeisen, Chutneys und Marmeladen.

Wilde Beeren

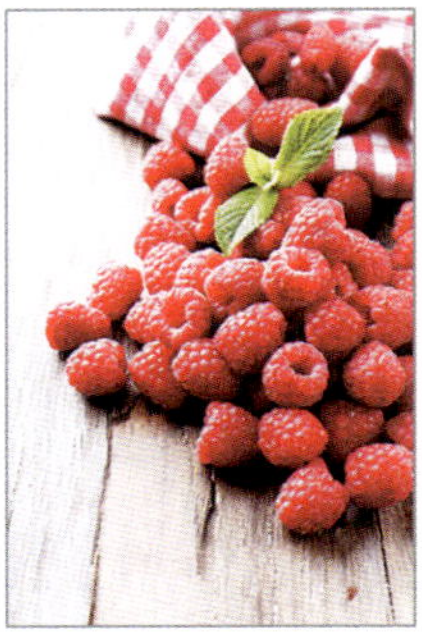

Und noch mal Beeren: Brombeeren, Himbeeren und Heidelbeeren sind wahre Alleskönner. Sie liefern uns viele Vitamine und zusätzlich noch Zink. Dieses Spurenelement ist nirgendwo in der Pflanzenwelt so stark vertreten wie in Beerenobst – damit sind dunkle Beeren eine hervorragende Zinkquelle für alle Vegetarier und Veganer. Beeren sind tolle, schmackhafte Beilagen zum Dessert oder zum Frühstück und eignen sich roh oder getrocknet als Snack zwischendurch. Am nährstoffreichsten sind sie selbstgezüchtet im eigenen Garten oder wild gesammelt.

Granatapfel

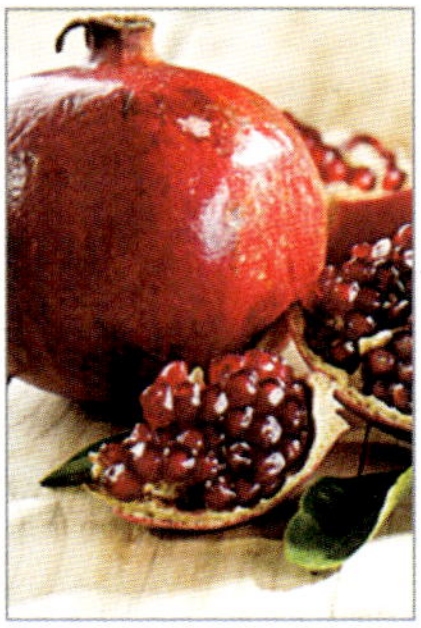

Vielleicht lieben Sie sie schon so wie wir oder aber Sie haben die leuchtend roten Kugeln bisher nur in Ihrem Obstgeschäft gesehen und sich gefragt, wie Sie sie wohl essen sollen. Ganz einfach: Diese wunderschönen Früchte lassen sich hervorragend zu einem Saft verarbeiten oder Sie löffeln die kleinen Apfelteile direkt aus der harten Schale. Sehr praktisch und köstlich. Bereits in der Antike war der Granatapfel im wahrsten Wortsinn Kult: Manche heidnischen Kulte verehrten die Frucht als göttlich. Die Bibel erwähnt seine Heilkräfte, die vielen saftigen Kerne im Inneren galten als Fruchtbarkeitssymbol. Im Orient Sinnbild der Unsterblichkeit, im antiken Griechenland Speise der Götter, was hat es auf sich mit dieser Wunderfrucht? Mittlerweile wissenschaftlich anerkannte Tatsache ist, dass der Granatapfel besonders gut versorgt ist, was die sekundären Pflanzenstoffe betrifft, vor allem mit Flavonoiden und Tanninen. Vitamin C, Kalium und Vitamin B_5 runden seine Ausstattung ab. In letzter Zeit mehren sich die Hinweise aus der Forschung, dass er eine gute Unterstützung in der Prävention und Behandlung von Krebs bieten kann. Die hübschen Kerne eignen sich genauso für die Kombination mit herzhaften Gerichten wie auch zur Verfeinerung von Desserts. Granatäpfel sind im Übrigen wunderschöne Dekorationsgegenstände in Obstschalen.

Dreimal Super-Snacks

Nüsse und Mandeln

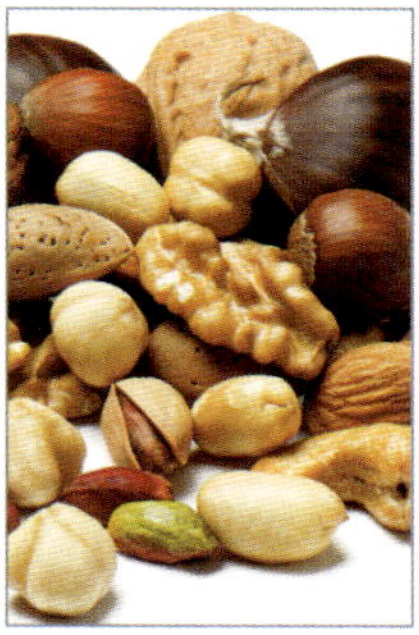

Nüsse und Mandeln sind eine knackige Quelle gesunder Fette und Aminosäuren. Viele enthalten große Mengen der essenziellen Aminosäure Tryptophan, die für die Synthese unseres Glückshormons Serotonin so wichtig ist. Insbesondere Cashewkerne sind richtige Tryptophanbomben. Mandeln z. B. waren vor vielen Hundert Jahren ein wichtiges Grundnahrungsmittel in subtropischen Regionen. Macadamia- und Pekannüsse haben sehr hohe Anteile gesunder Fettsäuren. Nehmen Sie Nüsse für den kleinen Hunger zwischendurch. Nussmischung statt Gummibärchen & Co. – Ihre Zellen werden's Ihnen danken. Sie sättigen gut und sorgen durch ihren Fett- und Nährstoffgehalt für gute Laune. Sie möchten keine Nüsse knabbern? Dann probieren Sie Nussmilch! Sie finden sie heute in jedem gut sortierten Bio-Supermarkt.

Erdmandeln

Die Erdmandel oder Tigernuss ist, auch wenn es ihr Name vermuten ließe, keine Nuss, sondern die Frucht eines Zyperngrases (Cyperus esculentus). Die Pflanze wurde von den Arabern im 8. Jahrhundert nach Europa gebracht, heute wird sie in Spanien, aber auch in Nordafrika, Ostindien und Brasilien angebaut. Erdmandeln sind ein nährstoffhaltiger Knabberspaß: Vitamin C und E, Mineralstoffe wie Phosphor, Magnesium, Kalium, Kalzium und Eisen, ungesättigte Fettsäuren, hochwertige Proteine und Enzyme sowie Ballaststoffe stecken in den kleinen Kraftpaketen. Geknabbert werden kann die ganze Tigernuss, sie passt auch über Müsli oder als Erdmandelmehl in Smoothies. Als fertige Rezeptur gibt es diverse Frühstücksbreie, die mit Kokosfett oder Leinöl und frischen Früchten gemischt einen Power-Start in den Tag garantieren.

Dunkle Schokolade

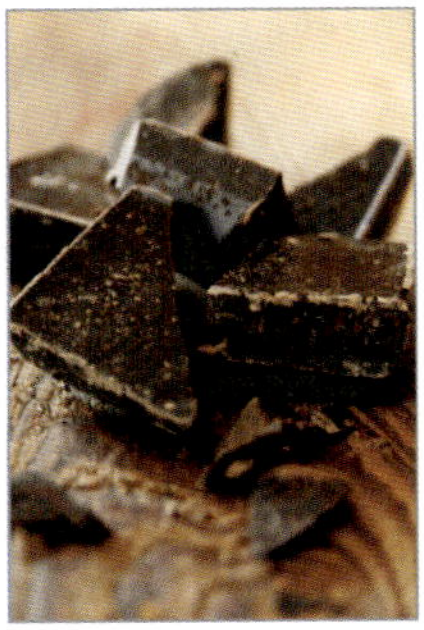

Auch die Kakaobohne ist voller gesunder Nährstoffe. Zum einen sogenannte Flavanole, die zu den sekundären Pflanzenstoffen gehören. Zum anderen Mineralien: Magnesium, Eisen und Kalzium. Und dann sind da auch noch eine Menge Vitamine: Beta-Karotin, B_1, B_2, Niacin und Vitamin E. Die Kakaobohne steckt also voller Antioxidantien. Wie viel davon dann allerdings in unserer Schokolade landet, hängt sehr stark vom Kakaogehalt und der Verarbeitung ab. Generell gilt: je dunkler, desto besser. Und: Schokolade macht tatsächlich glücklich. Wissenschaftler wissen jetzt auch endlich, warum. Dunkle Schokolade, also Schokolade mit einem hohen Kakaoanteil (> 70 Prozent), enthält den Wirkstoff Anandamid, der Angst und schlechte Stimmung im Gehirn blockiert. Ananda bedeutet im Sanskrit »Glück«. Speziell dunkle Schokolade macht also glücklich. Der Vorteil von dunkler Schokolade ist auch: der typische »Einmal-angefangen-isst-man-gleich-die-ganze-Tafel«-Effekt bleibt aus. Bei dunkler Schokolade reicht oft eine Rippe, um die Lust auf Süßes zu stillen.

Stressresistenz aus dem Gewürzregal

Und weiter geht's mit der Vorstellung von Powerstoffen.

Jetzt auf unserer Showbühne: Gewürze, die es in sich haben!

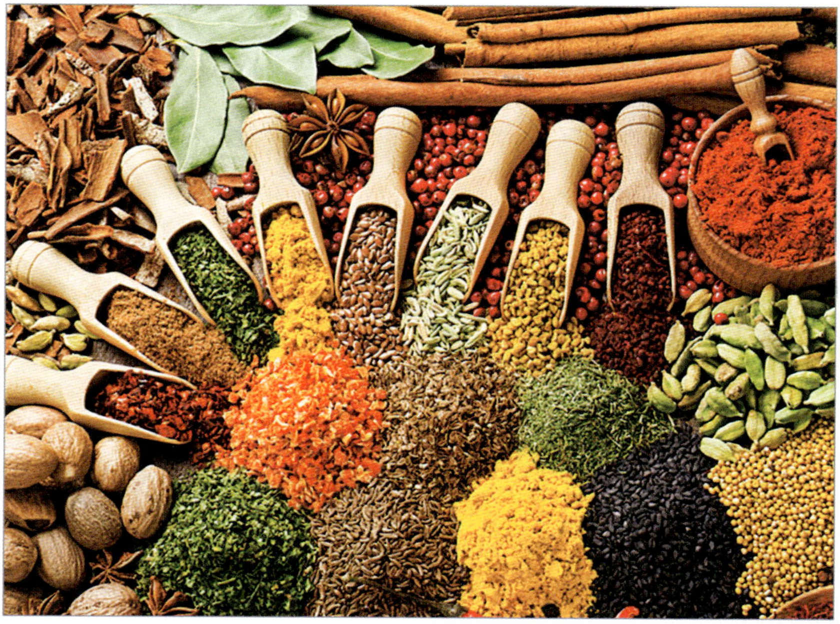

Waren Sie schon mal auf einem arabischen oder asiatischen Markt?

Die Farben, die Gerüche, das Geschrei der Händler – laut, bunt und exotisch ... Jede Menge Gewürzhändler preisen ihre Schätze an: Körbe, Säcke und Gefäße voller Geschmäcker und Düfte aus 1001 Nacht. In den Küchen dieser Länder werden sie sehr großzügig zum Kochen verwendet. Das hat auch seinen Grund: Sie reichern das Essen mit einer Unzahl von Powerstoffen an, was für die ärmeren Teile der Bevölkerung die Versorgung ihrer Zellen deutlich verbessert. Die meisten Gewürze finden nicht nur Verwendung in der Küche, sondern sind seit Jahrtausenden auch als Heilmittel und im Rahmen von spirituellen Zeremonien im Einsatz. Hierzulande sind Gewürze leider nicht so gebräuchlich, in vielen Küchen beschränken sie sich auf Salz und Pfeffer. Schade, wie wir finden. Gewürze sind eine einfache und köstliche Art, Ihre Mahlzeiten optisch, geschmacklich und inhaltlich zu bereichern – Ihnen schmeckt's und Ihre Zellen freut's. Da wir beide große Fans der orientalischen bzw. asiatischen Küche sind, möchten wir Ihnen einige unserer Favoriten vorstellen. Alles Gewürze, die gleichzeitig in der Top-Liga der Heilpflanzen mitspielen und im Blickpunkt der aktuellen medizinischen und Zellstoffwechselforschung stehen.

Curcuma longa (Gelbwurz)

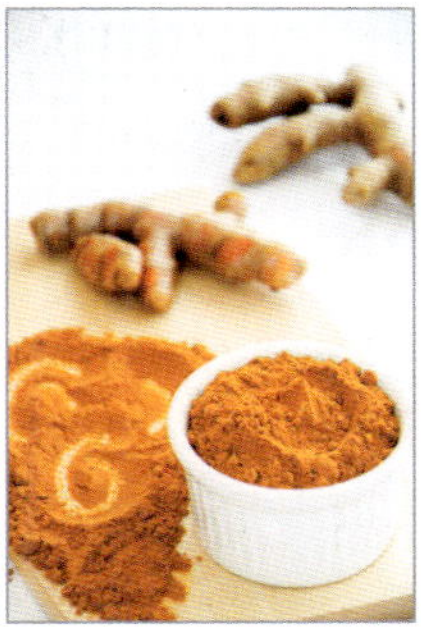

Sie ist ein bekanntes Gewürz und gleichzeitig ein Star unter den Heilpflanzen. Curcuma longa, Gelbwurz, ist eine ursprünglich aus Indien stammende Pflanze. Sie ist eng verwandt mit Ingwer. Wenn Sie Curry-Gewürzmischungen verwenden, kennen Sie sie bereits – sie gibt ihnen den schönen, satten gelben Farbton. In der ayurvedischen Medizin spielt Curcuma seit jeher eine große Rolle. Seit vielen Tausend Jahren findet sie bei einem großen Spektrum von Erkrankungen Anwendung. Ihr Wirkstoff Curcumin wirkt entzündungshemmend und durch das hohe antioxidative Potenzial auch sehr gut zellschützend. Studien belegen sogar eine Hemmung auf das Wachstum von Tumorzellen. Unter dem Begriff Turmeric (englisch für Curcuma longa) finden Sie in der internationalen medizinischen Datenbank fast 3.000 Einträge zu Forschungsprojekten der letzten Jahre. Intensiv untersucht wird speziell die Wirkung bei schweren Erkrankungen, auch bei chronischer Erschöpfung. Dabei konnte die Mitochondrienforschung belegen, dass Gelbwurz die kleinen Zellkraftwerke schützen kann. Wir empfehlen daher, regelmäßig Curcuma zu verwenden. Über Gemüse oder Beilagen gegeben sieht es toll aus, schmeckt und tut Ihren Zellen gut. Optimal verstoffwechselt wird Curcuma, wenn Sie gleichzeitig Ihre Gerichte mit etwas schwarzem Pfeffer würzen. Der Wirkstoff Piperin verbessert die Aufnahme von Curcuma im Darm.

Ingwer

Ein recht bekannter Vertreter der gesunden Gewürze ist Ingwer. Man findet die eher unscheinbare Knolle im Gemüseregal, kann sie naschen als süß-scharfes Ingwerstäbchen oder als Ingwerwasser, Tee oder Ginger Ale trinken. In der Hausapotheke ist Ingwer für viele frisch aufgebrüht als Tee die erste Hilfe bei Erkältung. Sein Wirkstoff Gingerol macht ihn so scharf und aromatisch. Ingwer hat sich aber nicht nur bei Erkältungskrankheiten und als Helfer im Verdauungstrakt bewährt, er kann noch viel mehr. Er wirkt antientzündlich, hilft dem Immunsystem und unterstützt unsere Mitochondrien, indem er die Bildung von Glutathion fördert, einer komplexen Aminosäure, die alle Zellen für ihre Abwehr, Entgiftung und zum Zellschutz benötigen. Ingwer sollte täglich auf Ihrem Speiseplan stehen. Biologe und Sportwissenschaftler Dr. Feil empfiehlt z. B. eine tägliche Mindestdosierung von einem Teelöffel Ingwerpulver oder ca. 5 cm frischem Ingwer. Ingwer erhalten Sie frisch, eingelegt, pulverisiert und getrocknet. Als Tee, als Chutney, als Sauce, als Gebäck, als Saft, zum Knabbern etc. – es gibt unzählige Möglichkeiten, Ingwer in der Küche einzusetzen. Auch zum Backen eignet er sich hervorragend. Jeder noch so fade Keks wird mit ein wenig Ingwerpulver zum Gourmetplätzchen. *Unser Tipp: Probieren Sie ein wenig frisch geriebenen Ingwer auf Ihrem Obstsalat!*

Knoblauch

Geschmacklich scheiden sich hier die Geister, denn wenn Ihnen jemand mit einer richtigen »Knoblauchfahne« um den Hals fällt, ist das möglicherweise nicht ganz so angenehm. Allerdings tut dieser Mensch gerade eine Menge für seine Gesundheit. Dort sind die positiven Wirkungen vom Knoblauch auf jeden Fall unbestritten. Knoblauch ist als Gewürz und Heilpflanze gleichermaßen seit Jahrtausenden vor allem in Asien und Vorderasien bekannt und beliebt. Studien bestätigen seine positiven Wirkungen auf einen zu hohen Blutdruck und zu hohe Blutfette. Dabei ist es besonders das Allicin, ein schwefelhaltiger Aromastoff, der unter anderem für den charakteristischen Geruch, aber auch für die gesundheitlichen Wirkungen des Knoblauchs verantwortlich ist. Allicin entsteht aus seiner Vorstufe Alliin, allerdings erst, wenn die Knoblauchzehe mechanisch zerkleinert wird und das Alliin mit Sauerstoff in Berührung kommt. Allicin wirkt keimtötend und immunsteigernd, man verwendet Knoblauch seit Jahrtausenden als natürliches Antibiotikum. Das Besondere: Allicin stürzt sich zwar auf krank machende Mikroorganismen, wie Bakterien, Viren, Pilze oder Parasiten, lässt jedoch die nützlichen Darmbakterien in Ruhe. Allerdings ist Allicin eine sehr empfindliche Substanz, jede Art von Verarbeitung beeinträchtigt ihre Wirkung. Deshalb ist der rohe Verzehr die beste Möglichkeit, die gesundheitlichen Vorteile des Knoblauchs voll zu nutzen. Gegen die Geruchsbelästigung kursieren viele Tipps im Internet, die Vorschläge reichen von Petersilie über Kaffeebohnen bis Ingwer. Am besten gefällt uns der Tipp von Sternekoch Alfons Schuhbeck: Nach seiner Aussage kann Ingwer die geruchsbildende Wirkung von Knoblauch abmildern, beide gemeinsam können sogar ihre gesundheitsfördernden Fähigkeiten verbinden. Deshalb rät er, an jedes Gericht, das mit Knoblauch gewürzt wird, auch eine Scheibe Ingwer zu geben.

Kardamom

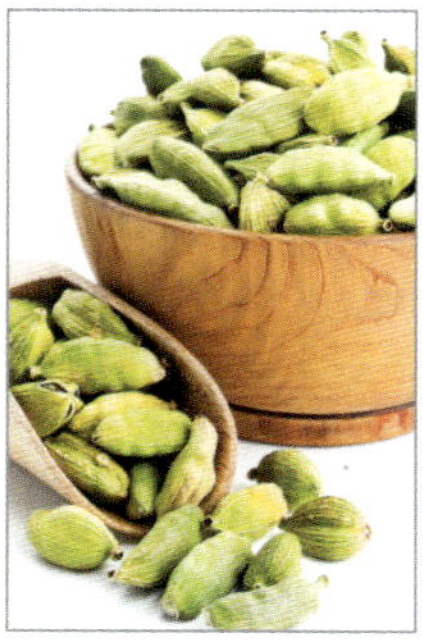

Auch Kardamom gehört zur Familie der Ingwergewächse. Im Gegensatz zum Ingwer wird beim Kardamom allerdings die Frucht genutzt und nicht die Wurzel. Seinen nussförmigen Samen gibt es in schwarzer und grüner Ausprägung. Für Gestresste ist er besonders geeignet, weil er durch seine vielfältigen ätherischen Öle entspannend, entkrampfend, wärmend und angstlösend wirkt. Besonders im Verdauungstrakt entfaltet er seine wohltuende Wirkung. Seit Jahrtausenden hat er deshalb einen festen Platz in der Traditionellen Chinesischen Medizin. Wenn Sie ihn kaufen, sollten Sie Kapseln bevorzugen, da bei gemahlenem Kardamom das Aroma leicht verfliegt. Für die Verwendung öffnet man die Kapseln und verwendet die enthaltenen Samen. Kardamom schmeckt gemahlen hervorragend in Kaffee, Tee und Kakao. Der als Chai bekannte Gewürztee bekommt durch ihn seinen typischen Geschmack. Auch Fleischgerichten gibt er eine typisch orientalisch-indische Note. Dabei passt zum Chai, arabischen Kaffee oder süßem Gebäck am besten grüner Kardamom während sich der eher herbe schwarze Kardamom gut für die Verfeinerung von Fleischgerichten eignet.

Zimt

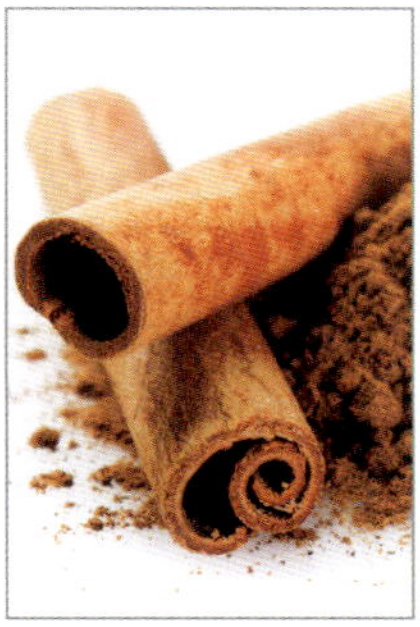

Zimtpulver ist die gemahlene Rinde des tropischen Zimtbaumes. Bekannt ist er vorrangig als Weihnachtsgewürz, dabei kann er viel mehr, als Plätzchen die weihnachtliche Note zu verleihen Deshalb empfehlen wir ihn das ganze Jahr über. Zimt hat ähnlich wie Kardamom entspannende und beruhigende Eigenschaften – sowohl auf einen verspannten Magen-Darm-Trakt als auch auf Muskel- und Nervenzellen. Er wirkt antimikrobiell und hat eine senkende Wirkung auf den Blutzucker. Außerdem hilft er gegen zu hohe Blutfett- und Cholesterinwerte und unterstützt den Organismus im Kampf gegen Krebszellen. Einen halben bis einen Teelöffel pro Tag im Tee, Shake oder Dessert geben Ihrem Körper Unterstützung in den beschriebenen Bereichen. Sogar der Duft allein hat schon positive Wirkungen auf unseren Organismus – besonders auf die kognitive Leistungsfähigkeit. Das stellte ein amerikanischer Student im Rahmen einer Untersuchung für seine Diplomarbeit über den Einfluss des Geruchssinns auf die menschliche Hirnleistung fest. Probanden, die während der Lösung von Aufgaben Zimtduft ausgesetzt waren, reagierten schneller, schlagfertiger und leistungsfähiger. Eine Aromalampe mit Zimtöl im Büro kann also Ihr Gehirn in stressigen Zeiten unterstützen. Warnungen vor der toxischen Wirkung von Cumarin, einem Bestandteil in Cassia-Zimt, konnten bei Genuss normaler küchenüblicher Mengen inzwischen entkräftet werden. Einem entspannenden Zimtgenuss steht also nichts mehr im Weg. *Unser Tipp: Probieren Sie einmal Zimttee! Dazu nehmen Sie zwei kleine Zimtstangen, überbrühen diese mit kochendem Wasser, ca. drei Minuten ziehen lassen und bei Bedarf mit etwas Honig süßen.*

Gegen Stress ist mehr als ein (Küchen-)Kraut gewachsen!

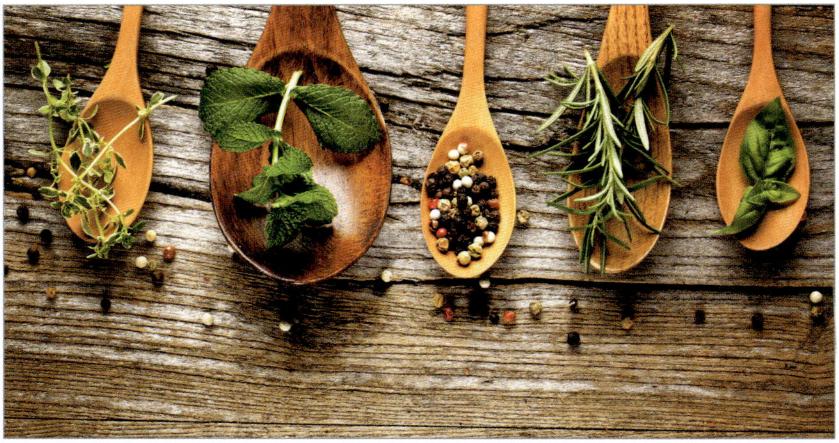

Egal in welche Kultur der Vergangenheit wir schauen, Pflanzen und Kräuter sind seit Jahrtausenden Heilmittel für unsere Gesundheit. Aus der Klostermedizin, alten medizinischen Heilsystemen wie dem Ayurveda, aus der Traditionellen Chinesischen Medizin und selbst aus der Bibel sind uns die Heilwirkungen von Kräutern überliefert.

Wir möchten Sie mit unserer Begeisterung für diese ursprünglichen natürlichen Helfer anstecken und Ihnen deshalb einige der grünen »Wunderwaffen« vorstellen. Vor allem gegen Stress sind sie sehr erfolgreich. Ihrer Verarbeitung sind fast keine Grenzen gesetzt, ob frisch oder getrocknet, als Tee oder frisches Kräuterwasser, im Quark und im Smoothie, in Suppe, Salat oder Gemüse, als »grüne Sauce« oder als Dekoration zum »Einfach-so-essen«.

Frische Kräuter erhalten Sie heute sehr günstig in allen Biomärkten und Supermärkten. Wie bei allen Lebensmitteln ist die Qualität entscheidend. Die Kräuter können nur so gut sein, wie die Erde, in der sie gewachsen sind. Daher empfehlen wir, Kräuter entweder selbst anzubauen oder aus biologisch-dynamischem Anbau zu kaufen.

EMPFEHLENSWERT: KRÄUTERGARTEN AUF DER FENSTERBANK

Die meisten Kräuter lassen sich auf der Fensterbank Ihrer Küche, auf dem Balkon (im Hochbeet, Topf oder als Rankpflanze) oder im Garten selbst anbauen – mit minimalem Aufwand. Topf kaufen, ins Beet/Kasten umpflanzen, fertig. Ach ja, regelmäßig gießen nicht vergessen! So haben Sie immer frische leckere Kräuter zur Verfügung.

Die meisten Kräuter sind mit ihrer Blütenvielfalt auch noch sehr dekorativ und tun mit ihren Düften etwas fürs Raumklima.

Die Pflege ist meist unkompliziert, Kräuter sind ziemlich anspruchslos. Sie benötigen also keinen besonders grünen Daumen für Ihre Kräuterversorgung.

Wichtig ist: regelmäßig Sonne und keine »nassen Füße«. Je mehr Sonne Ihre Kräuter tanken können, desto mehr ätherische Öle bilden sie und umso schmackhafter sind sie.

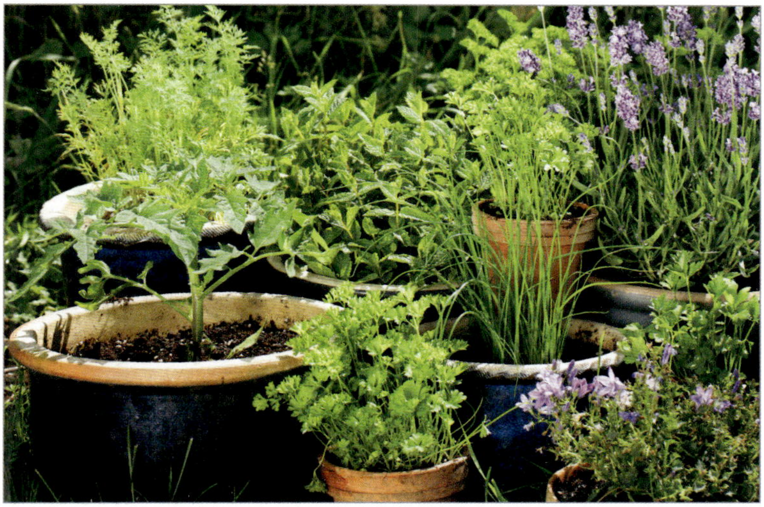

Lesetipp: Renate Hudak, Kräuter selbst anbauen, GU Verlag

Kräuter sind geballte Nährstoffbomben. Sie enthalten viele Mineralien, Vitamine, Spurenelemente und sekundäre Pflanzenstoffe und vor allem heilsame ätherische Öle. Besonders nährstoffreich sind Wildkräuter, die aber etwas Sachkunde erfordern. Manche Kräuter sehen Giftpflanzen ziemlich ähnlich, für Laien empfehlen wir eine Tour mit einem Wildkräuter-Experten.

Auf der Fensterbank sind sie das ganze Jahr über verfügbar – frischer geht's nicht!

Es gibt eine Unzahl Heilpflanzen und Küchenkräuter. Wie bei den Gewürzen beschränken sich die meisten Menschen aber auf einige wenige, meistens ist nach Petersilie, Dill, Basilikum und Minze das Kräuterlatein am Ende. Wir haben Ihnen eine kleine Auswahl zusammengestellt, als kleine Anti-Stress-Hausapotheke sozusagen:

Baldrian – das »Valium« unter den Heilkräutern

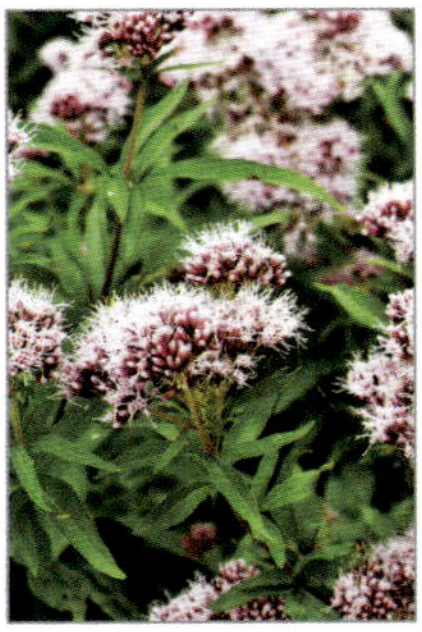

Baldrian, soso. Nicht besonders aufregend? Klingt irgendwie schon so zum … gääääähn ... Früher kannte jedes Kind Baldrian als pflanzliches Beruhigungsmittel. Sein lateinischer Name ist übrigens Valeriana, zum Valium ist es also gar nicht so weit. Baldrian hemmt – über seine besonderen sekundären Pflanzenstoffe, die Valepotriate – bestimmte Botenstoffe in unserem Nervensystem, wirkt dadurch beruhigend und fördert das Ein- und Durchschlafen. Man kann ihn also tatsächlich ideal als »Beruhiger« einsetzen, wenn es gerade sehr stressig wird. Sie können ihn als Tee trinken, entweder aus seiner Wurzel oder den Blüten, wobei die Blüten deutlich milder sind. Oder Sie nehmen ein entspannendes Baldrianbad. 250 Gramm Baldriantinktur aus der Apotheke ins Vollbad geben und ca. 15 Minuten bei ungefähr 38 Grad genießen.

Bärlauch – Genuss mit Aroma

Wenn Sie im späten Frühjahr einen Waldspaziergang machen, kann es sein, dass Sie der Wald mit einem recht intensiven knoblauchartigen Geruch empfängt. Wenn Sie sich umsehen, entdecken Sie vielleicht am Waldboden einen Teppich von frischen grünen Pflänzchen mit weißen Blütendolden – der Bärlauch blüht. Der Verwandte von Schnitt- und Knoblauch ist mittlerweile fast schon Küchenkult und schmeckt hervorragend als Brotaufstrich, Dip, Pesto oder im Salat. Bärlauch hat viele gesundheitsfördernde Eigenschaften für Blut und Verdauungssystem. Seine Schwefelsubstanzen sind wertvolle Entgifter diverser Schadstoffe – damit eignet er sich wunderbar für eine Entgiftungs- und Entschlackungskur. Seine beste Wirkung entfaltet er roh, da seine entgiftenden schwefelhaltigen Anteile dann voll zur Wirkung kommen. Allerdings ist ein bisschen Vorsicht geboten, wenn Sie nach einer sehr bärlauchhaltigen Mahlzeit noch etwas vorhaben. Er erzeugt zwar nicht so starke Ausdünstungen wie sein Verwandter, der Knoblauch, wenn Sie ihn in großen Mengen genießen, riecht man ihn allerdings schon .

Brennnessel – das verkannte Genie

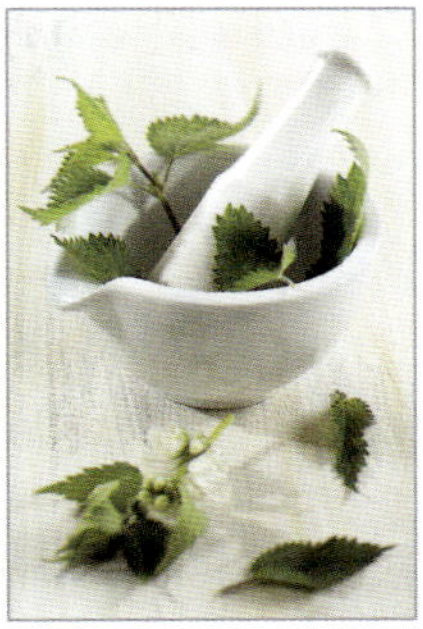

Die vielleicht verkannteste aller Heilpflanzen ist die Brennnessel. Vielleicht haben Sie sich ja auch schon mal über dieses hartnäckig wuchernde »Unkraut« in Ihrem Garten geärgert. Das auch noch boshaft brennt, wenn Sie ihm mit bloßen Händen zu Leibe rücken wollen. Überall in freier Natur ist sie zu finden. Dabei wird sie völlig zu Unrecht verachtet, denn sie ist nicht nur eine äußerst vielseitige Heilpflanze, sondern gleichzeitig auch noch ein leckeres Gemüse. In Kriegszeiten war sie für viele Gemüseersatz, dann geriet sie ganz lange in Vergessenheit. Heute kommt sie über die Gourmetküche plötzlich wieder auf unsere Teller. Das Netz liefert Unmengen von originellen Rezepten, von Brennnessel-Pesto über Brennnessel-Risotto oder -Nockerln bis hin zur Brennnessel-Mohn-Praline. Als Heilpflanze ist sie extrem vielseitig. Sie bekämpft Entzündungen und Schmerzen, stärkt das Immunsystem, entwässert und liefert wichtige Powerstoffe wie Eisen, Calcium, Kalium, Vitamin C und mehr. Ihre blutdrucksenkende Wirkung unterstützt aktiv gegen Stress. Sie nimmt Einfluss auf den Hirnstoffwechsel und kann die Leistungsfähigkeit steigern. Auch auf den Hormonhaushalt sind positive Wirkungen bekannt. Brennnesselsamen enthalten hormonähnliche Substanzen, die Libido, Potenz und Zeugungsfähigkeit stärken können. Sogar in der Landwirtschaft kann die Brennnesseljauche als Pflanzendünger und Insektenschutz Gutes tun. So man sie denn lässt – in Frankreich steht der Einsatz von Brennnesseljauche seit 2005 unter Strafe. Nutzen Sie die Brennnessel ab heute für Ihre Gesundheit – entweder als Tee oder als neues Gemüse auf Ihrem Speiseplan!

Basilikum – mehr als nur Garnitur

Der Klassiker unter den Gewürzpflanzen ist Basilikum – was wäre eine Insalata Caprese ohne ihn! Er schmeckt wunderbar zu allen mediterranen Gerichten, beruhigt die Nerven, kann die Libido steigern und kleinere Beschwerden im Magen-Darm-Trakt gleich mitkurieren. Seine vielfältigen ätherischen Öle entfaltet er nicht nur wohltuend als frische Beilage zu Tomaten und in Pesto, sondern auch als Basilikumtee. Dabei gibt es neben dem bekannten Basilikum, das Sie von Ihrem Italiener kennen, inzwischen eine große Sortenvielfalt im Handel. Sehr erfrischend und lecker ist zum Beispiel Zitronen-Basilikum, es gibt aber auch Zimt- und Anis-Basilikum. Ein gänzlich anderes Geschmackserlebnis bietet das Thai-Basilikum, das sehr würzig ist und traditionell dort in vielen Suppen, Currys und Fleischgerichten eingesetzt wird.

Fenchel – aromatisches Heilgemüse

Die meisten von Ihnen erinnern sich wahrscheinlich wie wir an Fenchelbonbons oder Fencheltee aus Kindertagen, den wir oft mit Honig gegen Husten zu trinken bekamen. Außerdem hilft er gegen Bluthochdruck und bei Magen- und Darmbeschwerden. Fenchel wirkt allgemein stärkend bei starken Belastungen und beruhigend auf das zentrale Nervensystem. Verantwortlich für seine Heilkraft sind ätherische Öle, deren antibakterielle Eigenschaften inzwischen nachgewiesen werden konnten. Natürlich liefert er auch – wie alle unsere Kandidaten – wieder jede Menge antioxidativer Powerstoffe für unsere Zellen. In den letzten Jahren kommt Fenchel auch zunehmend als Gemüse zum Einsatz. Er hat einen recht starken Eigengeschmack, der für manchen vielleicht etwas gewöhnungsbedürftig ist. Er passt aber hervorragend zu fast allen Fleisch- und Fischgerichten oder auch roh geraspelt in den Salat. Für Tee wird der Fenchelsamen verwendet.

Johanniskraut – bringt Sonne ins Gemüt

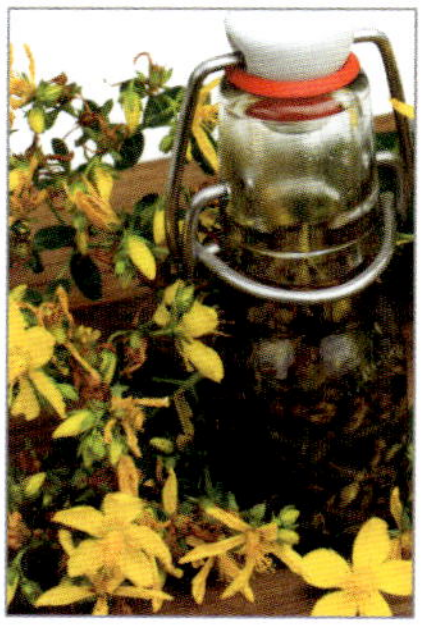

Kurz nach der Sonnenwende am Johannistag, dem 24. Juni, erblüht diese kleine Pflanze mit kräftigen gelben Blüten. Seit dem Mittelalter wird ihre stimmungsaufhellende Wirkung beschrieben, sie ist mittlerweile durch wissenschaftliche Studien belegt. Johanniskraut wirkt durch seinen Hauptwirkstoff Hypericin angstlösend und antidepressiv. Um in einen medizinisch wirksamen Bereich zu kommen, sind allerdings hohe Dosierungen erforderlich, die nur mit einem Tee nicht zu erreichen sind. Trotzdem: Um im stressigen Alltag von den positiven Wirkungen dieser vielseitigen Pflanze zu profitieren, muss das Kraut nicht unbedingt in Form von Kapseln eingenommen werden. Auch Johanniskrauttee aus ca. drei Gramm (zwei Teelöffeln) getrockneten Blüten regelmäßig getrunken kann zur Besserung der Stimmung beitragen. Da die Wirkung nicht sofort eintritt, sollte der Tee über mehrere Wochen hinweg getrunken werden. Fünf Tassen am Tag sollten Sie allerdings nicht überschreiten. Hinweis: Da Johanniskraut bei empfindlichen, hellhäutigen Menschen die Lichtempfindlichkeit erhöhen kann, sollten Sie bei regelmäßiger Anwendung von Johanniskraut die direkte Sonnenbestrahlung meiden.

Von der giftigen Pusteblume zur Heilpflanze: Löwenzahn

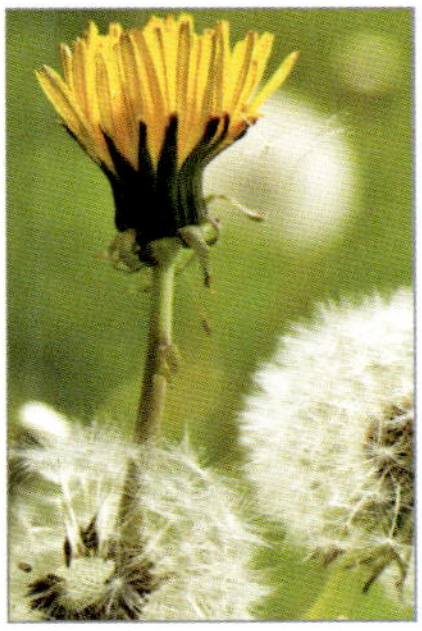

Jedes kleine Kind kennt Löwenzahn und freut sich an den Pusteblumen. Landwirten und Gartenbesitzern ist er dagegen oft ein Dorn im Auge, weil er sich durch seine schönen filigranen fliegenden Samen leicht verbreitet und überall niederlässt. Dann wird er oft als Unkraut bekämpft, obwohl das – ähnlich wie bei der Brennnessel – auch dieser Pflanze völlig Unrecht tut. Lange Zeit galt er als giftig. Besonders die Löwenzahnmilch, die austritt, wenn man die Pflanze abreißt oder schneidet, sollte giftig sein. Auch wir sind noch mit diesem Wissen aufgewachsen und mussten uns zunächst von heftigen Vorurteilen freimachen, bevor wir anfingen, diese Pflanze in unseren Küchen einzusetzen. Steht der Löwenzahn in seiner Blüte, ist eine Kur mit Löwenzahnstängeln eine gute Idee. Sammeln Sie dazu täglich zehn bis zwölf frische Stängel, waschen Sie sie und entfernen den Blütenkopf. Danach können Sie sie roh zerkauen. Die Löwenzahnmilch schmeckt leicht bitter, das aktiviert Speichel und Verdauungssäfte, und die Ausscheidungsorgane (Nieren, Galle, Leber) werden zur Entgiftung angeregt. Müde Menschen werden sich rasch belebt fühlen, denn Löwenzahn enthält neben wertvollen Vitaminen auch Cholin, den wichtigen Botenstoff für den Parasympathikus. Löwenzahnblüten und -blätter lassen sich wunderbar im Salat verwenden. Nehmen Sie dazu möglichst Löwenzahn von nicht gedüngten Wiesen, abseits von Straßen. Wenn Sie die Blätter ca. 20 Minuten in lauwarmes Wasser legen, werden Bitterstoffen abgebaut, die Blätter schmecken milder.

Melisse – nicht nur aus dem Klostergarten

Bei Melisse erinnert sich sicher so mancher an den Melissengeist, der seit unserer Kindheit beständig durch die Werbung spukt. Tatsächlich hat die Melisse – aufgrund ihres zitrusartigen Geruchs auch Zitronenmelisse genannt – Werbung gar nicht nötig. Seit Jahrtausenden ist sie als Heilpflanze fest etabliert. Schon in der mittelalterlichen Klostermedizin wird sie ausführlich beschrieben. Paracelsus bezeichnete die Melisse als »medizinisches Gold«, Hildegard von Bingen nannte die Pflanze »Herztrost« aufgrund ihrer positiven Wirkung auf Herz und Gemüt. Ihr Name – übersetzt »Biene« oder »die Honigsüße« – stammt aus dem Griechischen. Sie ist bevorzugte Futterpflanze der Insekten, früher wurde sie oft in der Nähe von Bienenstöcken angebaut. Ihre Heilwirkung entfaltet die Melisse bei allen nervösen Beschwerden, seien es Schlafstörungen, nervöse Magen- und Darmbeschwerden, innere Unruhe oder Herzrasen. Vor allem die starken ätherischen Öle der Melisse sollen eine beruhigende Wirkung auf das vegetative Nervensystem haben. Nachgewiesen ist auch ihre Wirkung gegen Herpesviren. Alle Pflanzenbestandteile lassen sich als Kräuterwasser, als Tee oder als Beilage im Salat verwenden.

Pfefferminze – beliebt von Orient bis Occident

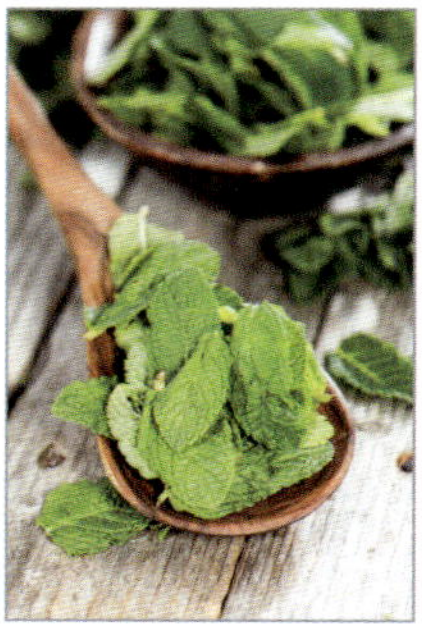

Vielleicht kennen Sie dieses wohlschmeckende Kraut nur als Tee aus Kindertagen oder Sie haben ihn auf einer Reise nach Marokko schon als Nationalgetränk genossen. Im arabischen Raum ist der – stark gesüßt zubereitete – Tee als Durstlöscher sehr beliebt. Unverkennbar ist der Duft ihres ätherischen Öls, Menthol ist einer der wichtigsten gesundheitlich wirksamen Bestandteile dieses Heilkrauts. Ihre krampflösende Wirkung bei Beschwerden im Verdauungstrakt ist legendär, deshalb gibt's bei Bauchweh als erstes ganz oft Pfefferminztee. Bei Erkältung befreit sie die Atemwege, und bei Kopfschmerz wirkt Einreiben der Schläfen mit Minzöl oft Wunder. Sie wirkt aber auch allgemein entspannend – bei Stress auch für die insgesamt oft unbewusst angespannte Muskulatur. Aber nicht nur als Tee aus frischen Blättern ist Minze ein Genuss. Das leckere Kraut ist besonders in den Sommermonaten ständig in unseren Küchen im Einsatz. Ob im Zaziki, im Melonensalat oder im Kräuterquark, als Durstlöscher im Kräuterwasser oder einfach roh zwischendurch – lassen Sie sich von Ihrer Vielseitigkeit überraschen!

Rosmarin – blauer Stern am Kräuterhimmel

Dem Rosmarin wurde 2011 eine ganz besondere Ehre zuteil: Er wurde zur Heilpflanze des Jahres gewählt. Ausschlaggebend dafür war seine Vielseitigkeit. »Durch seine natürliche, aktivierende und tonisierende Wirkung ist Rosmarin für eine immer älter werdende Bevölkerung ebenso hilfreich wie auch für jüngere Patienten mit Erschöpfungs- und Ermüdungszeichen« begründet ein Jurymitglied die Wahl. Rosmarin ist im Mittelmeerraum zu Hause, seine immergrünen Sträucher mit den blauen Blüten wachsen dort überall am Wegrand. Gemeinsam mit Salbei und Thymian ist Rosmarin einer der Hauptverantwortlichen für die würzigen Düfte, die in mediterranen Sommern Wanderer begleiten. Rosmarin ist reich an Antioxidantien und daher ein hervorragender Mitochondrienschutz. Er hilft bei Verdauungsbeschwerden, wirkt antibakteriell und hilft auch bei rheumatischen Beschwerden. Zudem verlangsamt Rosmarin den Abbau von Acetylcholin, dem Treibstoff unseres Parasympathikus. In der mediterranen Küche hat er einen festen Platz. Rosmarinkartoffeln sind eine leckere Beilage, aber er passt auch zu allen Fleischgerichten, zu Salat und sogar zu Desserts. Und er lässt sich natürlich auch als Tee aufbrühen.

Salbei – nomen est omen

Der Name Salbei kommt aus dem Lateinischen, salvare heißt heilen. Hier ist der Name also Programm. Auch der Salbei hat eine jahrtausendelange Karriere als Heilpflanze, die keltischen Druiden meinten sogar, mit seiner Hilfe Tote wieder zum Leben erwecken zu können. Die Ägypter verwendeten ihn zur Behandlung von Unfruchtbarkeit, Indianer nutzten das Heilkraut zum Räuchern, um besondere Orte zu reinigen. Heute findet er sich als wunderschön blühender Ziersalbei in vielen Staudengärten, aber auch der Küchensalbei wird nach wie vor nicht nur als Gewürzkraut, sondern auch als Heilpflanze genutzt. Er hilft bei Husten und Heiserkeit, hemmt die Schweißproduktion und ist auch für Hygiene im Mundraum ein wirksamer Helfer. Er regt die Hirnleistung an und fördert die Konzentration. Und er bremst ebenfalls wie Rosmarin einen zu schnellen Abbau des Neurotransmitters Acetylcholin. Salbei gibt es in vielen leckeren Varianten. Probieren Sie doch einmal Ananassalbei für Ihren Salat!

Thymian – der Vielseitige

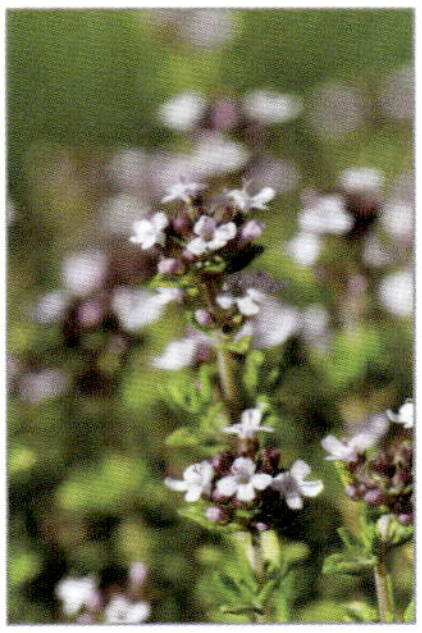

Mönche brachten den Thymian einst über die Alpen. Schon Jahrhunderte vorher opferten die Griechen ihn ihren Göttern, die Ägypter nutzten die antiseptische Wirkung beim Einbalsamieren ihrer Toten. Thymian ist ein Tausendsassa unter den Heilpflanzen. Es gibt kaum ein Organsystem, das nicht vom Einsatz dieses kleinstängeligen Gewächses profitiert. Besonders positiv ist seine Wirkung auf unsere Atmung. Er weitet den Brustkorb und ermöglicht tiefes freies Durchatmen. Diese Wirkung verdankt er seinen ätherischen Ölen, die unsere Atemwege vor Keimen schützen. Auf das Nervensystem wirkt er beruhigend und entkrampfend. Tee aus frischen oder getrockneten Thymianblüten morgens anstelle von Kaffee erfrischt und schont den Magen. Der gleiche Tee am Abend lässt uns gut und tief schlafen. Auch der Thymian ist aus der mediterranen Küche nicht wegzudenken, er ist fester Bestandteil der provenzalischen Kräuterfamilie. Fisch- und Fleischgerichten gibt er einen besonderen Geschmack und unterstützt dabei auch gleich noch die Verdauung.

Dolce Vita, aber gesund: Süße Alternativen zu Zucker

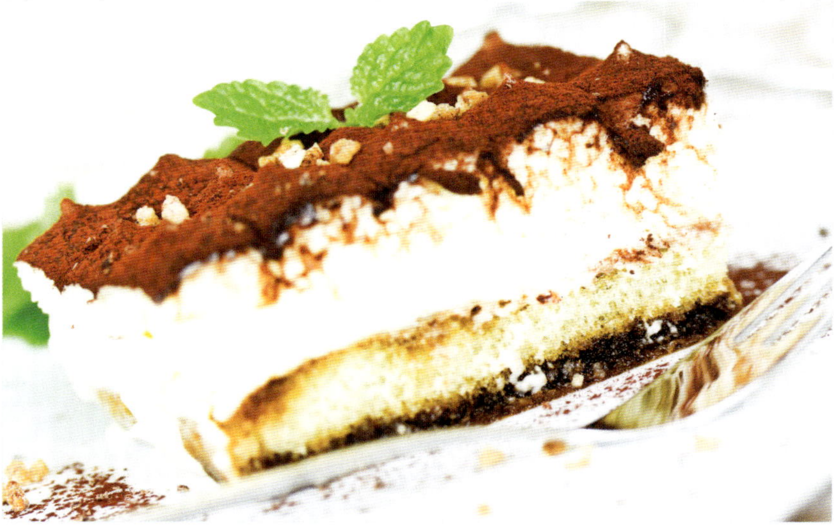

Erinnern Sie sich an Judith, unsere Bankmitarbeiterin? Kekse, Gummibärchen und Schokolade halfen ihr über den Büronachmittag, und damit ist sie nicht alleine. Der Anfang dieses Kapitels beschriebene »Heißhunger-Suchmodus« lässt viele Menschen gerade in stressigen Zeiten viel zu oft zu Süßigkeiten greifen. Sie liefern schnelle Energie, und vielleicht haben wir aus Kindertagen Süßes als Trost und Frustbremse gespeichert. Schokolade als Energiekick und Seelentröster also, schön und gut. Aber wie schaut es auf der Zellebene aus? Raffinierter Zucker ist ein Kohlenhydrat, liefert also, wie weiter vorne beschrieben, keine essenziellen Nährstoffe, sondern nur »leere« Kalorien. Im Gegenteil, Zucker ist ein Nährstoffräuber. Er entzieht uns Calcium, aber auch die wichtigen B-Vitamine, die wir unter anderem für den Aufbau unserer Glücks- und Stresshormone benötigen. Durch ständige hohe Zuckeraufnahme kann unser Organismus also an wichtigen Powerstoffen verarmen. Überschüssiger Zucker, den der Körper nicht gleich verwerten kann (z. B. durch Bewegungsmangel) wird zunächst in Fett umgewandelt. Übergewicht und Leberverfettung sind mögliche Folgen. Stoffwechselerkrankungen wie Diabetes Typ 2 werden mit erhöhtem Zuckerkonsum in Verbindung gebracht, Zucker fördert die Kariesbildung an den Zähnen, starker Zuckerkonsum schädigt die empfindlichen Darmbakterien nachhaltig. Für unerwünschte »Hausbesetzer« im Darm, Hefepilze zum Beispiel, ist der Zucker dafür Lieblingsspeise.

Aus der Sicht unserer Körperzellen ist Zucker also nicht so prickelnd. Bestenfalls ist er ein Genussmittel, das in Maßen genossen werden sollte. Allerdings ist das Maß wohl etwas verloren gegangen, wie die Statistik zeigt. »Volksdroge Zucker«

titelte der Stern in seiner Ausgabe 15/2011 und klärt uns auf: knapp 100 Gramm Zucker konsumiert der durchschnittliche Deutsche pro Tag. Das sind ungefähr 80 Gramm mehr, als unsere Zellen bei ansonsten rundum gesunder und nährstoffreicher Ernährung tolerieren können. Jeder von uns verzehrt im Durchschnitt pro Jahr also etwa 36 Kilogramm reinen Zucker. Mit steigender Tendenz – 1950 waren es »nur« ca. 26 Kilogramm. Andere Zahlen gehen heute sogar von über 40 Kilogramm pro Kopf pro Jahr aus. Was auch immer die exakte Zahl sein mag – sie ist in jedem Fall zu hoch. Allerdings ist den Wenigsten diese Menge an Zucker bewusst, denn ca. drei Viertel davon finden sich in verarbeiteten Lebensmitteln. Nur rund ein Viertel davon wird als eigentlicher Zucker aufgenommen. Die versteckten Zucker sind also die Hauptübeltäter und ganz leicht zu meiden, wenn Sie um Fertiggerichte und die Süßwarenabteilung einen großen Bogen machen. Und was machen wir mit dem Rest? Dürfen wir jetzt gar nichts Süßes mehr essen? Das wäre wirklich schade, denn süß ist ja doch auch lecker und einfach Balsam für die Seele. Also müssen Alternativen her und wenn möglich, gesund!

Gesund süßen – so geht's!

Die Industrie reagiert auf die Zuckerschelte in der Regel mit dem Zusatz künstlicher Süßstoffe. In Deutschland sind derzeit elf davon zugelassen. Am häufigsten werden Aspartam und Saccharin verwendet, nicht nur als Süßungsmittel in Form von Tabletten, sondern vor allem versteckt in sogenannten Light-Produkten. In Tierversuchen haben dabei einige von ihnen gesundheitsschädigende Wirkungen gezeigt.

Wir empfehlen künstliche Süßstoffe nicht. Ihre Langzeitwirkungen auf unseren Organismus sind nicht ausreichend erforscht, die Ergebnisse der Tierversuche stimmen eher bedenklich. Zudem haben sie unserer Meinung nach keinen besonders guten Geschmack. Sie schmecken viel zu süß, unangenehm süß.

Außerdem brauchen wir sie nicht, denn es gibt natürliche Alternativen die schmecken, in der Küche und vom Organismus leicht zu verarbeiten sind und auch den Insulinstoffwechsel nicht belasten. Sie haben wenige bis keine Kalorien und sind für Diabetiker und Menschen mit einer Insulinresistenz gut geeignet. Drei dieser Zuckeralternativen möchten wir Ihnen vorstellen:

Xylit

Unser Favorit unter den Zuckeraustauschstoffen ist Xylit. Ursprünglich als »Birkenzucker« Ende des 19. Jahrhunderts entdeckt, ist es biochemisch ein Zuckeralkohol, was allerdings mit Alkohol als Getränk nicht das Geringste zu tun hat. In der Küche ist es 1 : 1 wie Zucker einsetzbar. Es hat die gleiche Konsistenz und den gleichen Geschmack wie Zucker, dabei aber 40 Prozent weniger Kalorien (Zucker: 4 kcal/g, Xylit: 2,4 kcal/g) und eine Menge gesundheitlicher Vorteile.

Da Xylit als natürliche Substanz auch in geringen Mengen in Früchten und Gemüse vorkommt und sogar vom Körper selbst gebildet wird, ist es dem Körper bekannt und kann gut verarbeitet werden. In Deutschland ist es als Zusatzstoff E 967 ohne Höchstmengenbegrenzung zugelassen. Als Zucker mit nur fünf Kohlenstoffatomen (Haushaltszucker, Traubenzucker und Fruchtzucker haben sechs) ist es eine sehr stabile Verbindung, die vom Organismus nur langsam verarbeitet wird. Sein glykämischer Index ist mit sieben extrem niedrig, es wird vom Organismus insulinunabhängig verstoffwechselt. Dadurch ist Xylit für Diabetiker geeignet, übrigens auch für Menschen mit Fruktoseintoleranz. Seine positive Wirkung in der Kariesprophylaxe ist durch Studien belegt. In größeren Mengen kann es allerdings abführend wirken (Erwachsene > 150 Gramm, Kinder > 40 Gramm), deswegen wird bei der Umstellung auf Xylit eine Eingewöhnungszeit von wenigen Wochen empfohlen.

Rohstoff für die Herstellung sind entweder Holz oder Maisspindeln (Kolben ohne Körner). Erhältlich ist Xylit im Reformhaus, Bioladen oder im Internet. Einziger Wermutstropfen: Da die Herstellung sehr aufwendig ist, ist Xylit im Vergleich zu Haushaltszucker recht teuer.

Warnhinweis: Für viele Tiere ist Xylit giftig, da ihnen das Enzym fehlt, das zum Abbau in der Leber gebraucht wird. Für Hunde kann die Einnahme schon in geringen Mengen (5 g) tödlich sein!

Mehr Informationen zu Xylit finden Sie in: »Xylit, der ideale Zucker« von Bettina-Nicola Lindner, VAK Verlag

Erythrit

Ein weiterer Zuckeralkohol mit einem glykämischen Index von null und praktisch kalorienfrei ist Erythrit, zugelassen mit der Nummer E 968. Es hat allerdings eine etwas geringere Süßkraft als Zucker oder Xylit, sie liegt bei ca. 70 Prozent. Im Unterschied zu Xylit besteht es nur aus vier Kohlenstoffatomen und hat damit auch etwas andere Wirkungen und Stoffwechselwege im Organismus, es wirkt zum Beispiel nicht abführend. Erythrit ist ebenfalls für Diabetiker und Menschen mit Fruktoseintoleranz geeignet, und es ist im Organismus sogar als Radikalenfänger unterwegs.

In der Küche ist es ebenso leicht zu verarbeiten wie Xylit, man braucht nur aufgrund der geringeren Süßkraft etwas größere Mengen.

Stevia rebaudania

Stevia rebaudania ist eine südamerikanische Pflanze, die in diesen Ländern schon seit Jahrhunderten als Süßungsmittel genutzt wird. Sie hat keine Kalorien und keine Auswirkungen auf den Blutzuckerspiegel. Seit 2011 sind die Wirkstoffe, die sogenannten Steviolglykoside, als Lebensmittelzusatzstoff E 960 auch in Europa offiziell zugelassen. Es gibt sie in verschiedenen Herstellungsformen, als getrocknete, gemahlene Blätter, als Pulver, Tabs oder flüssig. Allerdings ist sie ist um ein Vielfaches süßer als Zucker, deshalb: Vorsicht beim Dosieren!

STICHWORT: FRUCHTZUCKER

Obst gilt allgemein als sehr gesund, weshalb sich Zuckeralternativen auf Fruchtzuckerbasis großer Beliebtheit erfreuen: Agavendicksaft, Ahornsirup, Apfeldicksaft, Birnendicksaft werden gerne als »gesunde« Zuckeralternativen angepriesen. Während in den 1970er-Jahren tatsächlich von dieser Annahme ausgegangen wurde, konnte die Forschung mittlerweile belegen, dass hoher Fruktosekonsum sich ebenso schädlich auf unseren Organismus auswirkt wie hoher Zuckerkonsum. Übergewicht, Insulinresistenz, überhöhte Blutfettwerte und eine Belastung der Leber – des Hauptorgans des Fruktosestoffwechsels – bis hin zur Fettleber sind mögliche Folgen.

Ein weiteres Problem: ca. 30 Prozent der Bevölkerung in Europa leiden an einer mehr oder minder stark ausgeprägten Fruchtzuckerunverträglichkeit, oft ohne es zu wissen. Um Fruktose vom Darm in den Blutkreislauf zu befördern, benötigen wir kleine Transportmoleküle. Fehlen sie, oder sind zu wenige davon vorhanden, kann der Organismus schlecht bis gar nicht mit Fruktose umgehen.

Bei Fruktoseintoleranz bindet sich die im Darm verbleibende Fruktose an die essenzielle Aminosäure Tryptophan. Ein Tryptophanmangel führt zu reduzierten Serotonin- und Melatoninspiegeln. Gute Laune und Schlafqualität gehen in den Keller, die Stressresistenz sinkt. Beobachten Sie sich einmal selbst: Führt der Verzehr größerer Mengen an süßem Obst, z. B. Banane, Melone und Nektarinen oder Honig, zu Verdauungsbeschwerden, wie Blähungen, Verstopfung oder Durchfall? Das kann ein Hinweis auf eine bisher unerkannte Fruktoseintoleranz sein. Auch vielen Light- und Diabetikerprodukten ist Fruktose zugesetzt, daher kann auch deren Verzehr Probleme bereiten. Ein Labortest (Atemtest) kann eine Fruktoseintoleranz schnell und sicher nachweisen. Die meisten Fruktoseintoleranzen sind erworben und nicht genetisch bedingt. Hier hilft oftmals eine Darmsanierung. Durch gezielte Unterstützung der Darmschleimhautzellen können wieder mehr Transporterproteine bereitgestellt werden.

Lebenselixier Wasser

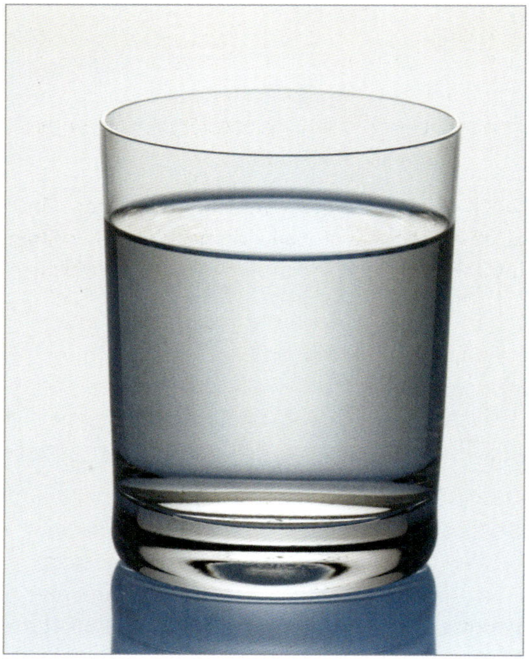

Ohne feste Nahrung kann der Mensch einige Wochen überleben, ohne Wasser allerdings nur einige Tage. Unsere Zellen sind lebenslang auf die stete Zufuhr von Wasser angewiesen.

60 Prozent der gesamten Körpermasse eines Erwachsenen besteht aus Wasser, bei einem 70-Kilo-Mann sind das ca. 42 Liter. Davon befinden sich rund zwei Drittel innerhalb der Körperzellen. Der Wasseranteil der Organe ist unterschiedlich, das Gehirn besteht zu 95 Prozent aus Wasser, unsere Muskeln hingegen nur zu 76 Prozent. Täglich verlieren wir Flüssigkeit: durch Schwitzen, Atmung und natürlich durch Urin und Stuhl. Die fehlende Menge muss kontinuierlich wieder zugeführt werden, am besten in Form von reinem Wasser. Das Gehirn meldet als erstes, wenn »Ebbe« im Körper herrscht, akuten Wassermangel merken Sie z. B. als Müdigkeit, Kopfschmerzen, Augenbrennen, Konzentrationsmangel bis hin zu Wortfindungsstörungen.

Und wie viel müssen wir jetzt trinken? Das ist natürlich individuell und hängt von unserem Gewicht ab. Mit einer einfachen Formel lässt sich die Trinkmenge für einen gesunden Erwachsenen berechnen:

> Körpergewicht x 0,035 = benötigte tägliche Trinkmenge in Litern,
> z. B. 60 kg x 0,035 = 2,1 l Trinkmenge

Wir nehmen Wasser nicht nur als Getränk zu uns, sondern auch in Form von Gemüse, Obst, Suppen usw. Diese Mengen sind in der errechneten Trinkmenge enthalten. Diese Formel berücksichtigt allerdings keine extremen Temperaturen oder sportliche Betätigung.

Menschen mit Herz- oder Nierenerkrankungen sollten die tägliche Trinkmenge mit ihrem Arzt besprechen.

Wir empfehlen stilles Mineralwasser (bitte aus Glas- und nicht aus Plastikflaschen wegen der enthaltenen Weichmacher) oder, wenn die regionale Wasserqualität entsprechend gut ist, auch Leitungswasser. Auch Grün-, Guarana-, Mate- und Rooibostee sind zellfreundliche Getränke, speziell morgens für Ihren Start in den Tag.

Und natürlich immer wieder auch Kräutertee aus Ihrem Kräutergarten. Allerdings: Kräuter haben zum Teil eine sehr starke Heilwirkung, deshalb sollten Kräutertees nie Ihr alleiniges Getränk sein, und Sie sollten bei der Auswahl auch immer wieder variieren.

Tipp:
Ingwer ist gesund und der Grundstoff für ein sehr beliebtes Getränk: Ingwerwasser schmeckt heiß und kalt. Seine Zubereitung ist denkbar einfach: Ein 3 bis 5 cm langes Stück Ingwerwurzel schälen, in Scheiben schneiden und in kochendes Wasser geben, ca. zehn Minuten mitkochen, dann noch zehn Minuten ziehen lassen, fertig.

Obstsäfte und alkoholfreies Bier enthalten eine Menge Kohlenhydrate und bringen damit auch einiges an Kalorien mit, alkoholfreies Bier enthält immer noch 5 g KH und 26 kcal pro 100 ml. Damit sind Säfte und Bier eher Nahrungsmittel als Getränk und sollten in Maßen getrunken werden.

WARNHINWEIS: ENERGIE- UND SOFTDRINKS

Gerade für Stress und Leistungstiefs werden von der Industrie immer wieder Energiedrinks als probates Gegenmittel angepriesen.

Lassen Sie sich von der Werbung nicht verunsichern: Energiedrinks sind keine Alternative. Sie enthalten – neben bedenklichen Aroma- und Farbstoffen – viel Zucker in Form von Dextrose, der zwar einen kurzfristigen Kick ermöglicht, aber durch den nachfolgenden Zuckerabfall im Blut das Tief nur zeitlich verlagert.

Sämtliche Softdrinks enthalten einen viel zu hohen Zuckeranteil, daher empfehlen wir diese auf keinen Fall für den täglichen Flüssigkeitsausgleich.

Schlussplädoyer: Mehr Power für Ihre Zellen!

Wir vergleichen den Menschen und seine Energie gerne mit einem Boot. Ein Boot hat Auftrieb, und es kann eine ganze Menge Last aufnehmen. Haben wir mehr Auftrieb als Last, dann geht es uns gut. Kommt mehr Last und weniger Auftrieb, ist abzusehen, wann wir in Seenot geraten. Dabei kann Ernährung Auftrieb geben, sie kann aber auch zur Belastung werden. Sie haben die Wahl! Nutzen Sie unsere Powertipps, damit Ihr Boot auch in stressigen Zeiten immer genügend Auftrieb hat:

- Sorgen Sie für Ihre Mitochondrien! Stellen Sie den kleinen Kraftwerken die benötigten Brenn- und Hilfsstoffe in ausreichenden Mengen zur Verfügung.
- Unterstützen Sie Ihre Nebennieren! In stressigen Zeiten machen sie extreme Überstunden – gönnen Sie ihnen regelmäßig wenigstens kurze Pausen.
- Pflegen Sie Ihren Darm! Er ist Ihre Schnittstelle zur Außenwelt – dort beginnt Ihre Gesundheit.
- Entlasten Sie Ihr Entgiftungssystem! Je weniger Müll aufgenommen wird, desto besser.
- Helfen Sie Stoffwechsel und Gehirn! Meiden Sie stark verarbeitete Kohlenhydrate und stärkehaltige Gemüse, und verbannen Sie glutenhaltige Getreide.
- Eiweiß ist überlebenswichtig! Sorgen Sie für ausreichende Proteinzufuhr aus gut verwertbaren Eiweißquellen.
- Essen Sie reichlich Fett! In der richtigen Qualität und Zusammensetzung ist es unverzichtbar für Ihre Zellen.
- Nutzen Sie Gewürze und Kräuter! Sie sind extrem kompakte Powerstoffquellen.
- Machen Sie Sortimentswechsel in Ihrer Schreibtischschublade! Gummibärchen und Kekse raus, Nüsse, getrocknete dunkle Beeren und dunkle Schokolade rein.
- Ihre Zellen brauchen Flüssigkeit. Trinken Sie ausreichend Wasser oder Tee!
- Seien Sie anspruchsvoll bei der Qualität Ihrer Lebensmittel! Sie werden ein Teil von Ihnen, dafür ist das Beste gerade gut genug.

Einiges davon lässt sich ganz leicht in einen stressigen Alltag integrieren, manches erfordert ein bisschen Umstellung. Ist es die Mühe wert? Lassen wir doch dazu am Schluss noch einmal unsere Zelle aus Kapitel 6 zu Wort kommen.

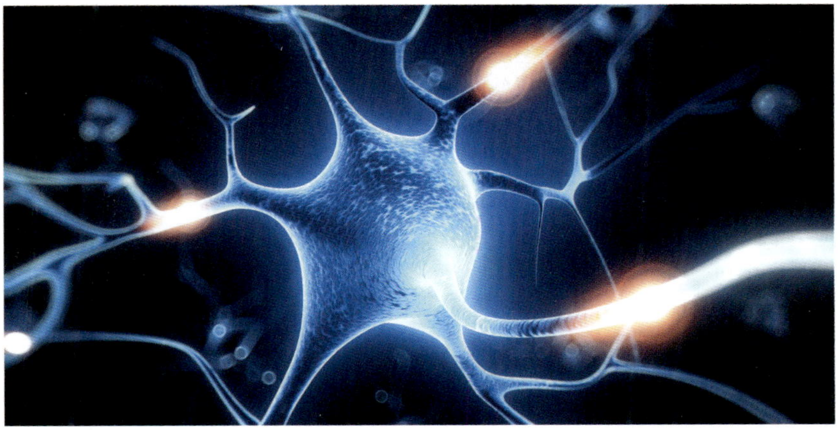

Liebe Zelle, was halten Sie denn so von unseren Vorschlägen?

Wie ich schon sagte, meine Verwandten und ich haben es bei unserer Besitzerin wirklich ziemlich gut, das ist mir jetzt erst so richtig bewusst. Das, was Sie hier beschreiben, ist für uns eine Selbstverständlichkeit. Was mich wirklich fasziniert, ist, wie das im Körper alles so zusammenhängt. Jetzt sehe ich viel klarer und verstehe auch manches besser, was unsere Besitzerin so macht.

Was würden Sie unseren Lesern denn raten?

Wir Zellen sind sehr sozial und hilfsbereit, wir tun alles, was wir können für unsere Besitzer. Je besser wir dabei unterstützt werden, desto mehr können wir tun. An dieser Unterstützung hapert es aber im Alltag häufig. Immer wieder erreichen uns verzweifelte Hilferufe von Kollegen, denen es bei anderen Besitzern richtig schlecht geht. Die wissen oft nicht weiter und sind schon kurz davor, aufzugeben. Deshalb empfehlen wir allen Lesern: unterstützen Sie Ihre Zellen, so gut Sie können! Geben Sie ihnen regelmäßig die Powerstoffe, die sie zum Leben brauchen, und halten Sie bitte Müll und Gifte so gut wie möglich von ihnen fern.

Gibt es sonst noch etwas, was Sie abschließend dazu sagen möchten?

Ja. Ein Punkt ist noch sehr wichtig: Gesunde Ernährung ist für uns Zellen die Lebensgrundlage, aber allein reicht sie nicht. Wir brauchen auch Licht, Bewegung, und regelmäßig Regeneration. Wenn wir gut gepflegt werden, ist eine lange Funktionsdauer unser Dankeschön an unsere Besitzer.

Liebe Zelle, vielen Dank für dieses Gespräch!

Jetzt wird's praktisch!

Genug der grauen Theorie, schreiten Sie zur Tat! In unserem Rezeptteil haben wir unsere ganz persönlichen Lieblingsrezepte für Sie zusammengestellt. Das ist das, was wir tagtäglich essen und unseren Zellen servieren. Dabei ist keines der Rezepte in Stein gemeißelt, wir experimentieren, tauschen Zutaten, probieren ständig Neues. Dann ist plötzlich in einem Salat eine Handvoll gehackter Walnüsse, die so nicht im Rezept steht, oder aus dem Rest vom Wirsing wird plötzlich eine Suppe. Lassen Sie sich inspirieren! Nehmen Sie z. B. nach persönlichem Geschmack mehr oder weniger von diesem oder jenem Gemüse, probieren Sie neue Zusammenstellungen. Alle Gerichte lassen sich mit Kräutern, Nüssen und auch Gewürzen nach Geschmack mit Powerstoffen »aufrüsten«. Werden Sie kreativ, den Variationsmöglichkeiten sind hier keine Grenzen gesetzt. Seien Sie besonders großzügig mit Grün! Eine Handvoll Kräuter zugeben und Ihre Zellen machen Party. Guten Appetit!

Fruchtige Quarkcreme

Ergibt 2 Portionen
Pro Portion ca. 452 kcal, 32 g F, 24 g KH, 18 g EW
Zubereitungszeit: 10 Min.

3 EL Leinöl
1 EL Sahne
250 g Quark
1 EL Xylit
200 g Früchte der Saison
8 halbe Walnüsse

1. Leinöl, Sahne und 1 EL lauwarmes Wasser verrühren, bis die Mischung emulgiert und kein Öl mehr zu sehen ist. Den Quark unterrühren, bis eine glatte Masse entsteht. Mit Xylit süßen.

2. Dazu frische Früchte der Saison und Walnüsse nach Geschmack.

▶ *Zum Süßen können Sie auch Stevia in flüssiger oder Pulverform verwenden. Seien Sie vorsichtig bei der Dosierung, denn Stevia ist viel süßer als Zucker.*

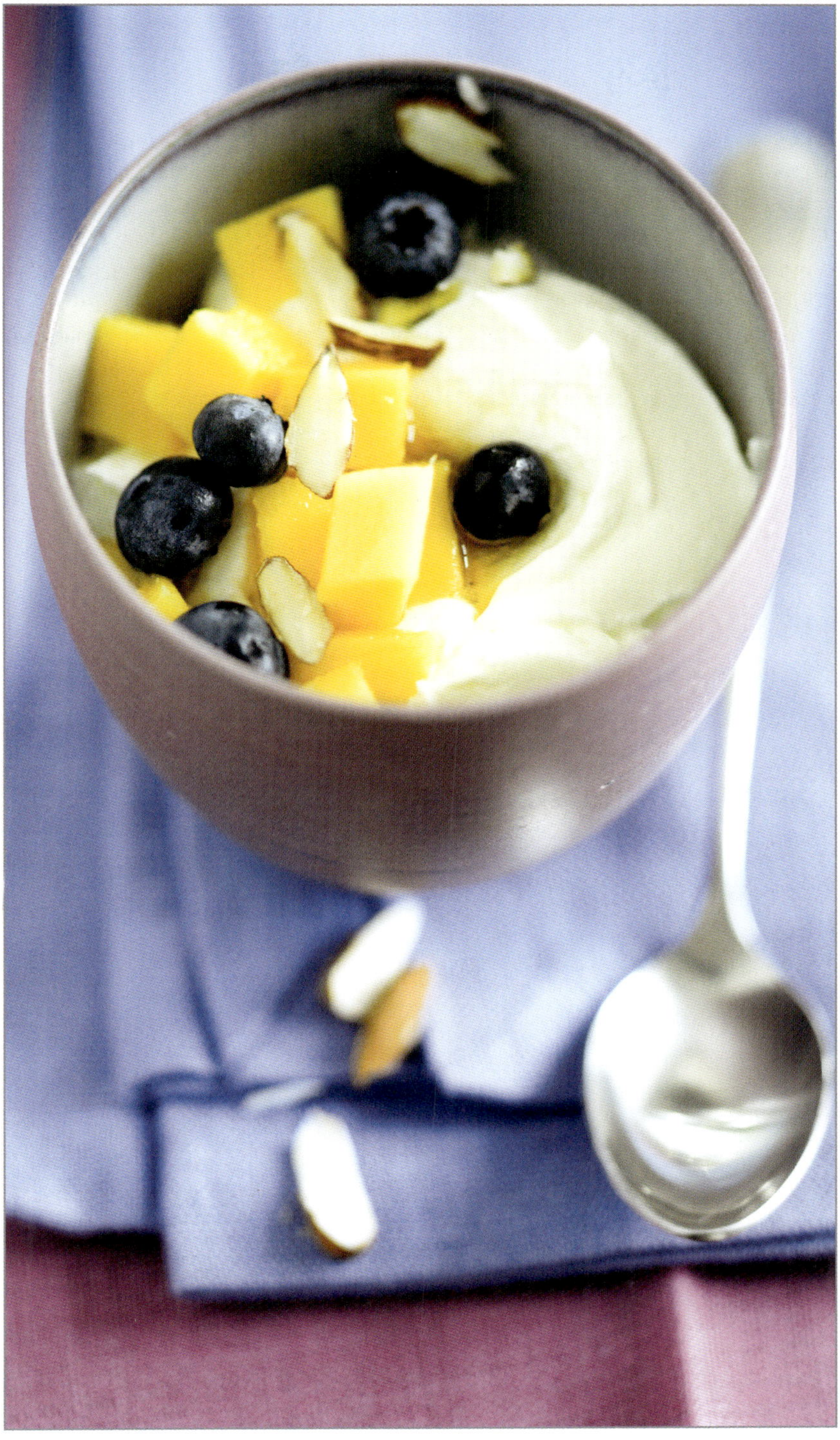

Gemüsesticks mit Kräuterdip

Ergibt 2 Portionen
Pro Portion ca. 457 kcal, 27 g F, 28 g KH, 25 g EW
Zubereitungszeit: 10 Min.

Für die Gemüsesticks:
½ Gurke
1 großer Kohlrabi
3 Karotten
10 Radieschen

Für den Kräuterquark:
3 EL Leinöl
1 EL Sahne
250 g Quark
Salz
Pfeffer
1–2 EL frische Kräuter der Saison

1. Gurke, Kohlrabi und Karotten waschen, schälen und in etwa 8 cm lange Streifen schneiden. Radieschen putzen, das Grün entfernen und halbieren.

2. Für den Dip Leinöl, Sahne und 1 EL lauwarmes Wasser verrühren, bis die Mischung emulgiert und kein Öl mehr zu sehen ist. Den Quark unterrühren, bis eine glatte Masse entsteht. Mit Salz und Pfeffer abschmecken.

3. Kräuter waschen, trocken schütteln, fein hacken und unter den Dip heben.

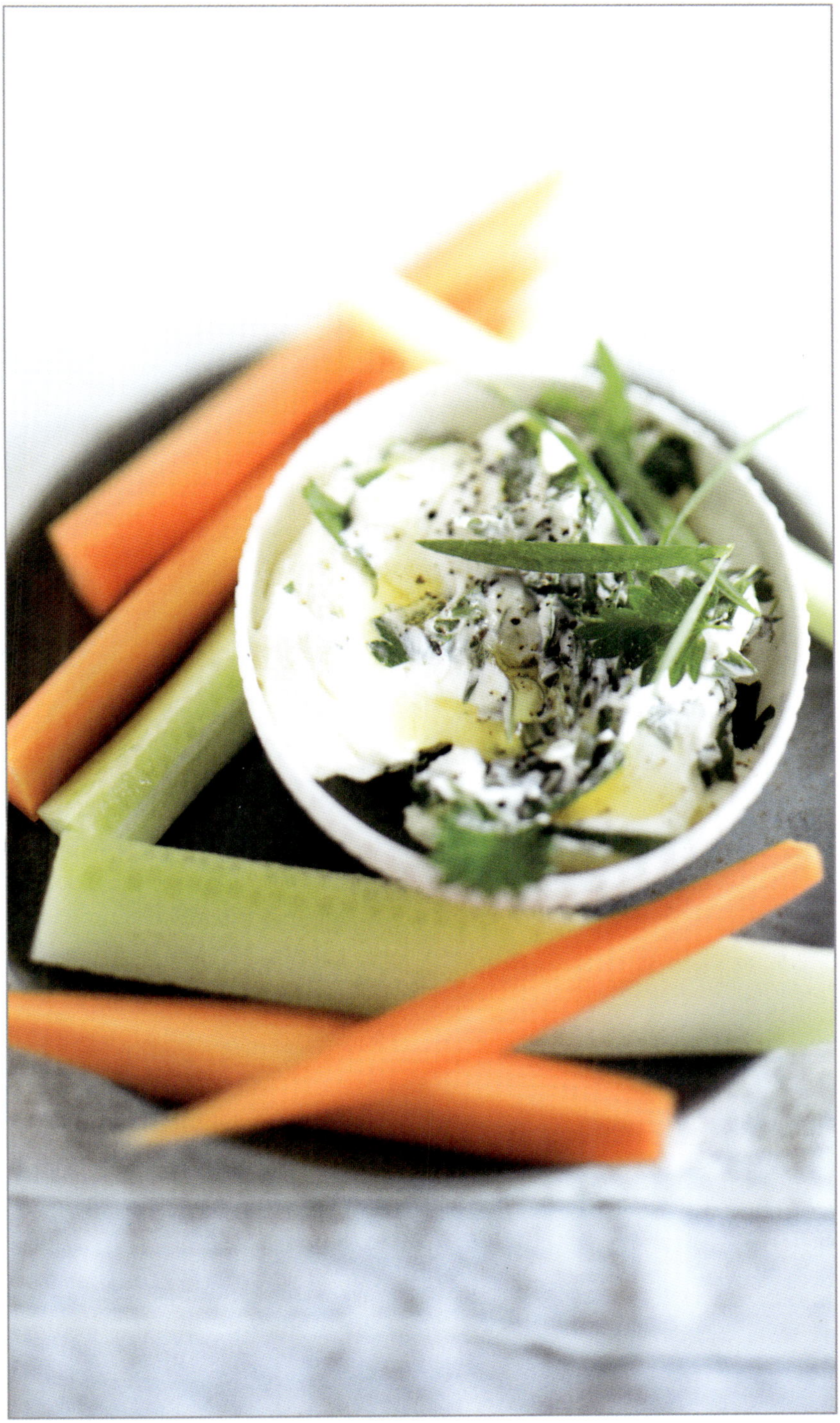

Gemüsesticks mit Kräuterdip

Avocado-Tomaten-Dip

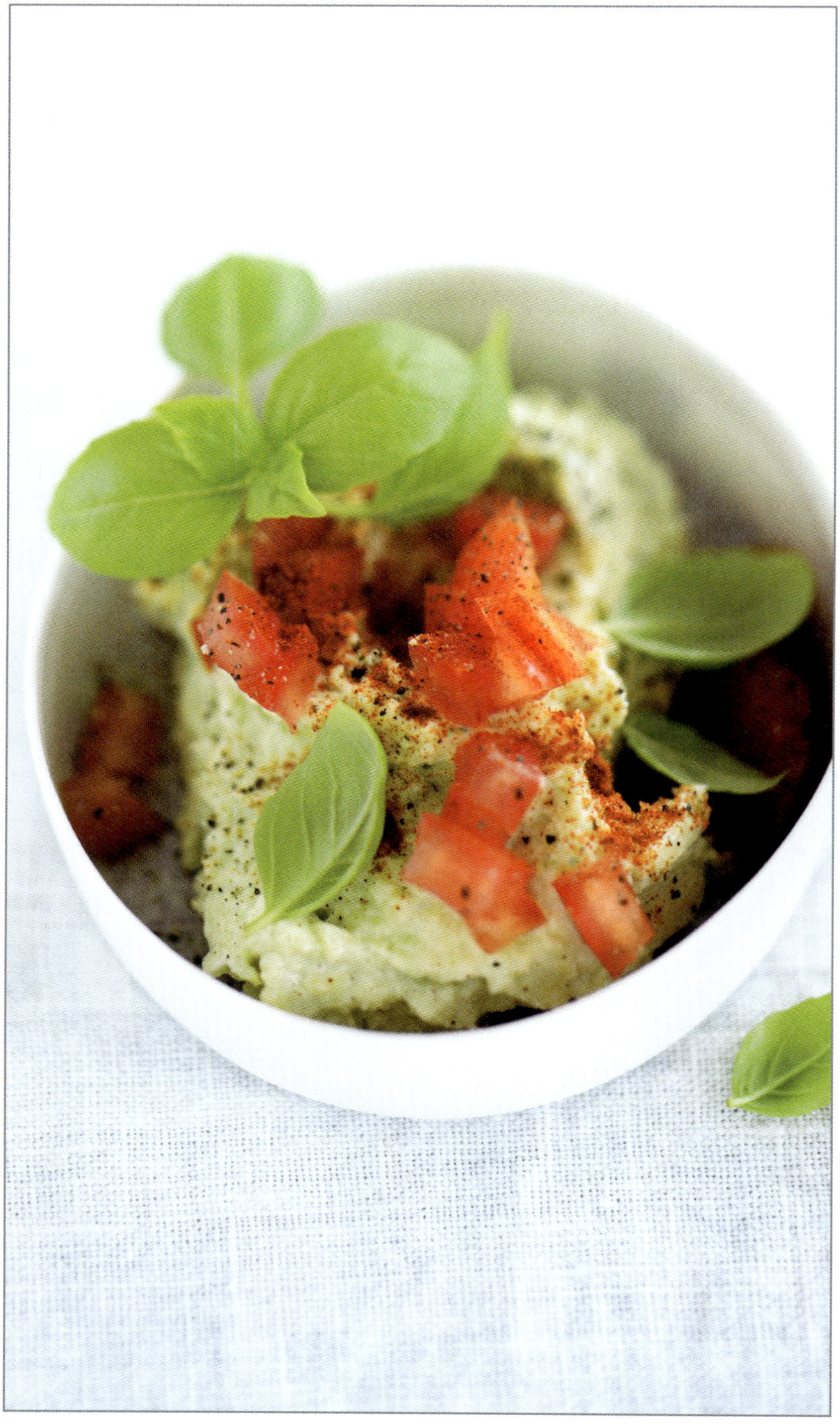

Avocado-Tomaten-Dip

Ergibt 3 Portionen
Pro Portion ca. 283 kcal, 21 g F, 10 g KH, 4 g EW
Zubereitungszeit: 10 Min.

2 reife Avocados
1 Knoblauchzehe
Salz
Pfeffer
1 TL süßes Paprikapulver
Saft von ½ Zitrone
1 EL Tomatenmark
2 feste Tomaten
1 EL frisches Basilikum (gehackt)

1. Avocados von Kern und Schale lösen und in eine Schüssel geben. Knoblauchzehe schälen, klein schneiden und hinzufügen. Die Gewürze, Zitronensaft und Tomatenmark nach Geschmack zur Avocado geben und die Masse mit einem Mixstab fein pürieren.

2. Die Tomaten waschen und halbieren, Grün und Strunk entfernen. Die Tomatenhälften würfeln und mit Basilikum unter die Avocadomasse mischen.

Der Dip passt zum Beispiel zu Gemüsesticks, gebratenem Feta und Hackbraten.

Gemüseomelett

Ergibt 2 Portionen
Pro Portion ca. 181 kcal, 12 g F, 6 g KH, 12 g EW
Zubereitungszeit: 25 Min.

1 kleine Zucchini (ca. 100 g)
2 kleine Champignons
1 kleine Zwiebel
5 Cocktailtomaten
3 kleine Eier
½ TL Salz
Pfeffer nach Geschmack
1 Prise Muskat
1 EL Ghee oder Kokosfett
1 EL gemischte frische Kräuter

1. Zucchini und Champignons putzen, waschen und in grobe Stücke zerteilen, die Zucchini dabei von Stiel und Kernen befreien. Die Zwiebel schälen und vierteln. Alles in der Küchenmaschine zerkleinern. Tomaten waschen, das Grün entfernen und vierteln.

2. Das zerkleinerte Gemüse mit den Tomatenvierteln in eine Schüssel geben. Die Eier, Salz, Pfeffer und Muskat unterrühren.

3. Fett in einer flachen beschichteten Pfanne, die nicht zu groß sein darf, erwärmen. Die Masse hineingeben und 5 bis 7 Min. bei kleiner Hitze zugedeckt stocken lassen. Dann mit einem großen Wender drehen und nochmals 3 bis 5 Min. garen.

4. Kräuter waschen, trocken schütteln und fein hacken. Das Omelett mit den Kräutern garnieren.

▶ *Schmeckt warm und kalt.*

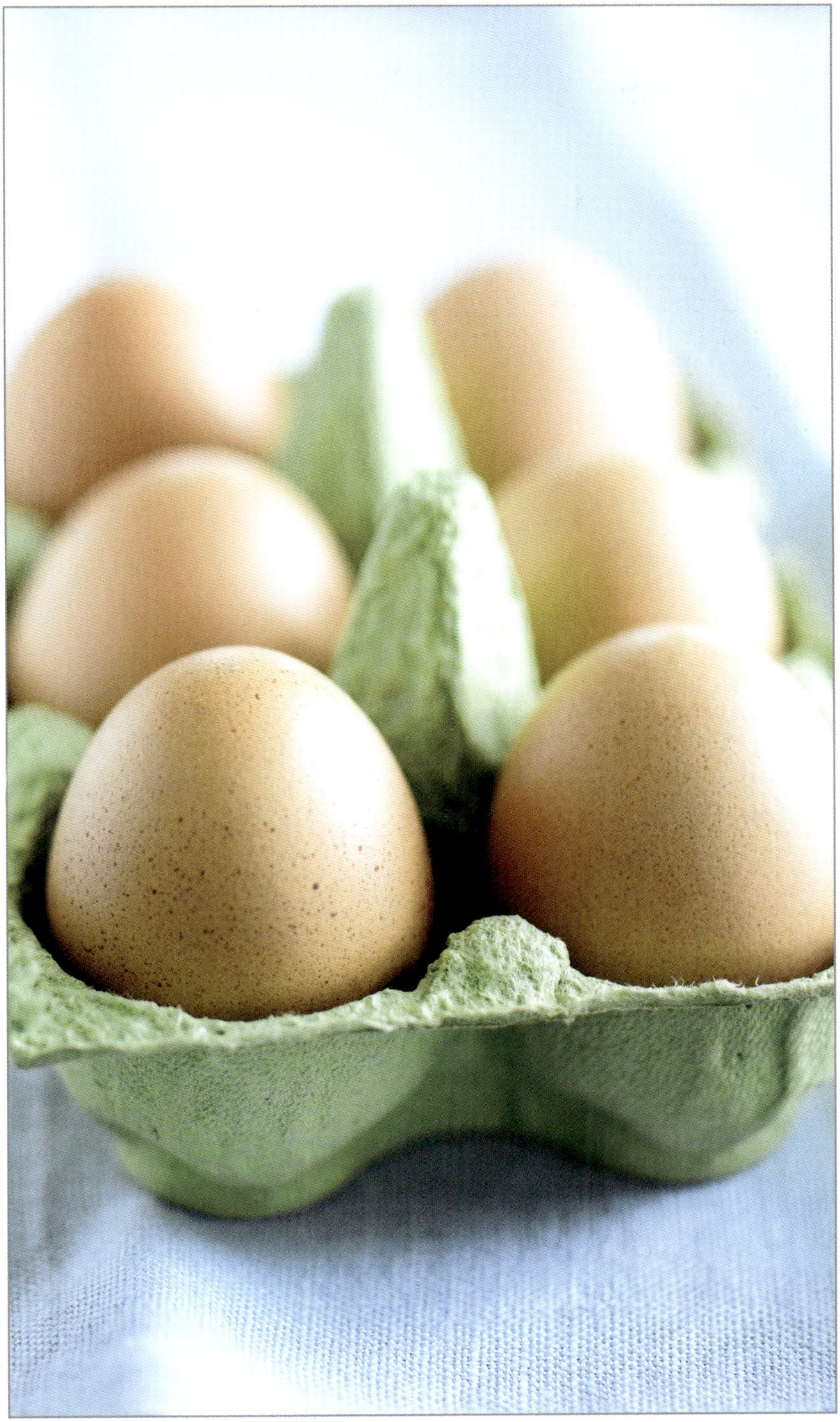

Frische Eier

Williamsbirnen

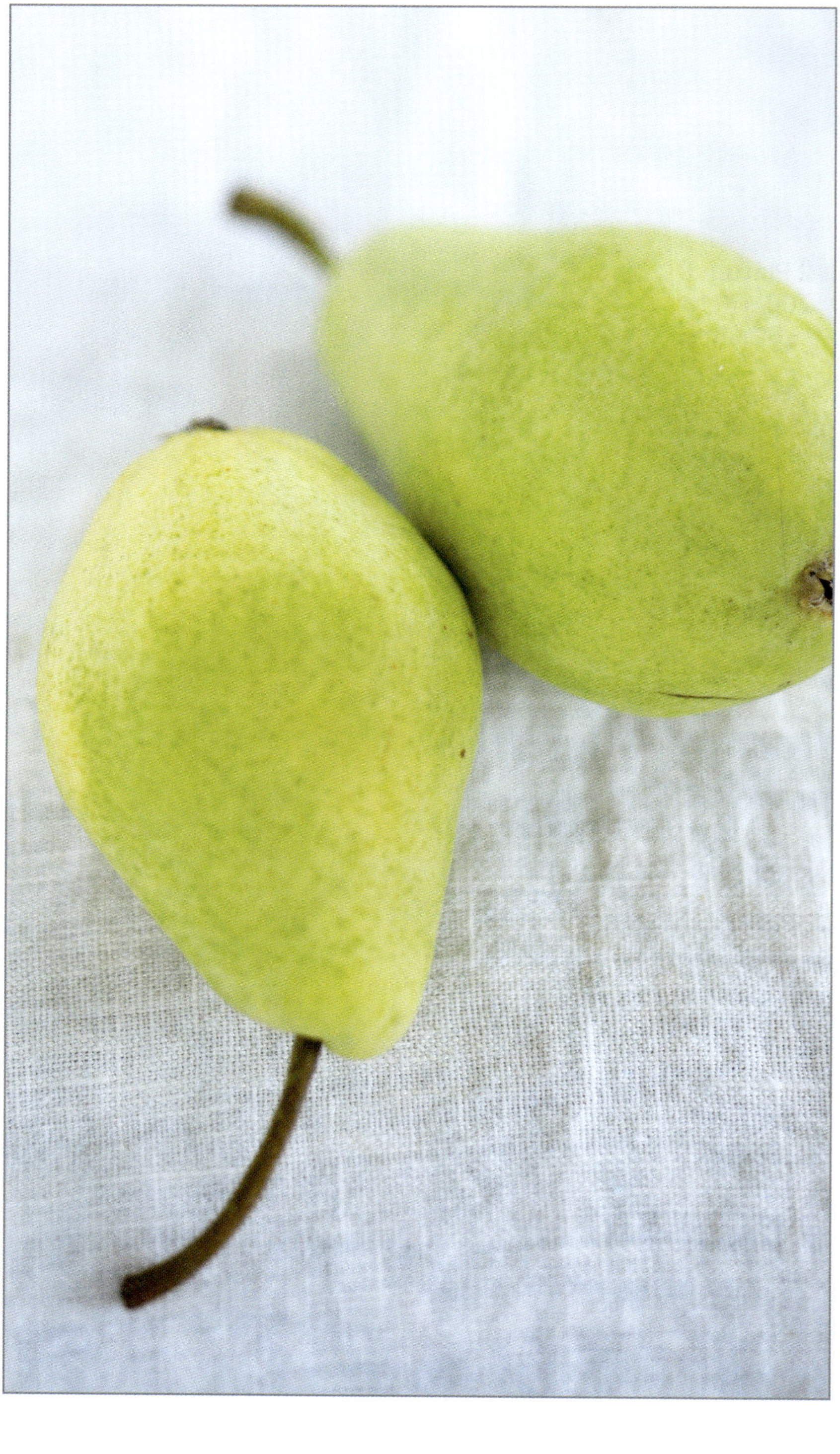

Gebratener Feta mit Williamsbirne

Ergibt 2 Portionen
Pro Portion ca. 410 kcal, 21 g F, 29 g KH, 18 g EW
Zubereitungszeit: ca. 10 Min.

2 Platten Reispapier
200 g Feta
½ EL Ghee
2 Williamsbirnen
2 EL Preiselbeeren

1. Das Reispapier unter fließendem Wasser anfeuchten, damit es weich wird. Feta in 2 Stücke teilen und jeweils mit einer Platte Reispapier umwickeln.

2. Fett in einer beschichteten Pfanne erwärmen und den Käse darin von beiden Seiten etwa 2 Min. bei mittlerer Hitze braten.

3. Inzwischen die Birnen schälen, entkernen und in Viertel geschnitten auf einem Teller anrichten. Preiselbeeren dazugeben und mit dem gebratenen Feta servieren.

Variante: Anstatt des Reispapiers können Sie auch 2 Platten hauchdünnen Blätterteig verwenden. Man bekommt sie unter anderem im türkischen Supermarkt.

Champignon-Kokos-Suppe

Ergibt 3 Portionen
Pro Portion ca. 221 kcal, 18 g F, 9 g KH, 9 g EW
Zubereitungszeit: 15 Min.

2 Zwiebeln
1 EL Kokosfett
500 g Champignons
250 ml Gemüsebrühe
250 ml Kokosmilch
Salz
Pfeffer
1 EL frische Petersilie

1. Zwiebeln schälen, vierteln und in der Küchenmaschine zerkleinern. Fett in einer Pfanne erhitzen und Zwiebeln andünsten.

2. Champignons waschen, vierteln und in der Küchenmaschine zerkleinern. Zu den angedünsteten Zwiebeln geben. Die Masse erhitzen.

3. Gemüsebrühe und Kokosmilch hinzufügen. Etwa 5 Min. bei kleiner Hitze köcheln lassen, dann mit dem Mixstab pürieren. Mit Salz und Pfeffer abschmecken. Petersilie waschen, trocken schütteln und fein hacken. Auf die Suppe streuen.

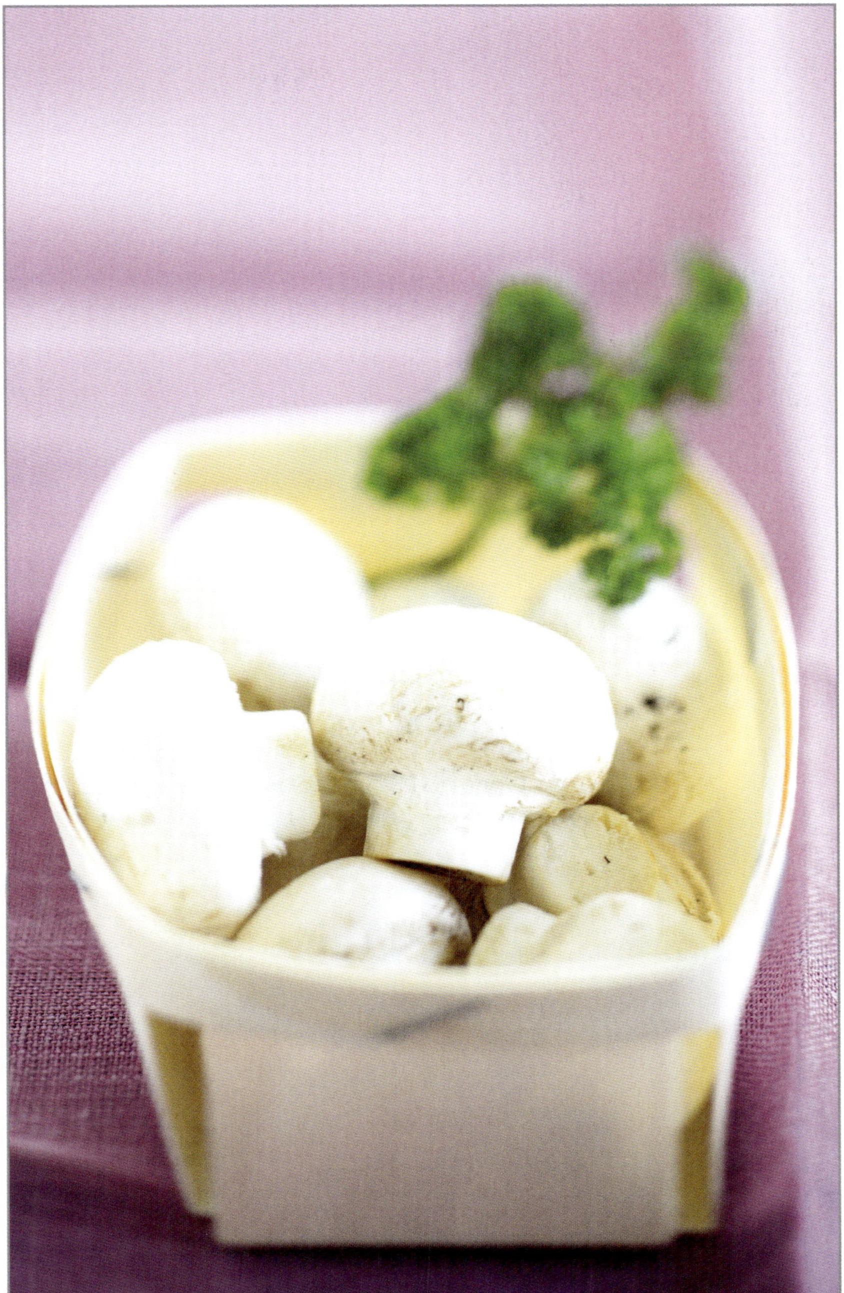

Avocadosuppe mit Lachsstreifen

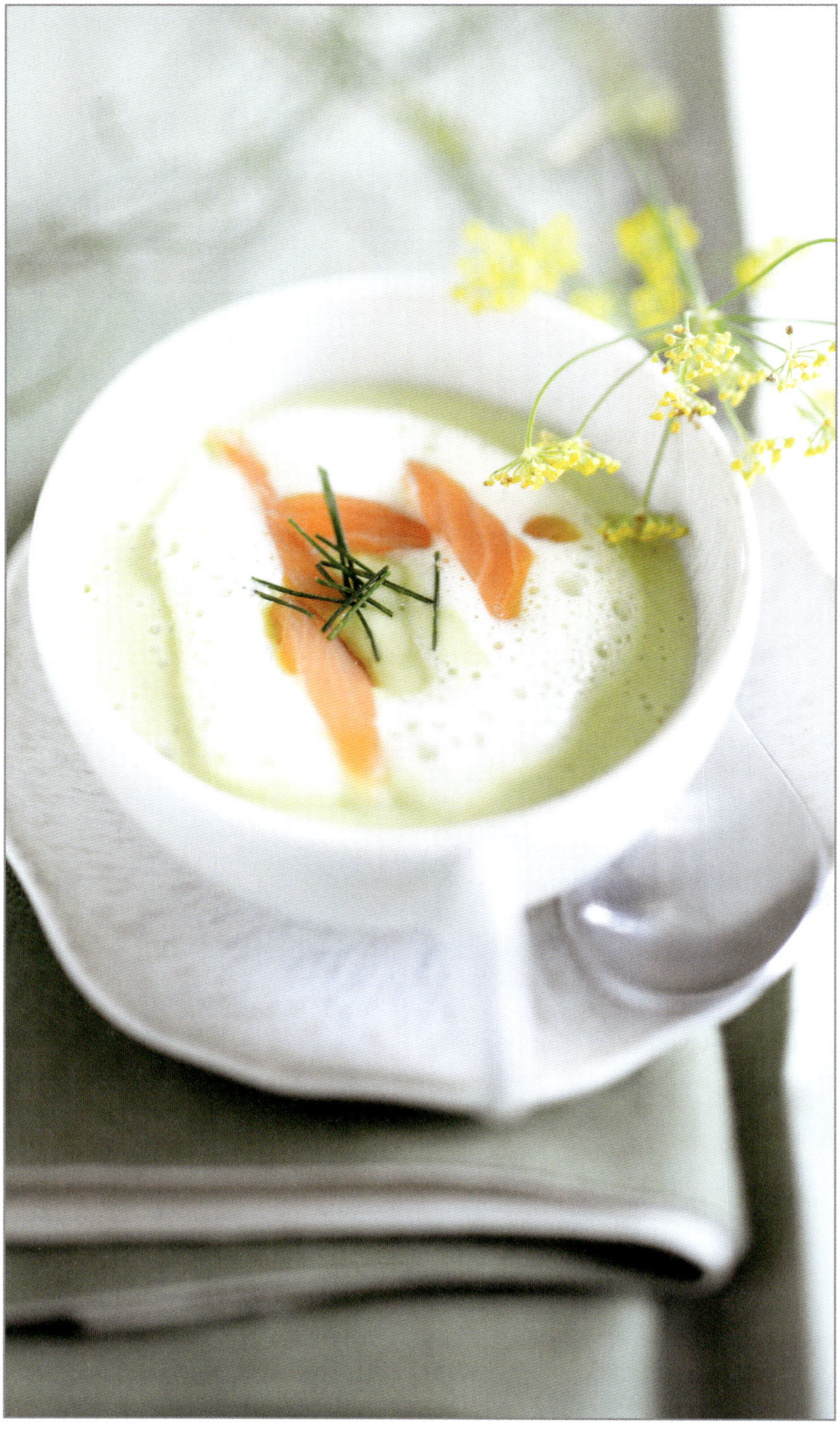

Avocadosuppe mit Lachsstreifen

Ergibt 4 Portionen
Pro Portion ca. 442 kcal, 35 g F, 18 g KH, 13 g EW
Zubereitungszeit: 15 Min.

1 Zwiebel
1 Knoblauchzehe
1 EL Kokosfett
2 reife Avocados
250 ml Kokosmilch
350 ml Reis-Kokosmilch
Salz
1 EL frischen Dill
Saft von ½ Zitrone
200 g Räucherlachs

1. Zwiebel und Knoblauch schälen und fein hacken. Fett in einem Suppentopf erhitzen, Zwiebel und Knoblauch darin glasig dünsten.

2. Avocados von Kern und Schale lösen, in Würfel schneiden und in den Topf geben. Mit Kokosmilch und Reis-Kokosmilch aufgießen, salzen und kurz aufkochen.

3. Suppe mit einem Mixstab pürieren. Dill waschen, trocken schütteln, fein schneiden und mit Zitronensaft in die Suppe geben.

4. Mit in Streifen geschnittenem Räucherlachs garnieren.

Variation: Statt der Räucherlachsstreifen pro Person 100 g frischen Lachs in Würfel schneiden, mit etwas Kokosfett, Salz und Pfeffer in der Pfanne 2–3 Minuten garen und in die Suppe geben.

Kürbissuppe vom Hokkaido

Ergibt 4 Portionen
Pro Portion ca. 256 kcal, 15 g F, 24 g KH, 6 g EW
Zubereitungszeit: 20 Min.
Garzeit: 20 Min.

1 Hokkaido-Kürbis
2 Zwiebeln
2 EL Ghee oder Kokosfett
Salz
Muskatpulver
Pfeffer
1 EL Tomatenmark
1 EL Sahne
40 g Kürbiskerne
Kürbiskernöl zum Dekorieren

1. Kürbis waschen, aushöhlen und in kleine Stücke schneiden. Zwiebeln schälen und würfeln. Fett in einem Suppentopf erhitzen und Zwiebelwürfel darin andünsten.

2. 500 ml Wasser, Salz und Kürbisstücke dazugeben. Ca. 20 Min. bei kleiner Hitze kochen. Wenn der Kürbis gar ist, mit dem Mixstab fein pürieren. Ist die Suppe zu dick, mit etwas Wasser verdünnen.

3. Die Suppe mit Muskat, Pfeffer und Tomatenmark abschmecken. Sahne unterrühren.

4. Kürbiskerne in einer beschichteten Pfanne rösten und auf die Suppe streuen. Mit etwas Öl dekorieren.

Varianten: Zur Kürbissuppe können Sie zusätzlich 200 ml Tomatensaft geben. Auch eine Mischung aus 50 % Hokkaido- und 50 % Butternut-Kürbis schmeckt gut.

Variante: Kürbis-Kokos-Suppe

Ergibt 4 Portionen
Pro Portion ca. 300 kcal, 19 g F, 27 g KH, 5 g EW
Zubereitungszeit: 20 Min.
Garzeit: 20 Min.

1 Hokkaido-Kürbis
2 Zwiebeln
2 EL Ghee oder Kokosfett
Salz
6 cm frische Ingwerwurzel oder 2 TL Ingwerpulver
300 ml Kokosmilch
Saft von 1 Orange
4 Stängel frischer Koriander

1. Kürbissuppe wie im vorigen Rezept unter 1 und 2 beschrieben zubereiten.

2. Ingwer schälen, fein reiben und mit Kokosmilch und Orangensaft zur Suppe geben. Koriander waschen, trocken schütteln und die Blättchen abzupfen. Die Suppe mit den Kräutern garnieren.

Die Kokosnuss und ihre Produkte enthalten eine Vielzahl von Powerstoffen für unseren Organismus. Um ihr Potenzial zu nutzen, findet sie in unseren Küchen ihren Platz in vielen Rezepten, so auch hier in den Suppen. Und obwohl sie einen feinen Eigengeschmack mitbringt, drängelt sie sich in den Gerichten nicht vor, sondern unterstreicht nur das Aroma der eigentlichen Gemüse.

Brokkolicremesuppe

Ergibt 4 Portionen
Pro Portion ca. 173 kcal, 14 g F, 6 g KH, 7 g EW
Zubereitungszeit: 20 Min.

2 Zwiebeln
1 EL Kokosfett
500 g Brokkoli
500 ml Gemüse- oder Fleischbrühe
250 ml Kokosmilch
Salz
Pfeffer
1 EL frische Petersilie

1. Zwiebeln schälen, vierteln und in der Küchenmaschine zerkleinern. Fett in einem Topf erhitzen und die Zwiebeln darin andünsten.

2. Brokkoli waschen, in Röschen schneiden und in der Küchenmaschine zerkleinern. Zu den angedünsteten Zwiebeln geben. Die Masse erhitzen, mit Brühe und Kokosmilch aufgießen. Etwa 5 Min. bei kleiner Hitze köcheln lassen.

3. Mit einem Mixstab pürieren und mit Salz und Pfeffer abschmecken. Petersilie waschen, trocken schütteln und gehackt über die Suppe streuen.

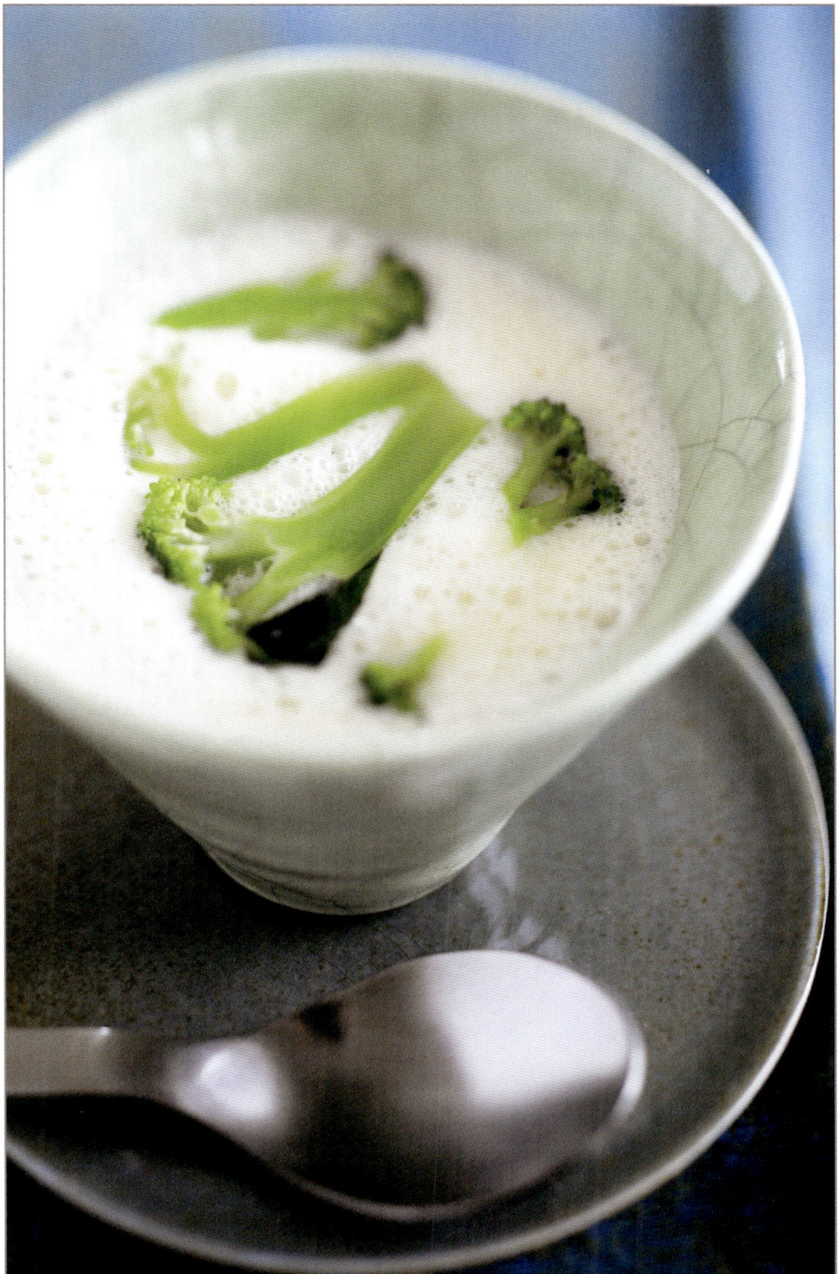

Brokkolicremesuppe

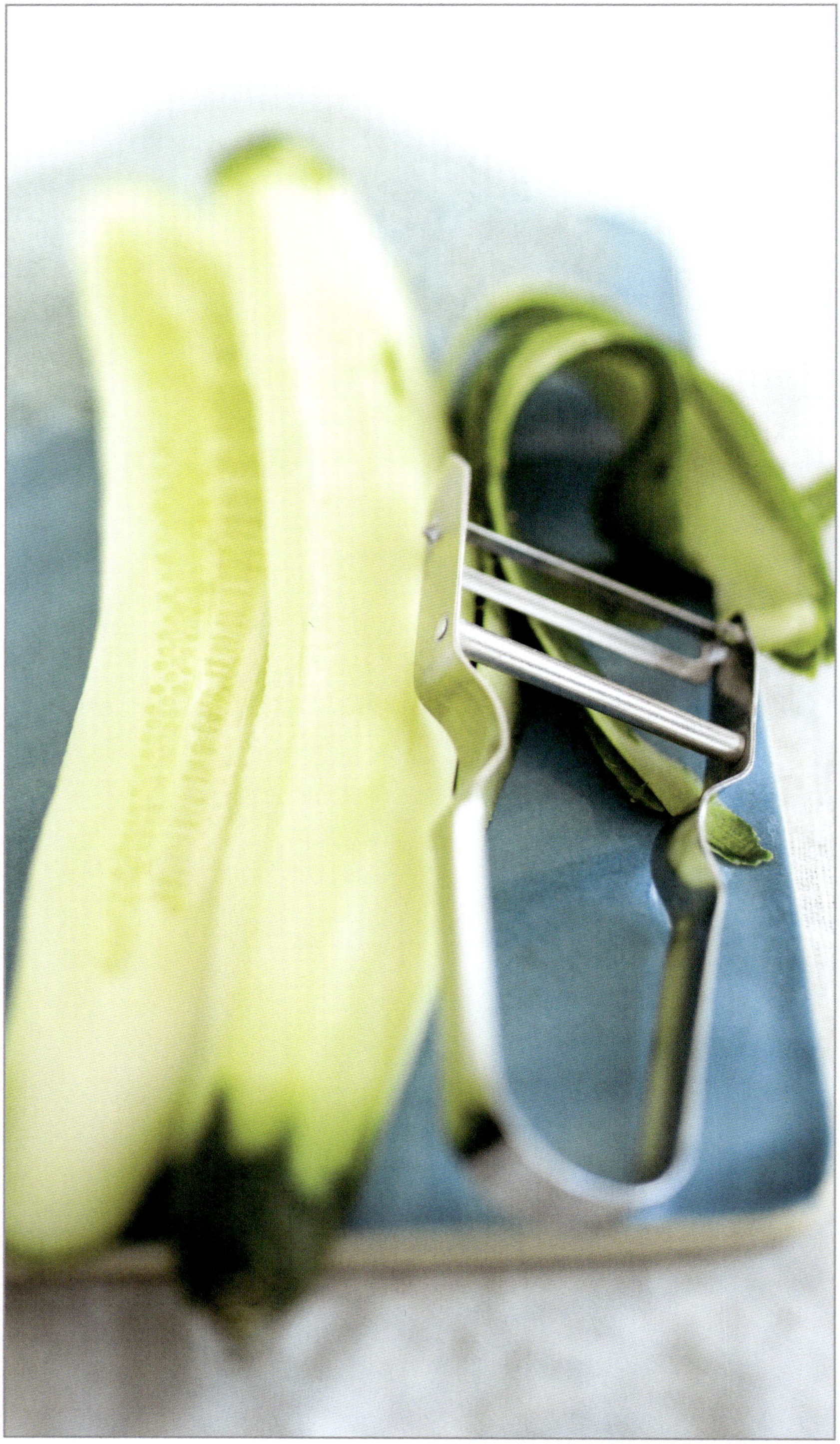

Zaziki

Ergibt 4 Portionen
Pro Portion ca. 240 kcal, 19 g F, 11 g KH, 6 g EW
Zubereitungszeit: 10 Min.

1 Gurke
Salz
2 EL Olivenöl
1 EL Essig
Pfeffer
500 g Vollfettjoghurt (10 % Fett)
2 Knoblauchzehen
1 Bund frischer Dill
1 EL frische gehackte Minze

1. Gurke waschen, schälen, raspeln, mit 1 TL Salz vermischen und in einem Sieb 15 bis 20 Min. abtropfen lassen.

2. Gurkenraspel fest ausdrücken und in eine Schüssel geben. Mit Olivenöl, Essig sowie Salz und Pfeffer vermischen. Den Joghurt unterrühren.

3. Knoblauchzehen schälen, fein hacken und zum Zaziki geben. Dill und Minze waschen, trocken schütteln, klein schneiden und unterrühren.

Variante: Anstatt Vollfettjoghurt können Sie auch Schafsjoghurt (6 % Fett) oder Vollfettquark (40 % Fett) verwenden.

Dazu passen Hackbraten, Tomatensalat und Zucchinipuffer.

Wassermelone mit Feta und Minze

Ergibt 3 Portionen
Pro Portion ca. 123 kcal, 4 g F, 2 g KH, 4 g EW
Zubereitungszeit: 10 Min.

600 g Wassermelone
60 g Feta
1 TL frische Minze

1. Wassermelone schälen und in Würfel schneiden. Feta würfeln und mit der Wassermelone vermischen.

2. Minze waschen, trocken schütteln, klein schneiden und darüber streuen.

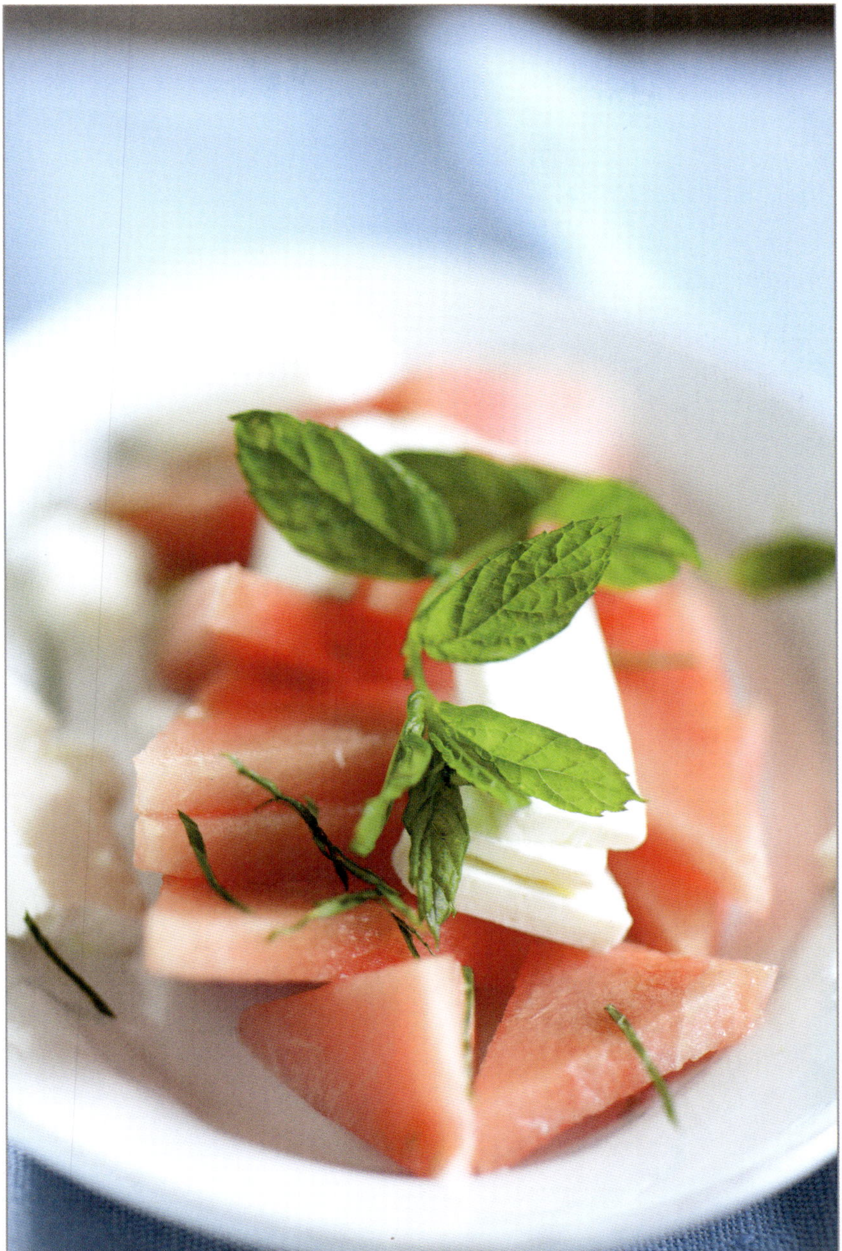

Wassermelone mit Feta und Minze

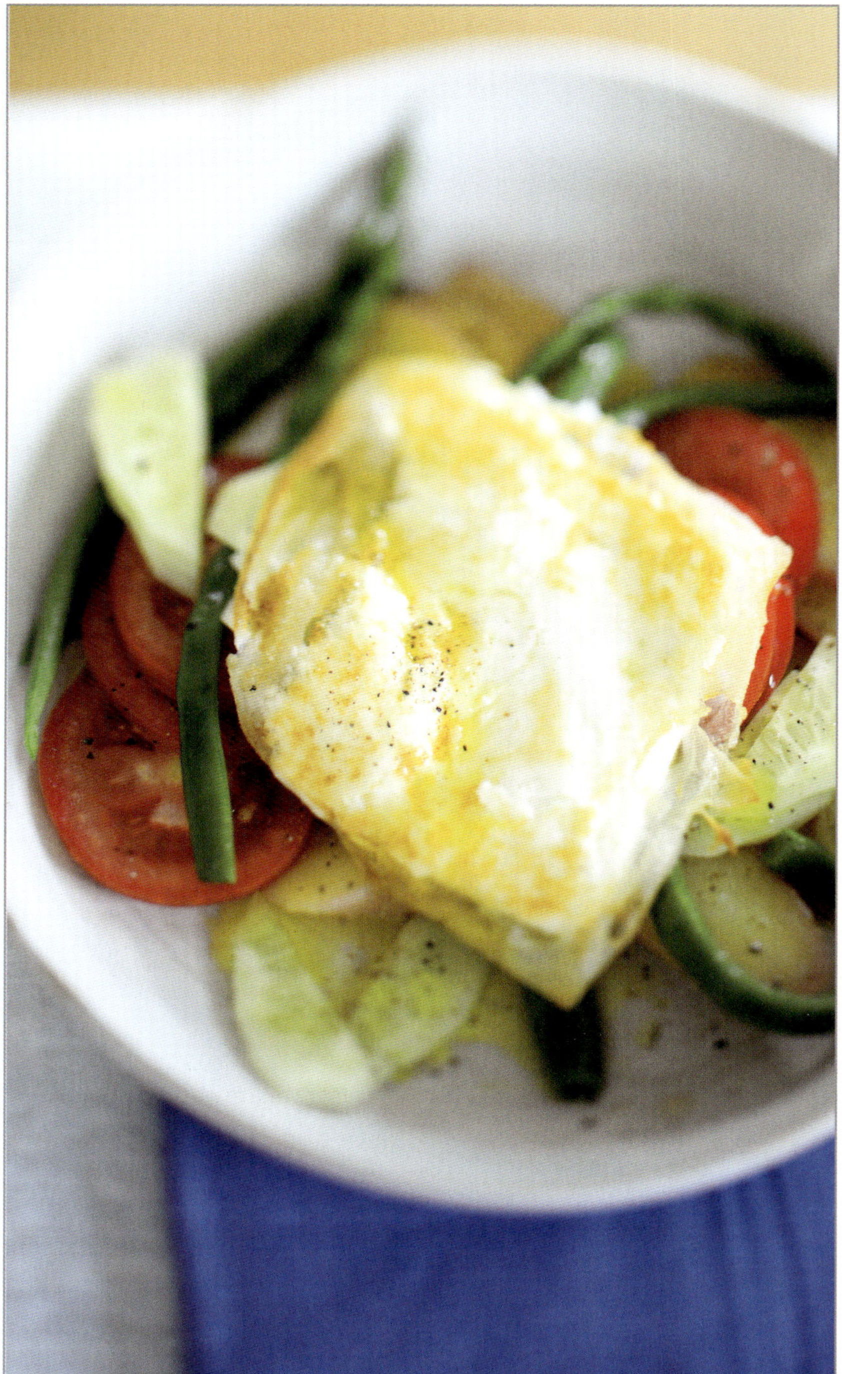

Gemischter Salat mit gebratenem Feta

Gemischter Salat mit gebratenem Feta

Ergibt 3 Portionen
Pro Portion ca. 577 kcal, 44 g F, 20 g KH, 22 g EW
Zubereitungszeit: 30 Min.

150 g grüne Bohnen
Salz
2 kleine Kartoffeln (ca. 100 g)
1 Gurke
6 Tomaten
Pfeffer
4 EL Essig
6 EL Olivenöl
300 g Feta
2 EL Mehl
½ EL Ghee

1. Bohnen putzen, in Stücke schneiden und in gesalzenem Wasser etwa 7 Min. kochen. Abgießen und abkühlen lassen.

2. Kartoffeln mit Schale etwa 20 Min. kochen, abkühlen lassen, pellen und in Scheiben schneiden. Gurke schälen und hobeln. Tomaten waschen und klein schneiden, dabei Grün und Strunk entfernen.

3. Die abgekühlten Bohnen mit Kartoffeln, Gurke und Tomaten in einer Schüssel vermischen. Den Salat mit Salz, Pfeffer, Essig und Öl abschmecken. Etwa 30 Minuten ziehen lassen.

4. Feta in 3 Stücke teilen und in Mehl wenden. Fett in einer beschichteten Pfanne erhitzen und den Käse bei mittlerer Hitze auf jeder Seite etwa 2 Min. braten.

Hinweis: Glutenallergiker nehmen Reismehl für die Panade.

Varianten: Den Feta kann man auch in eingeweichtes Reispapier wickeln. Als Beilage zum Salat eignen sich ebenso gebratener Schnittkäse, zum Beispiel Schafsgouda oder Bergkäse sowie Spiegeleier, Bratwürste, Hackbraten oder Putenschnitzel, gebratener Tofu und Gemüsebratlinge.

▶ *Kartoffeln und Bohnen am Vortag kochen, dann brauchen Sie auf das Abkühlen nicht zu warten.*

Bunter Sommersalat

Ergibt 2 Portionen
Pro Portion ca. 540 kcal, 41 g F, 23 g KH, 20 g EW
Zubereitungszeit: 20 Min.

1 Eichblatt- oder Eisbergsalat
15 Cocktailtomaten
100 g Gurke
1 EL Essig
3 EL Olivenöl
Salz
Pfeffer
2 Aprikosen
6 Erdbeeren
100 g Wassermelone
80 g Rahmcamembert
80 g Schafsfrischkäse (schnittfest)
10 halbe Walnüsse

1. Salat waschen, gut abtropfen lassen und in Stücke von ca. 4 x 4 cm schneiden. Tomaten waschen und vierteln, dabei Grün und Strunk entfernen. Gurke waschen, längs vierteln und in etwa 3 mm dicke Scheiben schneiden.

2. Das Gemüse in einer Schüssel vermischen und mit Essig, Öl, Salz und Pfeffer abschmecken.

3. Aprikosen und Erdbeeren waschen und halbieren. Das Fruchtfleisch der Melone von der Schale trennen und in Würfel schneiden. Käse in kleine Ecken schneiden. Walnüsse hacken.

4. Salat auf den Tellern anrichten. Obst, Käse und Walnüsse gleichmäßig darauf verteilen.

Caesar Salat mit Avocado

Ergibt 2 Portionen
Pro Portion ca. 881 kcal, 70 g F, 19 g KH, 57 g EW
Zubereitungszeit: 20 Min.

2 Salatherzen
2 Avocados
Saft von ½ Zitrone
½ rote Zwiebel
50 g Parmesan
2–3 Zweige frischer Thymian
1 Knoblauchzehe
150 g Joghurt
2 EL Olivenöl
1 EL Essig
Pfeffer
250 g Rinderfilet
1 EL Kokosfett oder Ghee
Salz

1. Salat vom Strunk befreien, waschen und zerkleinern. Avocados von Kern und Schale lösen, in Würfel schneiden und mit Zitronensaft beträufeln. Zwiebel schälen und in Ringe schneiden. Den Parmesan reiben. Thymian waschen, trocken schütteln und hacken. Knoblauch schälen und fein hacken.

2. Für das Dressing Joghurt mit Olivenöl und Essig mischen. 2/3 des Parmesans, etwas Pfeffer, Thymian und Knoblauch dazugeben.

3. Rinderfilet schnetzeln. Fett in einer Pfanne erhitzen und Geschnetzeltes kurz anbraten. Mit Salz und Pfeffer würzen.

4. Die Salatblätter mit Dressing beträufeln, darauf Rinderfiletstreifen, Avocadowürfel und Zwiebelringe anrichten. Mit dem restlichen Parmesan bestreuen.

Grundrezept Hackbraten

Ergibt 4 Portionen
Pro Portion ca. 279 kcal, 14 g F, 4 g KH, 24 g EW
Zubereitungszeit: 20 Min.
Garzeit: 45 Min.

2 Zwiebeln
1 Zucchini (ca. 250 g)
5 große Champignons (ca. 120 g)
400 g Hackfleisch (Rind oder gemischt)
1 EL Tomatenmark
1 TL Senf
Salz
Pfeffer

1. Die Zwiebeln schälen und vierteln. Zucchini waschen und in große Würfel schneiden, dabei den Stiel entfernen. Champignons waschen, mit Küchenpapier abtrocknen und vierteln. Das Gemüse in der Küchenmaschine zerkleinern.

2. Hackfleisch, Tomatenmark, Senf, Salz und Pfeffer mit dem Gemüse in eine Schüssel geben und alles gut vermengen. Die Masse in einer Auflaufform zu einem Hackbraten formen und im Umluftherd bei 150° für 45 Min. garen.

Varianten: Verfeinern Sie den Hackbraten mit einer arabischen Gewürzmischung, zum Beispiel aus Muskatnuss, Paprika, Koriander, Kumin, Gewürznelke und Kardamom. Fertige Gewürzmischungen gibt es im gut sortierten Bio-Supermarkt.

Auch als Beefsteaks oder als Inhalt für gefülltes Gemüse wie Paprika, Zucchini oder Weißkohlblätter geeignet.

Dazu passen als Beilage Zucchinispaghetti, Blumenkohlreis, Gemüsereis oder eine große Portion Salat.

Weißkohl-Hackfleisch-Topf

Ergibt 4 Portionen
Pro Portion ca. 268 kcal, 15 g F, 16 g KH, 18 g EW
Zubereitungszeit: 20 Min.
Garzeit: 30–40 Min.

1 kleiner Weißkohlkopf (ca. 1 kg)
2 Karotten
2 Zwiebeln
2 EL Ghee oder Kokosfett
250 g Hackfleisch (Rind oder gemischt)
1 EL Tomatenmark
1 EL dunkle Sojasauce
Salz
Pfeffer
1 TL Kümmel

1. Den Kohlkopf vierteln und vom Strunk befreien. Das Kraut fein schneiden und waschen. Karotten putzen, waschen und in dünne Scheiben schneiden.

2. Zwiebeln schälen, fein würfeln und in einem großen Topf mit Fett anbraten. Das Hackfleisch mit Tomatenmark, Sojasauce, Salz und Pfeffer dazugeben und anbraten.

3. 125 ml Wasser und die Hälfte des Weißkohls hinzufügen und erhitzen. Wenn das Wasser kocht, weitere 125 ml mit dem restlichen Kraut und dem Kümmel dazugeben. Unter Rühren zum Kochen bringen, dann auf kleiner Flamme zugedeckt 30–40 Min. garen.

Variante: Für diese sehr aromatische Variation brauchen Sie etwas mehr Zeit. Dafür ¼ des Krauts in einer Pfanne mit 1 EL Ghee und etwas Salz langsam schmoren lassen, bis es leicht gebräunt ist. Dann unter den restlichen Krauttopf mischen.

Zu diesem Gericht ist eigentlich keine Beilage erforderlich, wer möchte, kann zwei kleine Kartoffeln in Würfel schneiden und sie 15 Minuten vor Ende der Garzeit zugeben.

Die Nährwerte mit Kartoffeln: Pro Portion ca. 305 kcal, 15 g F, 21 g KH, 19 g EW

▶ ***Schmeckt am besten aufgewärmt am zweiten Tag.***

Gefüllte Paprika mit Tomatensauce

Ergibt 4 Portionen
Pro Portion ca. 376 kcal, 17 g F, 18 g KH, 26 g EW
Zubereitungszeit: 20 Min.
Garzeit: 45 Min.

4 Paprikaschoten (ca. 500 g)
1 EL Ghee oder Kokosfett

Für die Füllung:
Grundrezept Hackbraten (siehe Seite 156)

Für die Sauce:
750 ml Tomatensaft
Salz
Pfeffer
1 Prise gemahlener Kreuzkümmel

1. Paprika waschen und vom Kerngehäuse befreien, die Schoten dabei ganz lassen. Die Hackfleischmasse nach Grundrezept Hackbraten vorbereiten und in die Paprika füllen. Fett in einer beschichteten Pfanne erhitzen und die gefüllten Schoten auf der offenen Seite kurz darin anbraten.

2. Paprika in einen Topf legen und mit Tomatensaft auffüllen, bis die Schoten bedeckt sind. Den Saft aufkochen und bei kleiner Hitze etwa 45 Minuten köcheln lassen. Sauce mit Salz, Pfeffer und Kreuzkümmel abschmecken.

3. Ist Hackfleischmasse übrig, daraus kleine Bällchen formen, in der Pfanne braten und mit der Tomatensauce kochen.

Varianten: Die Sauce mit 200 ml Kokosmilch verfeinern. Der Kreuzkümmel kann durch Zimt ersetzt werden. Im Sommer können Sie die Tomatensauce auch selbst herstellen: etwa 1 kg frische Tomaten vom Grün befreien, mit kochendem Wasser brühen, häuten und den Strunk entfernen. In der Küchenmaschine auf niedriger Drehzahl pürieren und statt des fertigen Tomatensafts über die Paprikaschoten geben.

Dazu passen Blumenkohlreis, Zucchinispaghetti, Shirataki-Nudeln und Gemüsereis.

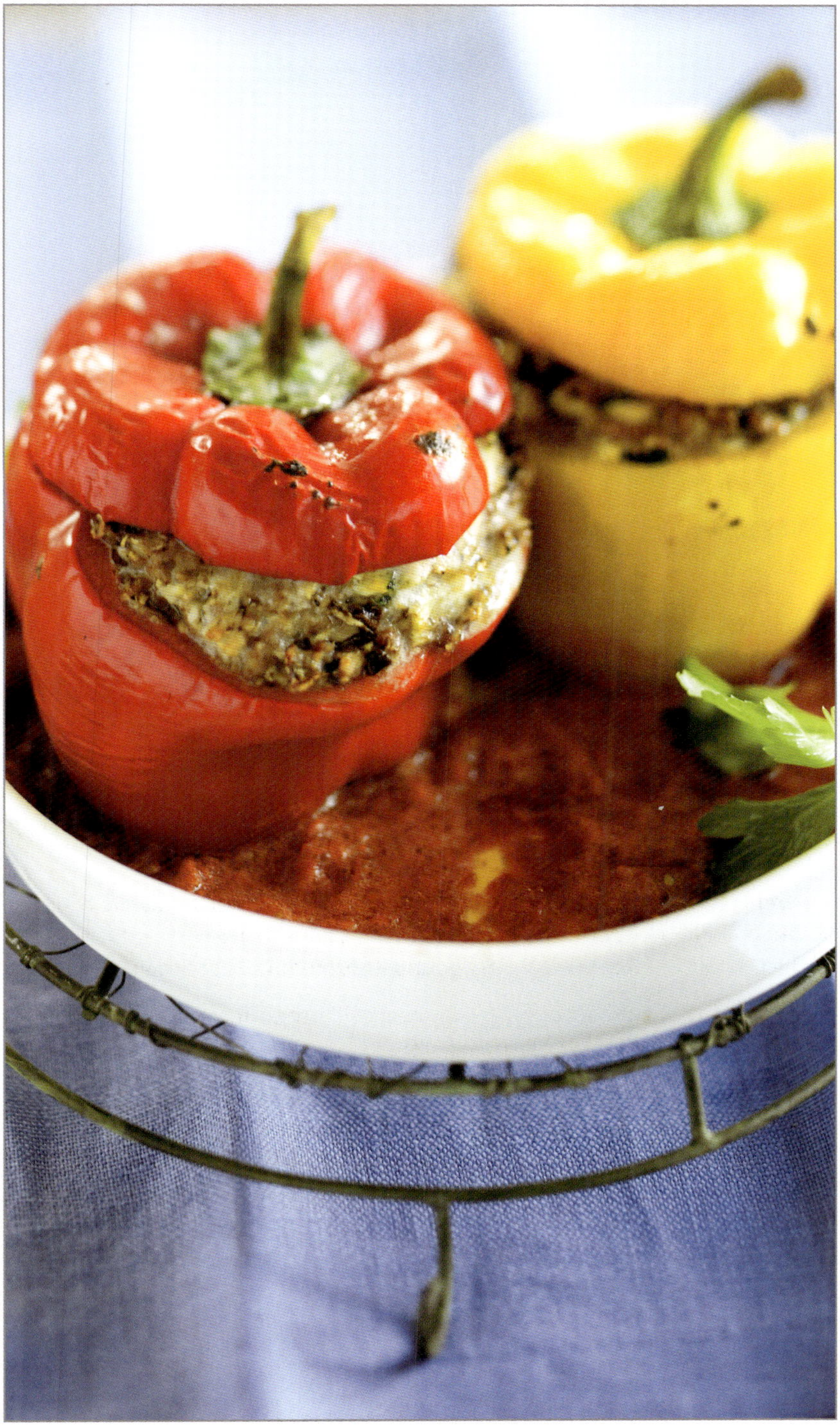

Gefüllte Parika mit Tomatensauce

Grundrezept Gemüsecurry

Ergibt 2 Portionen
Pro Portion ca. 420 kcal, 28 g F, 13 g KH, 8 g EW
Zubereitungszeit: 20 Min.

1 Zwiebel
1 Zucchini (ca. 250 g)
1 Karotte (ca. 100 g)
6 große Champignons (ca. 120 g)
1 EL Kokosfett
Salz
1 EL Thai-Currypaste
250 ml Kokosmilch
3–4 Stängel frischer Koriander

1. Zwiebel schälen und würfeln. Zucchini waschen, vierteln, von Stiel und Kerngehäuse befreien und in etwa 5 mm dicke Scheiben schneiden. Karotte waschen, schälen und in etwa 3 mm dicke Scheiben schneiden. Champignons waschen und achteln.

2. Fett in einem Wok oder einer Pfanne erhitzen, Zwiebelwürfel darin anbraten. Zucchini, Karotte und Champignons dazugeben und leicht salzen.

3. Wenn das Gemüse weitgehend gar ist, Currypaste hinzufügen, gut vermengen und kurz mitbraten. Mit der Kokosmilch aufgießen und mit Koriander verfeinern.

Varianten: Für dieses Gericht eignen sich die verschiedensten Gemüse, zum Beispiel auch Brokkoli, Blumenkohl, Kohlrabi, Fenchel, Paprika und Tomaten. Auch bei der Wahl der Currypaste sind Sie frei. Variieren und mischen Sie also nach Belieben. Unser Rezept ist nur ein Beispiel.

Als Eiweißkomponente eignen sich Tofu oder Süßlupine, für Fleischesser alle mageren Fleischsorten, Fisch oder Garnelen.

Dazu passen Blumenkohlreis, Zucchinispaghetti, Shirataki-Nudeln und Gemüsereis.

CURRYPASTEN

Asiatische Currypasten finden Sie in großer Zahl mit den unterschiedlichsten Geschmacksrichtungen im Asia-Laden und zunehmend auch im gut sortierten Supermarkt. Mittlerweile gibt es sogar einige dieser Pasten in Bioqualität. In der asiatischen Küche werden sie aus frischen und getrockneten Kräutern und Gewürzen hergestellt. In Ländern wie Thailand oder Indonesien sind diese Pasten Grundelemente der regionalen Küche. Vor allem Chilis, Ingwer, Knoblauch, Koriander, Kreuzkümmel, Muskat, Nelke, Pfeffer- und Senfkörner sind wichtige Bestandteile vieler Currymischungen. Einige Gewürze sind typisch für die einzelnen Landesküchen, zum Beispiel Tamarinde und Galgant für die thailändische und Curryblätter, Bockshornklee und Kardamom für die indische Küche.

Asiatisches Curry mit Fleisch, Garnelen oder Tofu

Ergibt 2 Portionen
Pro Portion mit Garnelen ca. 522 kcal, 30 g F, 14 g KH, 28 g EW
Pro Portion mit Hähnchenfleisch ca. 555 kcal, 30 g F, 14 g KH, 37 g EW
Pro Portion mit Tofu ca. 636 kcal, 41 g F, 14 g KH, 32 g EW
Zubereitungszeit: 20 Min.

Grundrezept Gemüsecurry
250 g Fleisch *oder*
200 g Garnelen *oder*
300 g Tofu

1. Das Fleisch oder den Tofu in 5 mm dicke Stücke schneiden.

2. Das Gemüsecurry, wie im Grundrezept beschrieben, zubereiten. Fleisch oder Tofu nach den Zwiebeln in die Pfanne geben und mitbraten.

3. Garnelen mit etwas Knoblauch in einer zweiten Pfanne anbraten und erst am Schluss dem Curry hinzufügen.

Varianten: Besonders gut eignen sich zarte Fleischsorten, die eine kurze Garzeit haben. Auch Hackfleisch passt.

Dazu passen Blumenkohlreis, Zucchinispaghetti, Shirataki-Nudeln und Gemüsereis.

Gelbes Putencurry mit Erbsen und Ananas

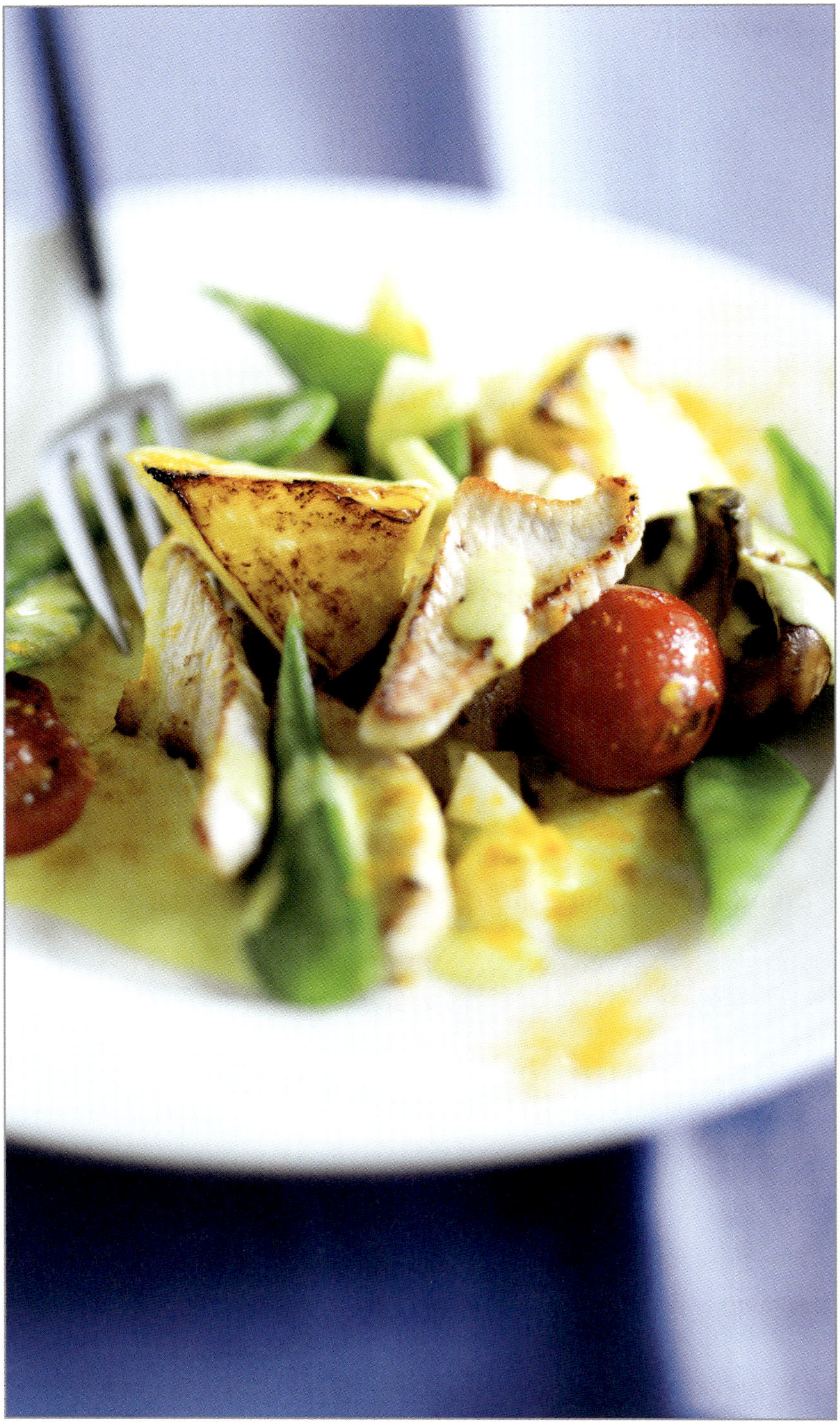

Gelbes Putencurry mit Erbsen und Ananas

Ergibt 2 Portionen
Pro Portion ca. 505 kcal, 30 g F, 26 g KH, 31 g EW
Zubereitungszeit: 20 Min.

200 g Putenfilet
6 Champignons
1 Zwiebel
120 g junge Erbsenschoten
12 Cocktailtomaten
1 Baby-Ananas oder $^{1}/_{8}$ normale Ananas (ca. 150 g)
4–5 Stängel frischer Koriander
1 EL Kokosfett
Salz
1 EL gelbe Currypaste
250 ml Kokosmilch

1. Putenfilet waschen, trocken tupfen und schnetzeln. Champignons waschen und achteln. Zwiebel schälen und würfeln. Erbsenschoten an den Enden abschneiden und in etwa 3 cm lange Stücke schneiden. Cocktailtomaten waschen und vierteln, dabei Grün und Strunk entfernen. Ananas schälen und in 2 bis 3 cm große Stücke schneiden. Koriander waschen, trocken schütteln und fein hacken.

2. Fett in einer Pfanne erhitzen und darin Zwiebelwürfel und Putenfleisch anbraten. Erst die Champignons und kurze Zeit später Schoten und Ananas dazugeben. Mit Salz und Currypaste würzen und mit Kokosmilch aufgießen. Die Tomaten hinzufügen und mit Koriander garnieren.

Dazu passen Blumenkohlreis, Zucchinispaghetti, Shirataki-Nudeln und Gemüsereis.

Glasnudeln mit Garnelen und Gemüse

Ergibt 2 Portionen
Pro Portion ca. 476 kcal, 10 g F, 66 g KH, 26 g EW
Zubereitungszeit: 20 Min.

100 g Glasnudeln (1 Packung)
6 Champignons
1 Zwiebel
120 g junge Erbsenschoten
12 Cocktailtomaten
1 Baby-Ananas oder ⅛ normale Ananas (ca. 150 g)
4–5 Stängel frischer Koriander
2 Knoblauchzehen
1½ EL Kokosfett
200 g Garnelen
Salz
1-2 EL dunkle Sojasauce
½–1 TL Chilipaste

1. Glasnudeln in lauwarmem Wasser etwa 15 Min. einweichen.

2. Inzwischen Champignons waschen und achteln. Zwiebel schälen und würfeln. Erbsenschoten an den Enden abschneiden und in etwa 3 cm lange Stücke schneiden. Cocktailtomaten waschen und vierteln, dabei Grün und Strunk entfernen. Ananas schälen und in 2 bis 3 cm große Stücke schneiden. Koriander waschen, trocken schütteln und die Blätter abzupfen.

3. Die Glasnudeln mit der Schere in eine mundgerechte Länge schneiden. In kochendem Wasser etwa 1 Min. garen, dann abgießen und mit kaltem Wasser abschrecken. Beiseitestellen.

4. Knoblauchzehen schälen und fein hacken. ½ EL Fett in einer Pfanne erhitzen und die Garnelen darin mit etwas Salz und Knoblauch anbraten. Nach etwa 1 Min. die Herdplatte ausschalten und die Restwärme zum Fertiggaren nutzen. Bis das Gemüse fertig ist, in der Pfanne belassen.

5. Parallel dazu 1 EL Fett in einer separaten Pfanne erhitzen und darin Zwiebelwürfel und Champignons anbraten. Erbsenschoten und Ananas dazugeben. Mit Salz, Sojasauce und Chilipaste vorsichtig würzen.

6. Die Herdplatte ausschalten, Glasnudeln unter das heiße Gemüse mengen.

7. Die Glasnudel-Gemüse-Mischung in eine Schüssel geben, die rohen Tomaten und den Koriander untermischen. Garnelen darübergeben.

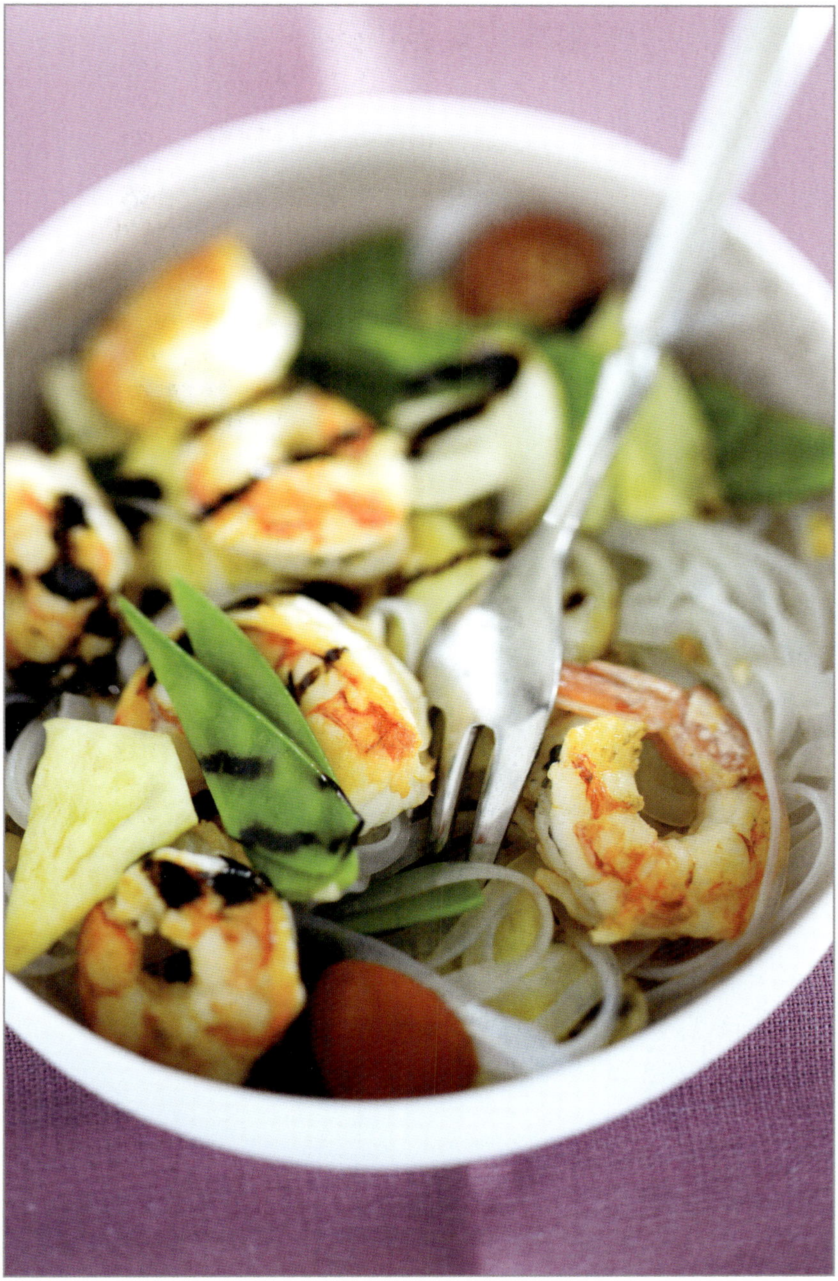

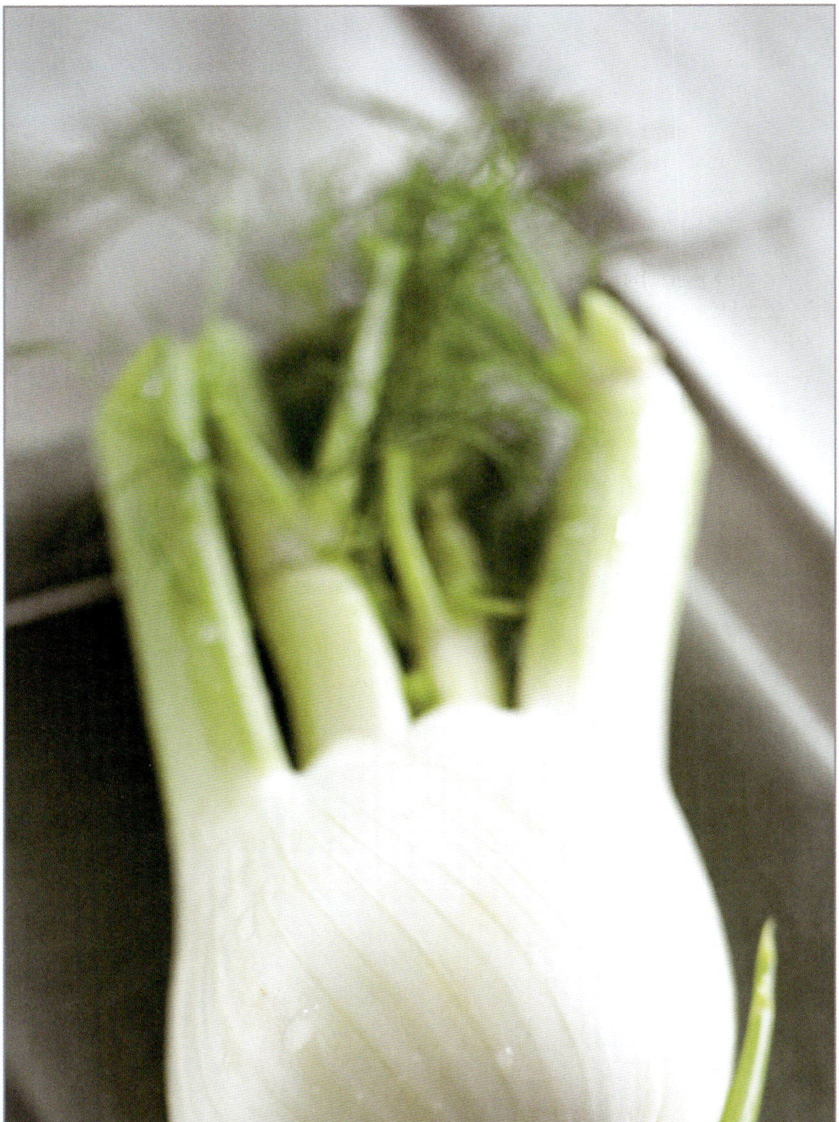

Hühnchen mit Fenchelgemüse

Ergibt 2 Portionen
Pro Portion ca. 237 kcal, 7 g F, 6 g KH, 37 g EW
Zubereitungszeit: 15 Min.

1 Knolle Fenchel (ca. 400 g)
300 g Hühnerfilet
1 EL Ghee oder Kokosfett
1–2 TL dunkle Sojasauce oder Austernsauce
Salz
Pfeffer

1. Den Fenchel waschen, putzen und fein schnetzeln, dabei das Grün klein schneiden und beiseitestellen.

2. Das Hühnerfilet waschen, trocken tupfen und schnetzeln. Fett in einer Pfanne erhitzen und das Hühnerfleisch dazugeben. Umrühren und den Fenchel hinzufügen. Etwa 5 Min. bei großer Hitze unter ständigem Rühren garen.

3. Soja- bzw. Austernsauce und bei Bedarf 1 EL Wasser in die Pfanne geben. Nach Geschmack salzen, pfeffern und mit dem klein geschnittenen Fenchelgrün garnieren.

Dazu passen Blumenkohlreis, Zucchinispaghetti, Shirataki-Nudeln und Gemüsereis.

Putenmedaillons mit Champignons

Ergibt 3 Portionen
Pro Portion ca. 490 kcal, 40 g F, 16 g KH, 17 g EW
Zubereitungszeit: 20 Min.
Garzeit: 20 Min.

400 g Putenmedaillons
Salz
Pfeffer
1 Zwiebel
1 EL Ghee oder Kokosfett
10 Champignons
250 ml Sahne
1 TL dunkle Sojasauce
50 g geriebener Käse, z. B. Pecorino oder Parmesan

1. Putenmedaillons waschen, abtupfen, salzen und pfeffern. Zwiebel schälen und würfeln. Fett in einer Pfanne erhitzen, darin das Fleisch und die Zwiebelwürfel gut anbraten. Die Medaillons in eine Auflaufform legen.

2. Champignons waschen, achteln und zum Fleisch geben. Den Bratensatz mit Sahne ablöschen und aufkochen, Sojasauce hinzufügen. Die Flüssigkeit über das Fleisch geben, Käse darüberstreuen und im Ofen bei mittlerer Hitze etwa 20 Min. garen.

Dazu passen Zucchinispaghetti, Gemüsereis und Blumenkohlreis.

Gebratener Bergkäse mit Tomatensalat

Ergibt 2 Portionen
Pro Portion ca. 510 kcal, 33 g F, 16 g KH, 36 g EW
Zubereitungszeit: 15 Min.

Für den Tomatensalat:
6 große Tomaten
2 EL Olivenöl
1½EL Essig
Salz
Pfeffer
1 EL frischer Basilikum

Für den gebratenen Bergkäse:
2 Platten Reispapier
200 g Bergkäse
½ EL Ghee

1. Tomaten waschen und in mundgerechte Stücke schneiden, dabei Grün und Strunk entfernen. Mit Öl, Essig, Salz und Pfeffer marinieren. Basilikum waschen, trocken schütteln und fein hacken. Über den Tomatensalat geben.

2. Das Reispapier unter fließendem Wasser anfeuchten, damit es weich wird. Bergkäse in 2 Stücke teilen und jeweils mit einer Platte Reispapier umwickeln.

3. Fett in einer beschichteten Pfanne erhitzen und den Käse darin auf mittlerer Hitze von beiden Seiten etwa 2 Min. anbraten.

Variante: Anstelle von Bergkäse können Sie auch Feta verwenden.

Dazu passen Zucchinispaghetti.

Hühnchen süßsauer

Ergibt 2 Portionen
Pro Portion ca. 341 kcal, 8 g F, 26 g KH, 42 g EW
Zubereitungszeit: 20 Min.

300 g Hühnerfilet
1 Zwiebel
1 kleine Zucchini
1 kleiner Fenchel
4 Champignons
2 Tomaten
1 frische Baby-Ananas oder ⅛ normale Ananas (ca. 150 g)
1 EL Ghee oder Kokosfett
Salz, Pfeffer
Für die Sauce:
Saft von 1 Limette
Saft von 1 kleinen Orange
1 EL Tomatenmark
1 EL Paprikamark
1 TL Chilipaste
1–2 TL Honig
½–1 TL asiatische Gewürzmischung

1. Hühnerfilet waschen und schnetzeln. Zwiebel schälen und fein würfeln. Zucchini waschen, von Stiel und Kerngehäuse befreien und klein schneiden. Den Fenchel waschen, putzen und in feine Stücke schneiden. Champignons waschen und achteln. Tomaten waschen, achteln und dabei von Grün und Strunk befreien. Die Ananas schälen und klein schneiden.

2. Zutaten für die süßsaure Sauce gründlich vermischen.

3. Fett in einer Pfanne erhitzen, Zwiebelwürfel und Hühnerfleisch hineingeben. Nach kurzem Umrühren Zucchini, Fenchel und Champignons hinzufügen. 3 bis 5 Minuten bei großer Hitze unter ständigem Rühren garen. Salzen und pfeffern.

4. Ananas, 4 bis 5 EL von der süßsauren Sauce und bei Bedarf 1 EL Wasser dazugeben. Zum Schluss die Tomatenstücke unterheben und servieren.

Dazu passen Blumenkohlreis, Zucchinispaghetti, Shirataki-Nudeln und Gemüsereis.

▶ ***Fertige süßsaure Sauce ohne chemische Zusatzstoffe gibt es inzwischen auch im Bioladen.***

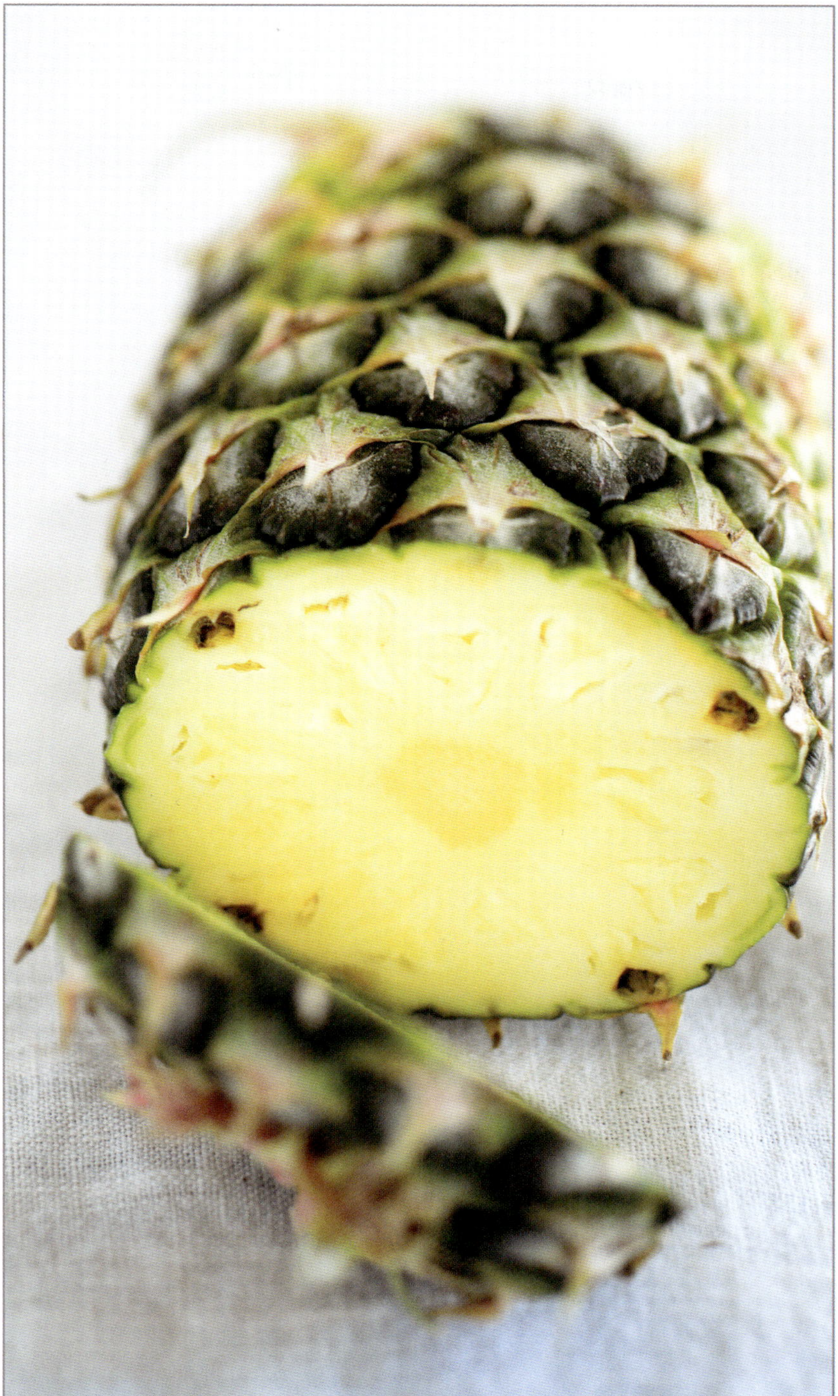

Lammtopf mit grünen Bohnen

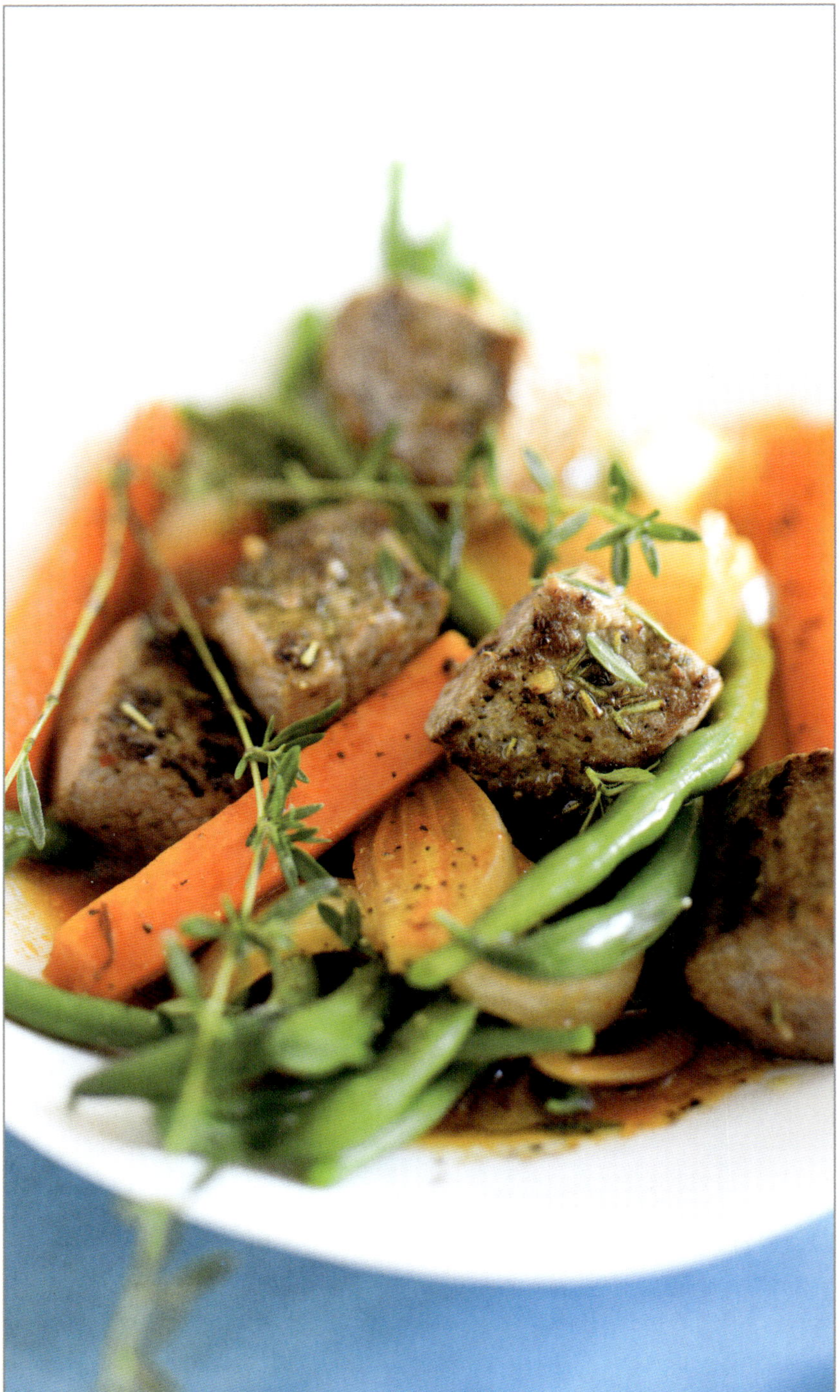

Lammtopf mit grünen Bohnen

Ergibt 4 Portionen
Pro Portion ca. 271 kcal, 13 g F, 13 g KH, 26 g EW
Zubereitungszeit: 20 Min.
Garzeit: 10–15 Min.

2 Zwiebeln
400 g Lammfilet
1 EL Ghee oder Kokosfett
Salz
Pfeffer
1 TL Chilipaste
600 g grüne Bohnen
2–3 Stängel Bohnenkraut
2 Karotten
50 ml Sahne

1. Zwiebeln schälen und würfeln. Lammfilet in 2 cm große Würfel schneiden.

2. Fett in einem Topf erhitzen, darin die Zwiebelwürfel anschwitzen. Das Lammgulasch dazugeben und anbraten. Mit Salz, Pfeffer und Chilipaste würzen.

3. Die Bohnen putzen, klein schneiden und in den Topf geben, abgezupftes Bohnenkraut dazugeben. Karotten schälen, klein schneiden und hinzufügen.

4. Mit 600 ml Wasser aufgießen. Die Flüssigkeit zum Kochen bringen und dann 10–15 Min. bei niedriger Hitze köcheln lassen. Dabei immer wieder umrühren. Zum Schluss mit der Sahne verfeinern.

Varianten: Anstelle von Wasser können Sie mit Fleischbrühe aufgießen. Statt des Lamms passt auch Gulasch vom Weiderind.

Zu diesem Gericht ist eigentlich keine Beilage erforderlich, wer möchte, kann zwei kleine Kartoffeln in Würfel schneiden und sie 15 Min. vor Ende der Garzeit zugeben.

Die Nährwerte mit Kartoffeln: Pro Portion ca. 308 kcal, 15 g F, 18 g KH, 27 g EW

Pfifferling-Bohnen-Pfanne

Ergibt 2 Portionen
Pro Portion ca. 602 kcal, 44 g F, 13 g KH, 39 g EW
Zubereitungszeit: ca. 20 Min.

200 g grüne Bohnen
Salz
3 Tomaten
200 g Pfifferlinge
1 Zwiebel
250 g Hähnchenbrust
2 EL Ghee oder Kokosfett
Pfeffer
2 EL dunkle Sojasauce
200 ml Sahne
1 EL frische gehackte Petersilie

1. Die Bohnen putzen und schnetzeln, in Salzwasser etwa 7 Min. kochen. Das Wasser abgießen, die Bohnen beiseitestellen.

2. Tomaten vom Grün befreien, mit kochendem Wasser überbrühen und häuten. Den Strunk herausschneiden, die Tomatenstücke in der Küchenmaschine pürieren. Pfifferlinge gründlich waschen und auf Küchenpapier trocknen. Die Zwiebel schälen und würfeln, die Hähnchenbrust schnetzeln.

3. Fett in einer Pfanne erhitzen und die Zwiebelwürfel darin anbraten. Hähnchengeschnetzeltes und Pfifferlinge dazugeben und braten.

4. Mit Salz und Pfeffer würzen, Sojasauce und die pürierten Tomaten hinzufügen. Die Bohnen unterheben und schließlich Sahne einrühren. Petersilie waschen, trocken schütteln, fein hacken und über das Gericht streuen.

Varianten: Zeit spart, wer statt der Tomaten 2 EL Tomatenmark nimmt. Anstelle der Pfifferlinge können in anderen Jahreszeiten auch Champignons verwendet werden. Einen exotischen Pfiff geben 250 ml Kokosmilch, die die Sahne ersetzen.

Dazu passen Zucchinispaghetti, Shirataki-Nudeln, Blumenkohlreis oder Gemüsereis.

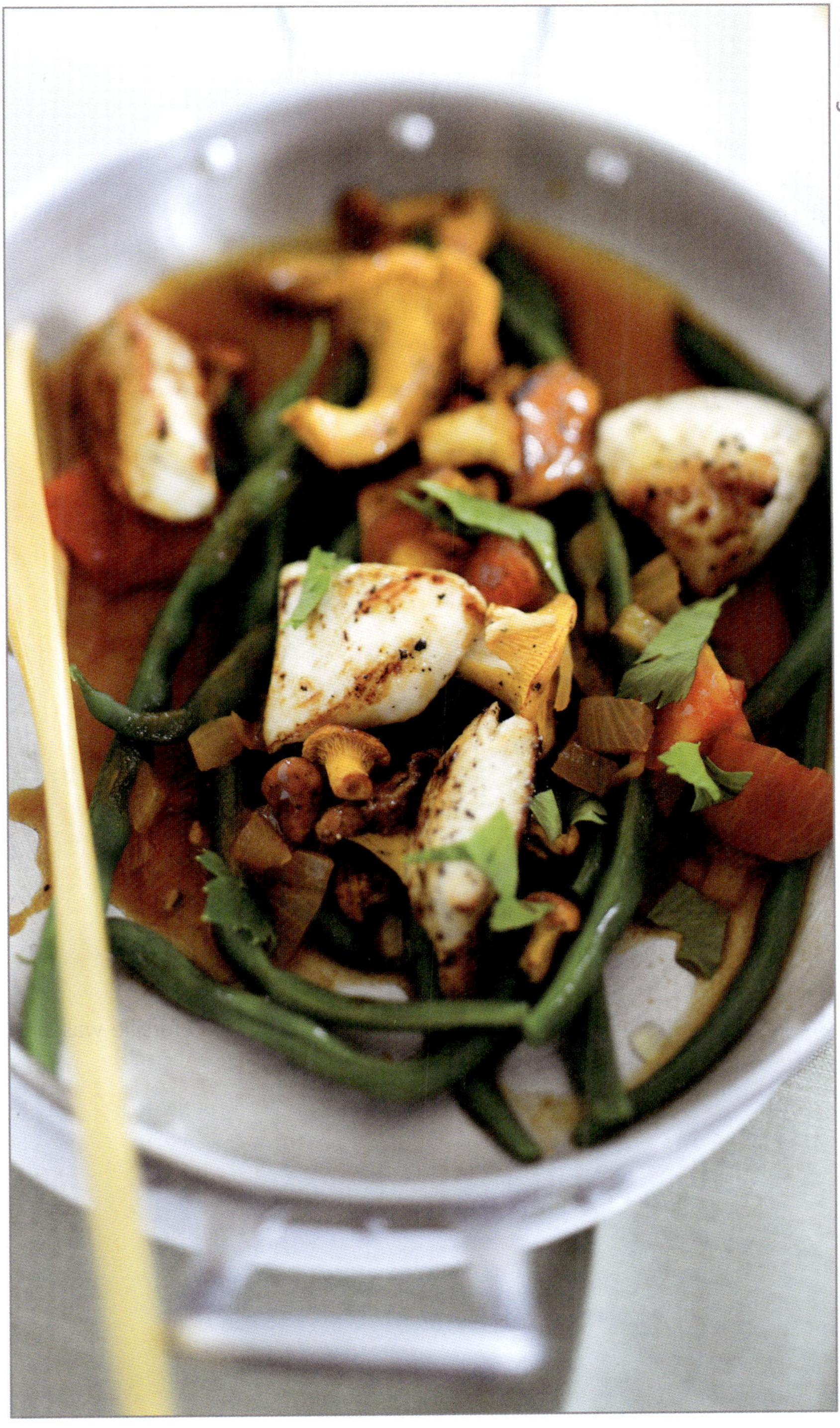

Pfifferling-Bohnen-Pfanne

Spinatauflauf mit Seelachsfilet

Ergibt 3 Portionen
Pro Portion ca. 404 kcal, 20 g F, 3 g KH, 23 g EW
Zubereitungszeit: 20 Min.
Garzeit: 20 Min.

1 Zwiebel
1–2 Knoblauchzehen
1 EL Ghee oder Kokosfett
450 g Blattspinat (TK)
Salz
Pfeffer
1 TL Thymian, gehackt
150 ml Sahne
400 g Seelachsfilet
50 g Parmesan oder Pecorino

1. Zwiebel und Knoblauch schälen und klein schneiden. Fett in einer Pfanne erhitzen und die Zwiebel mit Knoblauch darin andünsten.

2. Den aufgetauten Spinat dazugeben. Mit Salz und Pfeffer würzen und kurz andünsten.

3. Thymian waschen, trocken schütteln und feinhacken. Mit der Sahne in einem kleinen Topf kurz aufkochen.

4. Den Spinat in eine Auflaufform geben und mit der Thymiansahne übergießen. Die Seelachsfilets salzen und auf den Spinat legen. Mit geriebenem Käse bestreuen. Im vorgeheizten Backofen bei 180° etwa 20 Min. garen.

Mit Gemüsereis servieren.

Beilagen und Gemüsegerichte

Ein Wort vorweg: Gerade bei den Beilagen ist wie beim Frühstück die kohlenhydratarme Küche eine große Umstellung. Die meisten von Ihnen sind wahrscheinlich aufgewachsen mit Kartoffeln, Reis, Nudeln & Co. Daher sehen wir bei unseren Patienten oft große Ratlosigkeit bei diesem Thema. Natürlich können alle Gemüse in größeren Mengen als Beilage gegessen werden, aber manchmal wäre doch eine Nudel oder etwas Reis ganz schön. Auch wir sind ständig auf der Suche und lassen uns z. B. im Internet inspirieren. Zucchinispaghetti, Blumenkohlreis und Shirataki-Nudeln kamen beispielsweise über Facebook des Weges und haben inzwischen einen festen Platz in unserem Repertoire.

BEILAGENTIPP: SHIRATAKI-NUDELN

Die aus der asiatischen Küche kommenden Shirataki- oder Konjak-Nudeln sind die ideale Beilage für die kohlenhydratarme Küche. Hergestellt werden sie aus dem Mehl der Konjakwurzel (deutsch: Teufelszunge). Traditionelle Shirataki-Nudeln haben keine Kohlenhydrate und nur 8 Kalorien pro 100 Gramm, sind dafür aber sehr ballaststoffreich und noch dazu basisch.

Shirataki heißt »weißer Wasserfall«, ihre Farbe ist weißlich, die Konsistenz gelartig, ähnlich wie von Glasnudeln. Konjak-Nudeln haben keinen Eigengeschmack, sie nehmen den Geschmack der entsprechenden Sauce sehr gut auf. Ihre Zubereitung ist denkbar einfach. Man nimmt sie aus der Verpackung und spült sie reichlich unter fließendem Wasser ab. Dann kocht man sie ca. drei Minuten gar. Sie passen als Beilage zu allen Gerichten, die üblicherweise Nudeln als Beilage haben.

Erhältlich sind sie im Asienladen oder über das Internet.

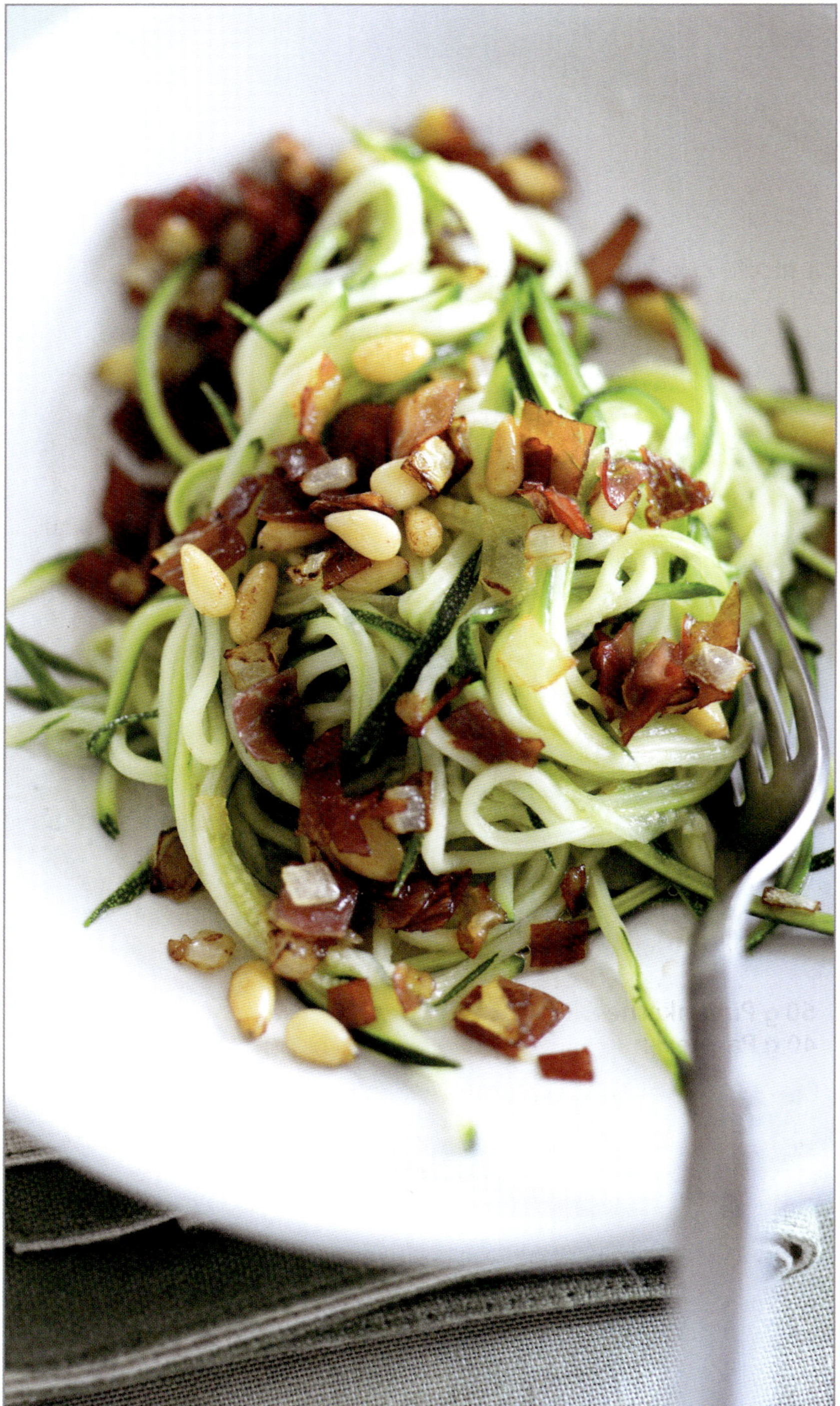

Zucchinispaghetti

Ergibt 3 Portionen
Pro Portion ca. 64 kcal, 4 g F, 3 g KH, 4 g EW
Zubereitungszeit: 15 Min.

1 große Zucchini (400–500 g)
1 EL Ghee oder Kokosfett
Salz
1 EL dunkle Sojasauce

1. Zucchini waschen und den Stiel entfernen. Zucchini mit einem Spiralschneider zu Spaghetti verarbeiten und in einer Schüssel sammeln. Die Spaghetti darin mit einem scharfen Messer einige Male zerteilen, sodass sie nicht zu lang sind.

2. Fett in einem Wok oder einer Pfanne erhitzen, die Spaghetti hineingeben und unter Rühren etwa 3 Min. garen. Mit Salz und Sojasauce würzen.

Dazu passen gebratener Feta und Tomatensalat. Sie können die Zucchinispaghetti auch als Beilage zu Hackbraten, Curry oder der Pfifferling-Bohnen-Pfanne verwenden.

Variante:

Ergibt 3 Portionen
Pro Portion ca. 257 kcal, 20 g F, 8 g KH, 11 g EW
Zubereitungszeit: 15 Min.

1 große Zucchini (400–500 g)
1 kleine Zwiebel
1 dünne Scheibe Schinkenspeck
1 EL Ghee oder Kokosfett
60 g Pinienkerne
40 g Parmesan

1. Die Zucchini wie oben beschrieben in Spaghetti schneiden und kürzen.

2. Die Zwiebel schälen und fein würfeln. Den Schinkenspeck klein schneiden. Fett in einem Wok oder einer Pfanne erhitzen, darin Zwiebelwürfel und Speck anbraten.

3. Die Zucchinispaghetti hinzufügen und unter Rühren etwa 3 Min. garen.

4. Pinienkerne in einer beschichteten Pfanne goldbraun rösten und unter die Spaghetti geben. Mit geriebenem Parmesan bestreut servieren.

Gemüsereis

Ergibt 4 Portionen
Pro Portion ca. 173 kcal, 3 g F, 31 g KH, 4 g EW
Zubereitungszeit: 20 Min.

150 g Basmatireis
Salz
1 Zucchini (ca. 250 g)
1 Karotte (ca. 100 g)
1 EL Kokosfett

1. Reis in 250 ml gesalzenem Wasser zum Kochen bringen, dann bei kleiner Hitze für 15 Min. ausquellen lassen. Den Reis entweder schon am Vortag kochen und im Kühlschrank aufbewahren oder vor der Weiterverarbeitung vollständig auskühlen lassen.

2. Zucchini waschen, Stiel und Kerngehäuse entfernen. Karotte waschen. Zucchini und Karotte mit einer Reibe raspeln.

3. Fett in einer Pfanne mit hohem Rand erhitzen und das geriebene Gemüse mit etwas Salz kurz darin anbraten. Reis nach und nach dazugeben und erhitzen.

Passt als Beilage zu allen Currys.

Blumenkohl»reis«

Ergibt 4 Portionen
Pro Portion ca. 50 kcal, 3 g F, 3 g KH, 3 g EW
Zubereitungszeit: 15 Min.

1 Blumenkohl (ca. 500 g)
1 EL Ghee oder Kokosfett
Salz

1. Blumenkohl von schadhaften Stellen befreien und waschen. Dann in kleine Röschen schneiden, die in die Küchenmaschine passen. Blumenkohl komplett trocknen lassen und dann in der Küchenmaschine so weit zerkleinern, dass die Stücke in ihrer Größe Reiskörnern ähneln.

2. Fett in der Pfanne erwärmen. Die Hälfte des zerkleinerten Blumenkohl darin kurz bei großer Hitze anbraten. Den Blumenkohl dann zugedeckt bei kleiner Hitze unter gelegentlichem Umrühren 3–4 Min. dünsten, bis er die Konsistenz von bissfester Pasta hat. Nach Geschmack salzen.

3. Die zweite Hälfte Blumenkohlreis für späteren Gebrauch einfrieren.

Blumenkohlreis passt als Beilage zu allen Fleisch- oder Gemüsegerichten.

Variante: Für Curryreis mit 1 TL Curry oder Kurkuma würzen. ½ Tasse Kräuter gibt einen frischen Geschmack.

Zucchinipuffer

Ergibt 4 Portionen
Pro Portion ca. 107 kcal, 6 g F, 7 g KH, 7 g EW
Zubereitungszeit: 30 Min.

3 Zucchini (ca. 600 g)
1 große Zwiebel
Salz
2 Eier
1 geh. EL Kartoffelstärke
Pfeffer
1 EL Ghee oder Kokosfett

1. Zucchini waschen und den Stiel entfernen. Die Zucchini vierteln, mit einem scharfen Messer das Kerngehäuse herausschneiden und die Frucht mit einer Reibe zerkleinern. Die Zwiebel schälen und ebenfalls raspeln. Zucchini- und Zwiebelraspel vermischen und 1 TL Salz dazugeben. In einem Sieb über einer Schüssel 15–20 Min. abtropfen lassen.

2. Die Flüssigkeit weggießen, die Masse fest ausdrücken und in die Schüssel geben. Mit Eiern, Kartoffelstärke, Salz und Pfeffer vermischen.

3. Fett in einer flachen Pfanne erhitzen. Für einen handtellergroßen Puffer etwa 1 EL Zucchinimasse in die Pfanne geben. Jede Seite bei mittlerer Hitze 2–3 Min. goldbraun braten. Ergibt etwa 20 Puffer.

Dazu passen Zaziki und Salat.

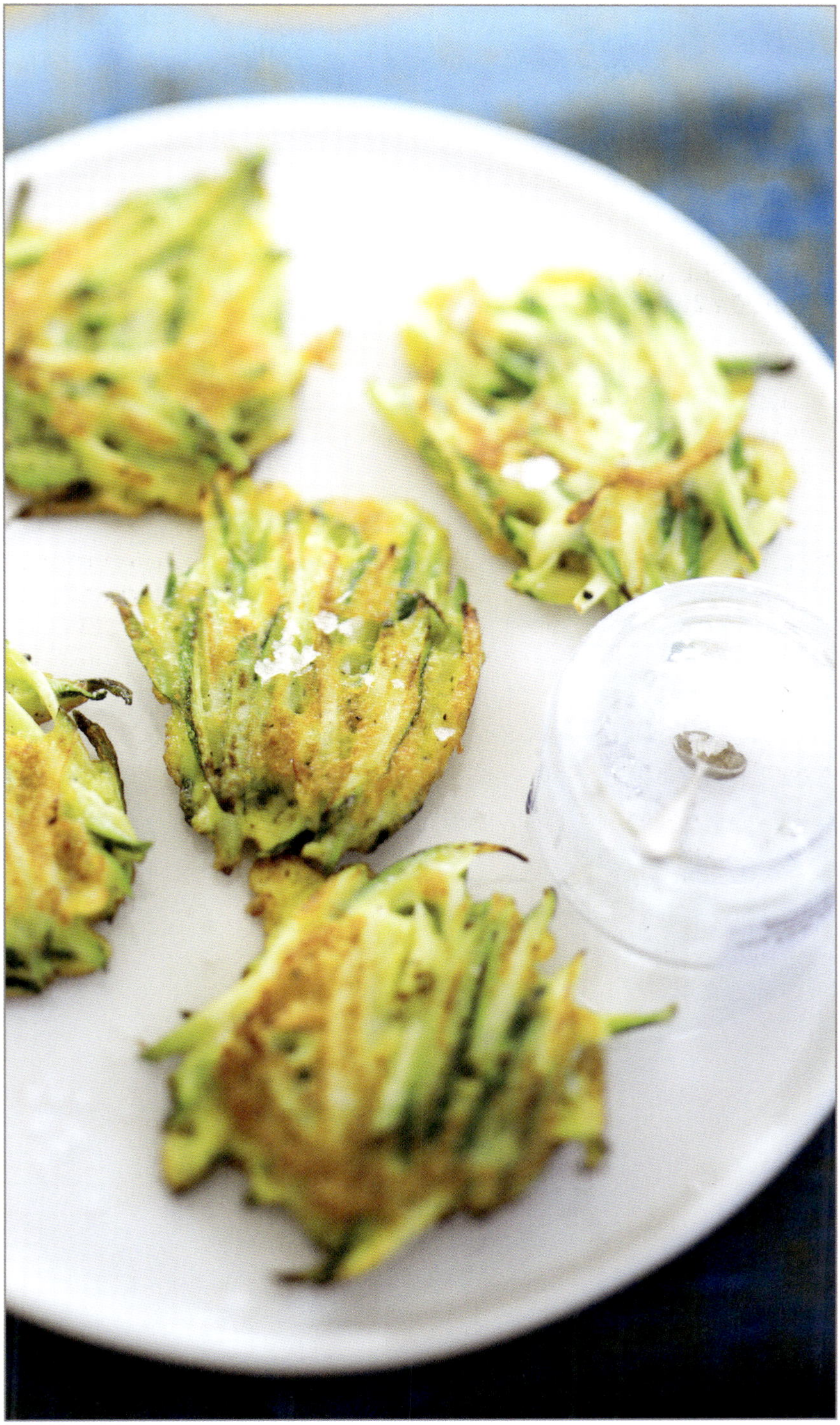

Zucchinipuffer

Rahmwirsing

Ergibt 4 Portionen
Pro Portion ca. 230 kcal, 19 g F, 6 g KH, 8 g EW
Zubereitungszeit: 10 Min.
Garzeit: 10 Min.

1 Kopf Wirsing (ca. 600 g)
1 mittelgroße Zwiebel
2 dünne Scheiben Schinkenspeck
1 EL Ghee
Salz
200 ml Sahne

1. Die äußeren Wirsingblätter und den Strunk entfernen. Die restlichen Blätter waschen und fein schneiden. Zwiebel schälen und in kleine Würfel schneiden. Den Schinkenspeck würfeln.

2. Fett in einem Topf erhitzen, darin Zwiebelwürfel und Schinkenspeck anbraten. Die Wirsingblätter und 100 ml Wasser dazugeben. Unter gelegentlichem Umrühren etwa 10 Min. köcheln lassen.

3. Salzen und mit Sahne verfeinern.

Dazu passt Hackbraten, aber auch Hähnchen- oder Putenschnitzel oder gebratener Feta.

Grünkohl

Ergibt 4 Portionen
Pro Portion ca. 261 kcal, 15 g F, 12 g KH, 15 g EW
Zubereitungszeit: 20 Min.
Garzeit: 45 Min.

1 kg Grünkohl
2 TL Salz
3 Zwiebeln
2 EL Ghee
100 g Bauchspeck
250 ml Wasser oder Fleischbrühe
2 kleine Kartoffeln

1. Grünkohl von den dicken Strünken befreien und gründlich waschen. Die ganzen Blätter etwa 3 Min. in Salzwasser blanchieren. Abgießen und etwas abkühlen lassen, dann die Blätter klein schneiden.

2. Die Zwiebeln schälen und würfeln. Fett in einem Topf erhitzen, darin den Bauchspeck ausbraten und die Zwiebelwürfel andünsten.

3. Grünkohl und Wasser oder Fleischbrühe hinzufügen. Etwa 25 Min. auf kleiner Flamme kochen lassen.

4. Kartoffeln schälen, würfeln und zum Grünkohl geben. Nochmals 20 Min. garen.

Dazu passt Hackbraten, Kassler oder Bratwurst.

Unsere Power-Shakes

Shakes gehen schnell, sind lecker, und richtig gemischt liefern sie uns in komprimierter Form viele gesunde Nährstoffe. Vielleicht sind Sie auch selbst schon auf dem Smoothie-Trip und lieben die schnell gemixten Nährstoffbomben.

Unsere drei Antistress-Shakes verhelfen Ihnen zu einem guten Start in den Tag, unterstützen Ihre zelleigene Müllabfuhr und schicken Sie in einen erholsamen Schlaf. Geben Sie die jeweiligen Zutaten in einen leistungsfähigen Mixer und mixen Sie ca. 1 Minute auf der höchsten Stufe Ihr Getränk. Sollte der Mixer nicht ganz so leistungsfähig sein, dann ist es sinnvoll, zuerst die Nüsse so weit wie möglich zu zerkleinern und danach die weiteren Zutaten darunterzumixen.

Wir verwenden als Grundflüssigkeit gerne Mandel-, Haselnuss- oder Reis-Kokosmilch, für Detox-Power und Power für den Tag können Sie allerdings auch nur Wasser verwenden. Alle Rezepte ergeben eine Portion.

Detox-Power

Pro Portion ca. 441 kcal, 35 g F, 24 g KH, 9 g EW

200 ml Flüssigkeit
2 EL Leinöl
2 Paranüsse
2 Walnüsse
1 EL Cashewkerne
1 EL Kokosfett
3 mittlere Röschen Brokkoli
½ Banane
2 cm frischer geschälter Ingwer

Power für den Tag

Pro Portion ca. 241 kcal, 17 g F, 21 g KH, 1 g EW

200 ml Flüssigkeit
½ Banane
½ Apfel
2 EL Leinöl
1 Prise Zimt oder Kardamom
1 – 2 EL gehackte frische Minze oder Zitronenmelisse, wenn vorrätig

Saisonale Früchte mit niedrigem Zuckergehalt – besonders dunkle Beeren – sind eine gute Ergänzung oder können auch gegen den Apfel oder die Banane getauscht werden.

Variation: Wenn Sie 20 g hochwertiges Eiweißpulver Ihrer Wahl (ca. 15 g Protein) zufügen, wird Sie der Shake über die nächsten Stunden mit wertvollen Aminosäuren versorgen und gut sättigen. Achten Sie beim Kauf eines Eiweißpulvers auf die biologische Wertigkeit (> 100) und darauf, dass keine künstlichen Süß- oder Aromastoffe zugesetzt sind.

Gute Nacht - die Tryptophanbombe

Pro Portion ca. 435 kcal, 29 g F, 32 g KH, 11 g EW

200 ml Mandelmilch (kalt oder erwärmt)
2 EL Rohkakao
1 EL Kokosfett
2 El Cashewkerne
1 TL Honig

Seine Wirkung als Schlummertrunk ist optimal abends etwa 2 Stunden nach dem Abendessen. Honig steigert die Tryptophanaufnahme.

Raum für Notizen

Index

Quellen und Literaturempfehlungen

Ärztezeitung online, 18.5.2011:
Entsteht Angst im Darm und nicht im Kopf?

Ballantyne, Sarah, PhD:
The Paleo Approach, Victory Belt Publishing 2013

Binder, Franz, Wahler Joseph:
Zucker, nein Danke, Heyne Verlag München 2009

Brakebusch, Leveke, Heufelder, Armin:
Leben mit Hashimoto Thyreoiditis, Zuckschwerdt Verlag, München 2010

Brownstein, David:
Iodine – why you need it, Medical Alternatives Press, Michigan 2009

Cordain, Loren, PhD:
The Paleo Diet, John Wiley&Sons 2002

Cordain, Loren, PhD:
Das Getreide – zweischneidiges Schwert der Menschheit, Novagenics Verlag 2004

Dr. Baumeister-Jesch, Liutgart:
Einblicke in die Welt der Mikronährstoffe, Leimen 2011

Dr. Baumeister-Jesch, Liutgart, Ritter, Tina-Maria:
HPU Diagnose, Vitalstoffe und Entgiftung bei Hämopyrrollaktamurie, VAK Verlag Kirchzarten 2014

Dr. Beliveau, Richard, Dr. Gingras, Denis: Krebszellen mögen keine Himbeeren - Nahrungsmittel gegen Krebs, Goldmann Verlag München 2010

Dr. Budwig, Johanna:
Die Öl-Eiweiß-Kost, Sensei Verlag, Kernen 2010

Dr. Davis, William: Weizenwampe:
Warum Weizen dick und krank macht, Goldmann Verlag 2013

Dr. Fife, Bruce:
Stopp Alzheimer, systemed Verlag 2012

Dr. Hill, Hans-Ulrich: Chronisch krank durch Chemikalien. Ein Ratgeber für Betroffene, Angehörige, medizinisches Personal, 2. Auflager, Shaker-Verlag, Aachen 2009

Dr. Kuklinski, Bodo, Dr. Schemionek, Anja:
Schulmedizin? Heilung ausgeschlossen! Mitochondrientherapie – die Alternative, Aurum Verlag 2014

Dr. Lipton, Bruce:
Intelligente Zellen, 6. Auflage, Koha-Verlag, Burgrain 2008

Dr. Mutter, Joachim:
Lass dich nicht vergiften! Warum uns Schadstoffe krank machen und wie wir ihnen entkommen, Gräfe & Unzer 2012

Dr. Pfeiffer, Carl:
Nutrition and Mental Illness, Rochester 1987

Dr. Strienz, Joachim:
Nebennierenunterfunktion, Zuckschwerdt Verlag, Germering 2010

Eichinger, Uschi, Hoffmann, Kyra:
Der Burnout Irrtum, 4. Auflage 2012, systemed Verlag Lünen

Enders, Giulia:
Darm mit Charme, Ullstein Verlag 2014

Gershon, Michael:
Der kluge Bauch, Die Entdeckung des zweiten Gehirns, Goldmann-Verlag München 2012

Gonder, Ulrike, Dr. Worm, Nicolai:
Mehr Fett, Liebeserklärung an einen zu Unrecht verteufelten Nährstoff, systemed Verlag Lünen 2010

Gonder, Ulrike:
Fett, Unterhaltsames und Informatives über fette Lügen und mehrfach ungesättigte Versprechungen, Hirzel Verlag Stuttgart 2009

Gonder, Ulrike:
Kokosöl – nicht nur fürs Hirn, systemed Verlag Lünen 2013

Grimm, Hans-Ulrich:
Die Ernährungslüge, Wie uns die Lebensmittelindustrie um den Verstand bringt, Knaur Taschenbuch Verlag München 2011

Grimm, Hans-Ulrich:
Leinöl macht glücklich – Das blaue Ernährungswunder, Dr. Watson Books-Stuttgart, Bad-Cannstadt 2006

Gröber, Uwe:
Mikronährstoffe, 3. Auflage, Wissenschaftliche Verlagsgesellschaft, Stuttgart 2011

Hoffmann, Kyra, Kauffmann, Sascha:
KPU – eine häufige, aber vergessene Stoffwechselstörung, Hachinger Verlagsgruppe, Oberhaching 2014

Hudak, Renate:
Kräuter selbst anbauen, Gräfe und Unzer München 2. Auflage 2013

Jopp, Andreas:
Risikofaktor Vitaminmangel, Trias Verlag Stuttgart 2008

Kharrazian, Datis, PhD:
Why isn't my brain working, Elephant Press Carlsbad 2013

Keith, Lierre, Gonder, Ulrike:
Ethisch Essen mit Fleisch – eine Streitschrift, systemed Verlag Lünen 2013

Lindner Bettina-Nicola:
Xylit, der ideale Zucker, VAK Verlag 2013

Lutz, Wolfgang:
Leben ohne Brot, Informed GmbH, Garching 15. Auflage 2004

Mangiameli, Franca:
Die LOGI-Akademie, systemd Verlag 2010

Mangiameli, Franca, Dr. Worm, Nicolai:
LOGI-Guide, Tabellen mit über 500 Lebensmitteln, bewertet nach ihrem glykämischen Index und ihrer glykämischen Last, systemed Verlag 2011

Mangiameli, Franca, Lemberger, Heike, Dr. Worm, Nicolai:
Eiweiß-Guide, Tabellen mit über 500 Lebensmitteln, bewertet nach ihrem Eiweißgehalt und ausgewählten Aminosäuren, systemed Verlag 2014

Margulis, Lynn:
Die andere Evolution, Spektrum Verlag 1999

Meyer, Ralf:
Chronisch Gesund, Pirmasens 2009

Pollmer, Udo, Hoicke, Cornelia, Grimm, Hans-Ulrich:
Vorsicht Geschmack, Was ist drin in Lebensmitteln? Rowohlt Taschenbuch Verlag Reinbek bei Hamburg 2000

Perlmutter, David:
Dumm wie Brot – wie Weizen schleichend ihr Gehirn zerstört, Mosaik Verlag 2014

Prof. Dr. Spitz, Jörg:
Superhormon Vitamin D, Verlag Gräfe und Unzer, München 2011

Dr. Worm, Nicolai:
Glücklich und schlank – die LOGI-Methode, systemed Verlag Lünen 12. Auflage 2014

Dr. Worm, Nicolai:
Menschenstopfleber: Die verharmloste Volkskrankheit Fettleber, systemed Verlag Lünen 2013

Dr. Worm, Nicolai:
Syndrom X oder ein Mammut auf den Teller, systemed Verlag Lünen 2008

Dr. Worm, Nicolai:
Heilkraft D, systemed Verlag Lünen 2009

Ross, Julia: Was die Seele essen will – die Mood Cure, Klett-Cotta Stuttgart 2. Auflage 2010

Runow, Klaus-Dietrich: Der Darm denkt mit, Südwest Verlag, München 2011

Schilling, Jürgen: Kau dich gesund, 6. Auflage, Trias Verlag München 2011

Selye, Hans: Stress beherrscht unser Leben, Heyne Verlag Düsseldorf 1957

Wahls, Terry, M.D.: Minding my Mitochondria, TZ Press 2010

Wahls, Terry, M.D.: The Wahls Protocol, Penguin Random House New York 2014

Weill, Pierre: Schwer verdaulich: Wie uns die Ernährungsindustrie mästet und krank macht, systemed Verlag Lünen 2013

Wilson, James L: Adrenal Fatigue – The 21st Century Stress Syndrome 2007, Smart Publications 2001

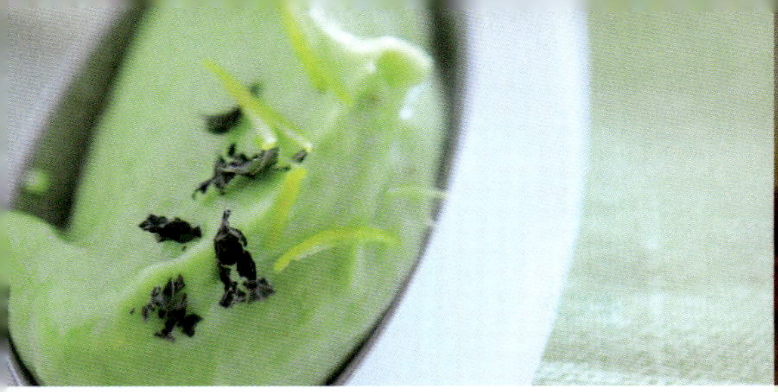

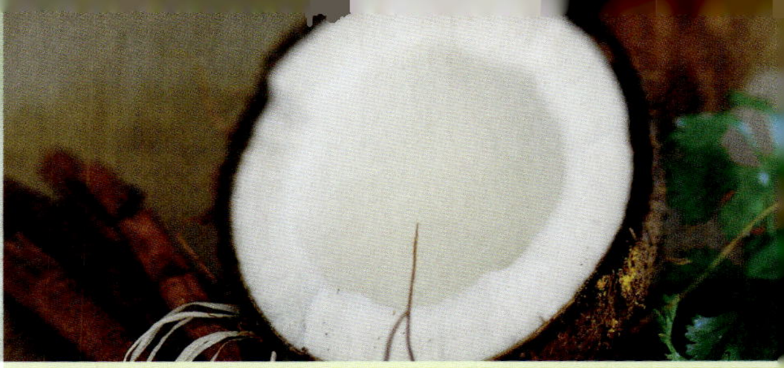

'stemed Küchenratgeber

w-Carb – Low-Budget.
'enhydratbilanzierte Küche
den kleinen Geldbeutel.
fgang Link | Dr. med. Jürgen Voll
3-942772-65-5 **7,99 €**

Low-Carb für Sportler.
30 kohlenhydratreduzierte Gerichte für den Sportler.
Wolfgang Link | Dr. med. Jürgen Voll
978-3-942772-91-4 **7,99 €**

Low-Carb kalte Küche.
40 kohlenhydratarme Rezepte ohne zu kochen.
Manuela Oehninger Suter
978-3-95814-021-9 **7,99 €**

w-Carb unterwegs.
ezepte für die Reise und zum
ehmen.
ca Mangiameli | Heike Lemberger
3-942772-66-2 **7,99 €**

Low-Carb-Desserts.
40 Desserts mit wenig Kohlenhydraten.
Wolfgang Link
978-3-942772-95-2 **7,99 €**

Low-Carb-Aufläufe.
40 kohlenhydratarme Rezepte aus dem Ofen & Wissenswertes zu Auflaufformen.
Wolfgang Link
978-3-95814-022-6 **7,99 €**

w-Carb vegan.
ezepte ohne tierische Lebensmittel.
ıca Mangiameli | Heike Lemberger
-3-942772-68-6 **7,99 €**

Low-Carb-Pfannengerichte.
40 Rezepte für die schnelle Pfanne mit wenig Kohlenhydraten.
Wolfgang Link
978-3-942772-93-8 **7,99 €**

Low-Carb-Backen für den Alltag.
22 kohlenhydratarme, einfache und 100% funktionierende Rezepte für Kuchen und Kekse.
Beate Strecker
978-3-95814-033-2 **7,99 €**

w-Carb in 15 Minuten.
leichte« Schnellrezepte zum Genießen.
fgang Link
-3-942772-75-4 **7,99 €**

Low-Carb bei Nahrungsmittel-unverträglichkeit.
30 Rezepte bei Laktoseintoleranz/Fruktoseintoleranz/Zöliakie.
W. Link | Dr. med. J. Voll **4,99 €**
978-3-942772-74-7 ~~7,99 €~~

Low-Carb für den Hund.
Artgerechte Hundeernährung mit wenig Kohlenhydraten – Wissen, Tipps und Rezepte.
Ursula Bien
978-3-95814-011-0 **7,99 €**

w-Carb-Powerwoche.
Tagen Vitalität gewinnen und
vicht verlieren.
fgang Link | Dr. med. Jürgen Voll
-3-942772-87-7 **7,99 €**

Low-Carb vegetarisch.
40 vegetarische Rezepte ohne Fisch und Fleisch.
Wolfgang Link
978-3-95814-005-9 **7,99 €**

NEU
Low-Carb für Diabetiker.
40 kohlenhydratarme Rezepte zur Blutzuckerregulation.
Wolfgang Link | Dr. Jürgen Voll
978-3-95814-045-5 **7,99 €**

w-Carb in der
nwangerschaft.
undheit mit wenig Kohlenhydraten
Mutter und Baby.
ıett Schmittendorf
-3-942772-72-3 **7,99 €**

Low-Carb-Suppen.
40 Suppen und Eintöpfe zum einfachen Nachkochen.
Manuela Oehninger Suter
978-3-95814-004-2 **7,99 €**

NEU
Low-Carb-Frühstück.
40 abwechslungsreiche Frühstücksideen mit wenig Kohlenhydraten.
Wolfgang Link
978-3-95814-046-2 **7,99 €**

NEU
w-Carb-Nudelküche.
östliche echte Pastarezepte mit wenig
enhydraten.
fgang Link
-3-95814-047-9 **7,99 €**

NEU
Low-Carb für Einsteiger.
40 einfache Rezepte für den Start in eine kohlenhydratarme Ernährung.
Manuela Oehninger Suter
978-3-95814-048-6 **7,99 €**

Ketogene Ernährung

BEST-SELLER
Krebszellen lieben Zucker – Patienten brauchen Fett.
Gezielt essen für mehr Kraft und Lebensqualität bei Krebserkrankungen.
Prof. Ulrike Kämmerer
Dr. Christina Schlatterer | Dr. Gerd Knoll
978-3-927372-90-0 **24,99 €**

NEU
Ketogene Ernährung bei Krebs.
Die besten Lebensmittel bei Tumorerkrankungen.
Prof. Ulrike Kämmerer
Dr. Christina Schlatterer | Dr. Gerd Knoll
978-3-95814-037-0 **14,99 €**

KetoKüche für Einsteiger: Rezepte & Kraftshakes.
50 ketogene Rezepte, die schmecken.
Dorothee Stuth | Ulrike Gonder
978-3-942772-42-6 **14,99 €**

JETZT ALS PAPERBACK
Stopp Alzheimer!
Wie Demenz vermieden und behandelt werden kann.
Dr. Bruce Fife **20,00 €**
978-3-942772-86-0 ~~24,99 €~~

Stopp Alzheimer! Praxisbuch.
Wie Demenz vermieden und behandelt werden kann. Mit zahlreichen Rezepten, Mental-Test sowie Warenkunde und Kohlenhydrattabellen.
Dr. Bruce Fife
978-3-942772-27-3 **12,99 €**

Das Beste aus der Kokosnuss.
Natives Bio-Kokosöl und Bio-Kokosmehl.
Ulrike Gonder
978-3-942772-56-3 **4,99 €**

Kokosöl (nicht nur) fürs Hirn!
Wie das Fett der Kokosnuss helfen kann, gesund zu bleiben und das Gehirn vor Alzheimer und anderen Schäden zu schützen.
Ulrike Gonder
978-3-942772-38-9 **5,99 €**

Positives über Fette und Öle.
Warum gute Fette und Öle so wichtig für uns sind.
Ulrike Gonder
978-3-942772-57-0 **4,99 €**

Alle 3 Bücher im Paket
978-3-942772-55-6 **12,00 €**

KetoKüche zum Genießen.
Mit gesunden Gewürzen und Kokosnuss. Über 100 ketogene Rezepte für Genießer.
Bettina Matthaei | Ulrike Gonder
978-3-942772-44-0 **19,99 €**

KetoKüche kennenlernen.
Die ketogene Ernährung in Theorie und Praxis.
Ulrike Gonder | Anja Leitz
978-3-942772-80-8 **7,99 €**

Das angesagte, neue Ernährungs-thema im systemed Verlag: Gezielt essen bei Krebserkrankungen, Alzheimer und Demenz mit keto-gener Ernährung.

NEU
KetoKüche mediterran.
90 kohlenhydratarme Gerichte rund um das Mittelmeer.
Bettina Matthaei
978-3-95814-044-8 **19,99 €**

Praxisbroschüre Rezepte zur Unterstützung einer ketogenen Ernährung für Krebspatienten.
Prof. Ulrike Kämmerer | Nadja Pfetzer
(erhältlich nur beim Verlag) **6,90 €**

systemed verlag

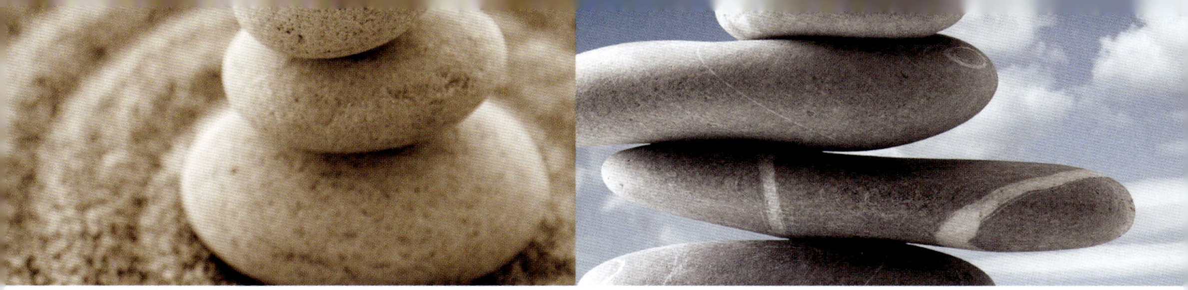

›ga & Achtsamkeit

›s Hatha Yoga Praxisbuch.
Einsteiger und Fortgeschrittene.
›rcel Anders-Hoepgen
-3-95814-035-6 **29,99 €**

›mpoorna ›tha Yoga Stunde. (DVD)
›e 1
›rcel Anders-Hoepgen
-3-927372-64-1 **17,95 €**

›mpoorna ›tha Yoga Stunde. (CD)
›e 1
›rcel Anders-Hoepgen **9,79 €** ~~14,95 €~~
-3-927372-65-8

›mpoorna ›tha Yoga Stunde. (DVD)
›hte Mittelstufe
›werpunkt: Dehnung der Hüften
›rcel Anders-Hoepgen
-3-942772-04-4 **17,95 €**

›tha Yoga Stunde. (DVD)
›hte Mittelstufe
›werpunkt: Kraftaufbau
›rcel Anders-Hoepgen
-3-927372-84-9 **17,99 €**

›bammen Yoga.
›ngen zur Geburtsvorbereitung
›Rückbildung. *Inkl. Mantra-Audio-CD.*
›rcel Anders-Hoepgen **5,99 €** ~~19,99 €~~
-3-927372-99-3

›bammen Yoga. (Doppel-DVD)
›ngen zur Geburtsvorbereitung und
›kbildung.
›rcel Anders-Hoepgen
-3-942772-03-7 **16,95 €**

Yoga von Kopf bis Fuß.
5-Minuten-Übungen aus dem Sampoorna Hatha Yoga.
Die Box beinhaltet:
- Augenentspannung (CD)
- Gleichgewicht (CD)
- Oberen Rücken stärken (CD)
- Unteren Rücken stärken (CD)
- Bauchmuskulatur stärken (CD)

Marcel Anders-Hoepgen **15,00 €** ~~30,00 €~~
978-3-942772-45-7
(erhältlich solange der Vorrat reicht)

Nada-Yoga-Musik-Reihe.
Marcel Anders-Hoepgen

Eternal OM (CD)
978-3-942772-16-7 9,99 €
Shanti (CD)
978-3-942772-29-7 9,99 €
Runterkommen (CD)
978-3-942772-17-4 9,99 €
Gelassenheit (CD)
978-3-942772-15-0 9,99 €

Marcel Anders-Hoepgen
Besser schlafen. (CD)
Entspannung für die Nacht.
978-3-942772-25-9 **9,99 €**
Gut schlafen. (CD)
Entspannung für die Nacht.
978-3-927372-62-7 **9,95 €**
Kraft tanken. (CD)
Entspannung für den Tag.
978-3-927372-61-0 **7,99 €**

Marcel Anders-Hoepgen
Augenentspannung (CD)
978-3-927372-71-9 8,95 €
Gleichgewicht (CD)
978-3-927372-72-6 8,95 €
Oberen Rücken stärken (CD)
978-3-927372-73-3 8,95 €
Unteren Rücken stärken (CD)
978-3-927372-74-0 8,95 €
Bauchmuskulatur stärken (CD)
978-3-927372-75-7 8,95 €

Die Yogi-Methode.
30-Tage-Challenge zur achtsamen Ernährung.
Vegan – ayurvedisch – yogisch.
Marcel Anders-Hoepgen
978-3-942772-69-3 **19,99 €**

FLIP CHART TISCH AUFSTELLER

Yoga: Jeden Tag neu!
Über 100.000 mögliche Kombinationen für Übungseinheiten à 5 bis 10 Minuten.
Marcel Anders-Hoepgen **13,99 €** ~~28,00 €~~
978-3-927372-69-6

Sonnengruß, Teil 1. (DVD + CD)
Das perfekte Workout.
Marcel Anders-Hoepgen **9,99 €** ~~16,95 €~~
978-3-927372-77-1

Sonnengruß, Teil 2. (DVD + CD)
Der perfekte Stressabbau.
Marcel Anders-Hoepgen **9,99 €** ~~16,95 €~~
978-3-927372-97-9

Rücken for fit.
Das 30-Tage-Programm für einen schmerzfreien Rücken in nur fünf Minuten pro Tag.
Inklusive Übungs-DVD.
Marcel Anders-Hoepgen **14,99 €** ~~19,99 €~~
978-3-942772-53-2

Anti-Stress-Yoga.
Kartenbox mit 18 Rezepten und 56 Asanas.
Petra Orzech
978-3-942772-85-3 **14,99 €**

Der Glücksvertrag
Das 21-Tage-Programm. Ein glückliches Leben in Balance dank einer Formel aus Psychologie und fernöstlicher Heilkunst.
Inklusive DVD.
A. Mehta | G. Brüggemann **5,99 €** ~~19,99 €~~
978-3-942772-14-3

Yoga X-Large.
Auch Dicke können Yoga machen! Yoga- und Bewusstheitsübungen für Menschen mit Plus-Size-Körpern.
Birgit Feliz Carrasco
978-3-942772-77-8 **17,99 €**

BEST-SELLER

Schlank durch Achtsamkeit.
Durch inneres Gleichgewicht zum Idealgewicht.
Ronald Pierre Schweppe
978-3-942772-90-7 **14,99 €**

Achtsam abnehmen.
33 Methoden für jeden Tag.
Ronald Pierre Schweppe
978-3-942772-99-0 **12,99 €**

Warum Stress dick macht
… und warum wir entspannt schneller abnehmen.
Ronald Pierre Schweppe **9,75 €** ~~12,99 €~~
978-3-942772-51-8

NEU

Der Burnout-Irrtum
Ausgebrannt durch Vitalstoffmangel – Burnout fängt in der Körperzelle an! Das Präventionsprogramm mit Praxistipps und Fallbeispielen.
Uschi Eichinger | Kyra Hoffmann
978-3-95814-042-4 **19,99 €**

NEU

Die Anti-Stress-Ernährung.
Die LOGI-Methode zur Stressbewältigung. Mehr Power für die Körperzellen.
Uschi Eichinger | Kyra Hoffmann
978-3-95814-032-5 **19,99 €**

Glückliche Kinder.
Erziehung in Liebe und Achtsamkeit.
Aus der Reihe »mitGefühl«
Ronald Pierre Schweppe
978-3-95814-000-4 **7,99 €**

Starke Partner.
Beziehung in Liebe und Achtsamkeit.
Aus der Reihe »mitGefühl«
Aljoscha Long
978-3-95814-001-1 **7,99 €**

Dauerhaft schlank.
Ernährung mit Liebe und Achtsamkeit.
Aus der Reihe »mitGefühl«
Dr. Julia Bollwein
978-3-95814-002-8 **7,99 €**

Selbstheilung.
Gesundheit durch Liebe und Achtsamkeit.
Aus der Reihe »mitGefühl«
Fei Long
978-3-95814-003-5 **7,99 €**

systemed Verlag
Kastanienstraße 10
D-44534 Lünen
Telefon 02306 63934
Telefax 02306 61460
www.systemed.de
faltin@systemed.de

systemed verlag

Impressum

Redaktion:	systemed Verlag, Lünen
Rezept-Lektorat:	Ann-Kathrin Kunz, München
Umschlaggestaltung:	Hauptmann & Kompanie Werbeagentur, Zürich
Satz:	K+W unlimited media, Lünen
Fotografie:	Studio Tanja Bischof, Geiselhöring www.fotolia.de
Druck:	Florjancic Tisk d.o.o., Slowenien
ISBN:	978-3-95814-032-5

2. aktualisierte und überarbeitete Neuauflage

Haftungsausschluss: Die in diesem Buch getroffenen Aussagen basieren auf den Erkenntnissen der modernen Ernährungsforschung und der naturheilkundlichen Erfahrungsmedizin. Sie ersetzen in keinem Fall einen Besuch bei einem erfahrenen Therapeuten. Alle getroffenen Aussagen beruhen auf dem Wissen und den Erfahrungen der Autorinnen. Dieses Buch soll als begleitende Unterstützung bei Stress verstanden werden, das Anliegen der Autorinnen ist vor allem die Prävention. Die empfohlenen Literaturhinweise sind aus Sicht der Autorinnen lesenswerte, ergänzende Zusatzliteratur. Die Inhalte decken sich nicht grundsätzlich mit der Meinung der Autorinnen. Ferner weisen die Autorinnen darauf hin, dass ärztliche Verordnungen nicht ohne Rücksprache mit dem Arzt abgesetzt oder reduziert werden dürfen. Eine Haftung der Autorinnen für Personen-, Sach- oder Vermögensschäden ist grundsätzlich ausgeschlossen.

systemed verlag